Wolfgang Raab

Haarerkrankungen in der dermatologischen Praxis

Wolfgang Raab

Haarerkrankungen in der dermatologischen Praxis

Mit 125 Abbildungen und 27 Tabellen

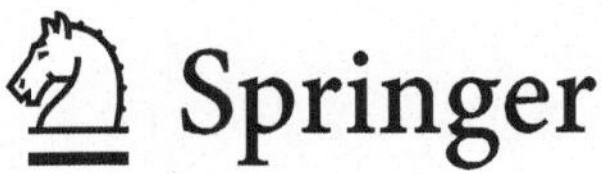

Springer

Univ.-Prof. Dr. med. Wolfgang Raab
Dr. Emil Raab Str. 11
2500 Baden
Österreich

ISBN-13 978-3-642-20527-9 Springer-Verlag Berlin Heidelberg New York

Bibliografische Information der Deutschen Nationalbibliothek
Die Deutsche Nationalbibliothek verzeichnet diese Publikation in der Deutschen Nationalbibliografie; detaillierte bibliografische Daten sind im Internet über http://dnb.d-nb.de abrufbar.

SpringerMedizin
Springer-Verlag GmbH
ein Unternehmen von Springer Science+Business Media
springer.de

Planung: Dr. Klaus Richter, Heidelberg
Projektmanagement: Hiltrud Wilbertz, Heidelberg
Lektorat: Karin Dembowsky, München
Coverabbildung links: © Anastasia Tsarskaya / fotolia.com
Coverabbildung rechts: © Diego Cervo / shutterstock.com
Umschlaggestaltung: deblik, Berlin
Satz: Crest Premedia Solutions (P) Ltd., Pune, India

SPIN: 80036102

Gedruckt auf säurefreiem Papier 106/2111 wi – 5 4 3 2 1 0

Vorwort

Das Aussehen der Haut und ihrer Anhangsgebilde trägt wesentlich zur Erscheinung des Menschen bei. Meistens entscheidet schon der erste Eindruck über die Einordnung eines Menschen. Die Klassifikation *jung* oder *alt, gepflegt* oder *ungepflegt, gesund* oder *krank* wird in erster Linie durch den Zustand der Haut vermittelt. Aber in einem nicht zu unterschätzenden Ausmaß tragen auch die Anhangsgebilde der Haut, Haare und Nägel, zur Beurteilung eines Menschen bei. Den Nägeln wird kaum viel Beachtung geschenkt, die Fingernägel werden höchstens mit einem Blick gestreift und können bei Erkrankungen durch Handschuhe versteckt werden. Die Zehennägel sind nur im Schwimmbad oder am Strand einer Beurteilung zugänglich. Der Zustand der Kopfhaare hingegen ist nicht zu verbergen und-sagt schon beim ersten Blick viel Wichtiges über den Menschen aus. Damit tragen die Haupthaare zur unbewussten Einordnung *sympathisch oder unsympathisch* bei.

Der Stellenwert der Behaarung ist bei den beiden Geschlechtern unterschiedlich. Bei *Frauen* wird beurteilt ob die Haupthaare dicht, gepflegt, glänzend, gut frisiert, gewellt oder gefärbt sind. Haarausfall stört das Erscheinungsbild und verursacht bei der Betroffenen Unsicherheit und Angst, Arzt oder Apotheker werden rasch um Rat und Hilfe gebeten. Weiße Haare gelten – oft zu Unrecht – als ein Zeichen einer vorliegenden Alterung. Auch ein Zuviel an Haaren beeinträchtigt den äußeren Eindruck, so zum Beispiel eine für die Umgebung gut sichtbare Hypertrichose im Gesicht (Damenbart). Eine abnorm starke Körperbehaarung der Frau wird nur im privaten Bereich, nicht aber im beruflichen oder im gesellschaftlichen Leben bemerkt, schafft aber einen nicht zu unterschätzenden Leidensdruck, besonders wenn eine Verteilung dunkler, dicker Haare vom männlichen Typ vorliegt. Arzt oder Kosmetiker werden in einem solchen Fall um Ratschläge für eine möglichst dauerhafte Epilation gebeten. Hierüber liegen viele falsche, nur durch Werbeaussagen gestützte Informationen vor. Wenig Beachtung findet immer noch die Tatsache, dass eine Hypertrichose bei Frauen oft das erste Symptom einer hormonalen Störung ist.

Bei *Männern* liegen die Verhältnisse im Hinblick auf die Haupthaare anders, dies geht auf die bei der Mehrzahl der Männer eintretende Glatzenbildung zurück; die androgenetische Alopezie ist jedoch laut WHO eine Erkrankung und keineswegs nur eine erscheinungsmedizinische Störung. Eine Glatze freut zwar den Betroffenen nicht, wird aber von der Umgebung mehr oder weniger kritiklos zur Kenntnis genommen. Trotzdem schafft ein bereits in der Pubertät beginnender Haarausfall seinem Träger psychische Probleme. Viele junge Männer suchen Abhilfe für diese Form des Haarausfalls. Eine überstarke Körperbehaarung beim Mann wird vielfach als Zeichen besonderer Männlichkeit angesehen, von manchen Betroffenen aber auch als unästhetisch empfunden.

Veränderungen der Behaarung dürfen nicht nur als Störung des Erscheinungsbildes aufgefasst werden. Oft ist ein Haarausfall einer der ersten Hinweise auf eine Mangelerkrankung, auf eine hormonale Dysregulation, auf eine Stoffwechselstörung oder sogar auf die Entwicklung eines bösartigen Tumors im Körper. Auch Medikamente können zu einem meistens reversiblen Haarverlust führen, einige wenige Medikamente verursachen einen verstärkten Haarwuchs. Ein Haarausfall bei Tieren weist oft überraschende Parallelen zum Haarausfall beim Menschen auf.

Für den Laien ist es oft schwer zu beurteilen, wohin er sich mit seinen Haarproblemen wenden soll. Frauen sprechen als erstes mit ihrem Friseur, Männer am ehesten mit ihrem Apotheker. Die Einholung eines ärztlichen Rates wird oft viel zu lange hinausgeschoben.

Das vorliegende Buch versucht, allgemein verständliche Informationen über die bei lokalen oder generalisierten Haarwachstumsstörungen zu treffenden Maßnahmen zu geben. Wesentlichster Punkt ist die Stellung einer Diagnose und die Einleitung einer sinnvollen Behandlung. Ärzten und Laien werden die wichtigsten Ursachen von Haarausfall und Hypertrichose bzw. Hirsutismus vorgestellt. Erst nach

Stellung der Diagnose ergibt sich die Möglichkeit für eine wirkungsvolle Behandlung – oder zwingt den Arzt zur Resignation, da bei vielen Haarwachstumsstörungen keine kausale Therapie möglich ist; es können nur symptomatische Maßnahmen eingesetzt werden, die zumeist aber nur in einer kurzfristigen Bremsung des Haarverlustes bestehen. Dann muss der Arzt den Betroffenen über die Möglichkeiten einer Verdeckung der erscheinungsmedizinischen Störung informieren. Bei Hypertrichosen muss nach der Ursache gesucht werden, um eine kausale Behandlung durchführen zu können. Oft bleibt aber nur die Epilation.

Ein eigener Abschnitt beschäftigt sich mit dem Problem der Kopfschuppen. Zwar führen Kopfschuppen nur bei langem Bestehen zu Störungen des Haarwachstums, jedoch sollte diesem Krankheitsbild auf Grund seiner Häufigkeit im Rahmen der Haarbodenerkrankungen angemessener Raum gewidmet werden. Haarkosmetik und Haarpflege werden kurz in eigenen Kapiteln erörtert.

Bei der Abfassung der einzelnen Kapitel wurden bewusst Überschneidungen in Kauf genommen. Haarausfall bei Frauen und Haarausfall bei Kindern wurden als spezielle Abschnitte konzipiert, wobei zum Teil Informationen aus anderen Kapiteln wiederholt wurden.

Wolfgang Raab
Baden bei Wien, im Winter 2011

Danksagung

Ein Teil der Abbildungen stammt aus der Sammlung Dermquest der Firma Galderma. Auch von der Firma Pfizer wurden dem Autor klinische Bilder zur Verfügung gestellt. Den genannten Firmen sei für die Überlassung der Abbildungen für Zwecke der Information und medizinischen Fortbildung gedankt.

Inhaltsverzeichnis

Einführung

1.1 Soziale Bedeutung der Kopfhaare

Die Kopfhaare des Menschen tragen ganz wesentlich zu seiner äußeren Erscheinung bei. Bei Frauen gilt langes, gepflegtes Haar als Zeichen von Gesundheit und Schönheit und erhöht das Sozialprestige (»*rich girl's hair*«), da der regelmäßige Gang zum Friseur Zeit beansprucht und besonders in guten Salons nicht gerade billig ist. Die Haartracht ist der Mode unterworfen, zurzeit ist langes Haar »in«. Sowohl blonde als auch dunkelhaarige Frauen gefallen sich mit langen Haaren (■ Abb. 1.1). Die in deutschen Sagen überlieferte Haarlänge von Rapunzel, an der der Prinz zum »Fensterln« hinaufklettern konnte, wird zum Bedauern vieler Frauen nicht erreicht (■ Abb. 1.2). Die Pflege schöner, langer Haare verursacht viel Arbeit und Kosten. Das historische Beispiel für die Schönheit langer Haare ist die österreichische Kaiserin Elisabeth, genannt »Sissi« (■ Abb. 1.3). Von ihr ist überliefert, dass die alle 3 Wochen erfolgende Haarwäsche einen ganzen Tag und viele Dienerinnen in Anspruch nahm; die tägliche Haarpflege dauerte eine Stunde; an einem Tag, an dem sie einen vermehrten Haarverlust bemerkte oder zu bemerken glaubte, hatten ihre Dienerinnen und Hofdamen wenig zu lachen. Über sich selbst seufzte die Kaiserin: »Ich bin die Sklavin meiner Haare.« So schlimm steht es bei den modernen Frauen nicht, aber gepflegtes, dichtes Haar ist bei allen Altersgruppen gefragt, und auf dem Weg dorthin wird viel Aufwand betrieben (■ Abb. 1.4).

Da der Behaarung des Kopfes neben der sozialen auch eine sexuelle Signalwirkung zukommt, zumindest nach Meinung einiger Trendsetter, tragen viele Männer heute Langhaarfrisuren mit normalen oder mit Rasta-Zöpfen (■ Abb. 1.5). Für Rasta-Zöpfe wird sogar Kunsthaar verwendet, wenn das Eigenhaar für diese Frisur nicht ausreicht. Eine besondere, mit Gel fixierte Haartracht nach Art eines Hahnenkamms ermöglicht es Rockern und Punks, ihrer Lebensform Ausdruck zu verleihen (■ Abb. 1.6).

Haarwachstumsstörungen erschweren oder verhindern besonders bei Frauen, aber auch bei Männern, moderne Langhaarfrisuren. Modische Kurzhaarfrisuren wirken fesch, auch wenn sie manchmal durch eine schlechte Haarqualität erzwungen sind. Jedenfalls wird die Ausübung verschiedener Sportarten und die tägliche Pflege erleichtert. Eine androgenetische Alopezie bei jungen Männern macht eine mit Gel gestärkte Haartracht unmöglich. Um doch noch ein gewisses Modebewusstsein zu zeigen, bleibt hier nur, die verbliebenden Haare äußerst kurz zur tragen, oder sogar die Kopfrasur (Skinhead), wobei die Kopfrasur nicht unbedingt nur als modisches, sondern mitunter auch als politisches Statement aufzufassen ist.

1.2 Biologische Bedeutung der Kopfhaare

Aus biologischer Sicht sind unter den Bedingungen des modernen Lebens Kopfhaare nicht zwingend erforderlich; ein Schutz gegen Abkühlung ist ebenso wenig nötig wie in früheren Zeiten ein mechanischer Schutz beim Jagen im Urwald. Bei der Ausübung von Freizeitsport, wie z. B. beim Jogging, darf auf den Wärmeschutz des Kopfes nicht verzichtet werden. Bei reduzierter Hauptbehaarung ist dies besonders wichtig. Betont werden muss die physiologische Bedeutung der Haupthaare als Schutz vor mechanischen Schädigungen der Kopfhaut (reflexartiges Zurückziehen des Kopfes bei Kontakt mit einem Hindernis) und als Energieschutzschild zur Abwehr der Sonnenstrahlung. Glatzenträger verletzen sich immer wieder, und ihre Kopfhaut ist im Hinblick auf Sonnenschäden in höchstem Maße gefährdet. Hier sind die akuten Veränderungen wie Sonnenbrand ebenso zu berücksichtigen wie der nach Jahrzehnten auftretende chronische Sonnenschaden mit aktinischen Keratosen und Hautkarzinomen (■ Abb. 1.7).

1.3 Veränderungen des Haarkleids

Gesundes Haar steht dicht, glänzt, zeigt einen festen Körper und weist glatte, scharfe Enden auf. Die Oberfläche ist glatt ohne Schuppen oder eingetrocknete Sekrete. Die Haarqualität geht einerseits auf genetische Faktoren zurück, beruht aber im täglichen Leben auf einer unverletzten Cuticula und auf geordneten Fasern in der Haarrinde. Eine sinnvolle Haarpflege ist von entscheidender Bedeutung.

Als Veränderungen des Haarkleids, die im Weiteren näher ausgeführt werden, sind zu nennen:

Veränderungen des Haarkleides

- Haarausfall (**Effluvium**): Bildung dünnerer, kürzerer Haare, Abnahme der Haardichte, schütterer Nachwuchs (Hypotrichose) nach Entzündungen; Bildung umschriebener, haarloser Stellen, Auftreten von diffusem Haarausfall
- Vermehrung der Terminalhaare, Hypertrichose wie z. B. beim Hirsutismus der Frau
- Depigmentierung der Haare durch Erkrankungen, durch Alterung oder durch äußere Einflüsse, Weißwerden
- Schädigung der Haarstruktur, Abbrechen oder Aufsplitterung

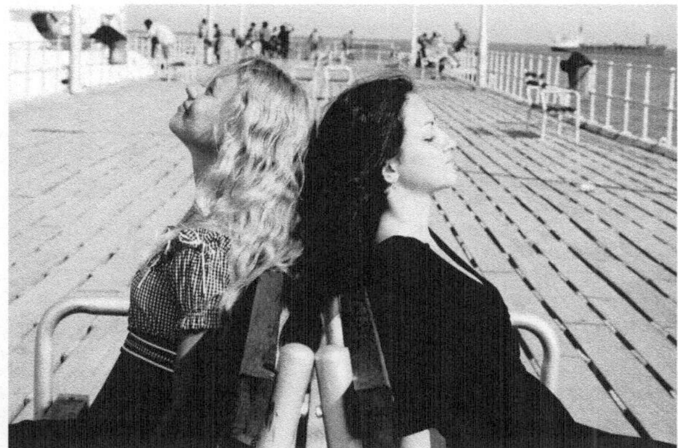

Abb. 1.1 Zwei gut aussehende junge Frauen mit langen Haaren (Mit freundlicher Genehmigung von photos.comPLUS)

1.4 Haarausfall

Unter **Effluvium** (Haarausfall) wird ein verstärkter Haarverlust verstanden. Ein Effluvium mündet je nach Stärke und Dauer in eine vorübergehende oder dauernde **Alopezie**. Die Bezeichnung Effluvium stammt aus dem Lateinischen (*effluvium*: Ausfall), die Bezeichnung Alopezie aus dem Griechischen (*alopex*: der Fuchs, gemeint ist also Fuchsräude). Effluvium und Alopezie können umschrieben auftreten oder alle Haare des Kopfes, eventuell sogar des gesamten Körpers, betreffen.

Eine große Anzahl von Haarveränderungen geht auf allgemeinmedizinische Ursachen zurück, kann also bei Männern und Frauen, bei Kindern und Erwachsenen in gleicher Weise auftreten. Andere Haarwachstumsstörungen und Alopezien wiederum beruhen bei Kindern, bei Frauen und bei Männern jedoch auf ganz unterschiedlichen Ursachen und verlangen deshalb eine gesonderte Besprechung. Haarausfall schafft besonders bei Frauen psychische Probleme, weshalb die Betroffenen rasch Rat und Hilfe einholen und sich um eine Behebung der erscheinungsmedizinischen Störung kümmern. Aber auch Männer mit ihrer oft schon vor dem 20. Lebensjahr einsetzenden androchronogenetischen Alopezie – also der androgenbedingten, schon in jungen Jahren auftretenden Alopezie – leiden an dem Makel des Haarverlusts, der im 2. Lebensjahrzehnt, dem wohl wichtigsten Lebensabschnitt für Partnerwahl und Berufskarriere, auftritt. (► Kap. 7)

Das Problem des Haarausfalls betrifft in Österreich 1.500.000 Männer und 500.000 Frauen, also etwa 35% der Gesamtbevölkerung. In Deutschland und in der Schweiz bestehen in dieser Hinsicht kaum relevante Unterschiede. Bei der Altersgruppe 60+ liegt dieser Prozentsatz höher.

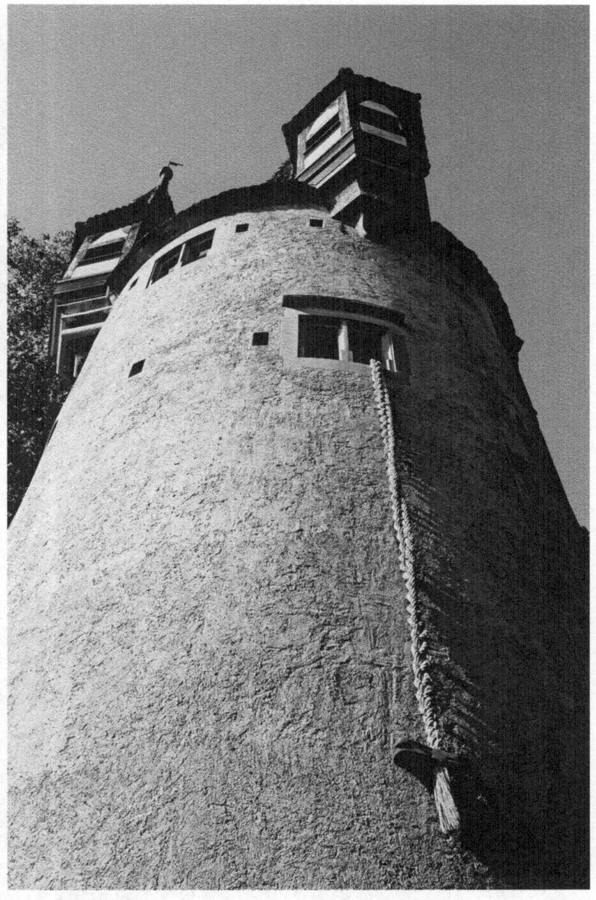

Abb. 1.2 Rapunzel mit langem Haar (Mit freundlicher Genehmigung von Zyankarlo/shutterstock.com)

Häufigkeit der Erkrankungen, die zu Haarausfall führen

- An erster Stelle steht bei Mann und Frau die **androgenetische Alopezie** mit einer Häufigkeit von 95%. 50% aller Männer der Altersgruppe zwischen 20 und 30 Jahren leiden an dieser Erkrankung sowie 10% aller Frauen im Präklimakterium oder im Klimakterium.
- An zweiter Stelle folgt die Haarzupfkrankheit (**Trichotillomanie**) mit einer Inzidenz von 0,5%.
- An dritter Stelle steht der kreisrunde Haarausfall (**Alopecia areata**) mit 0,15%.

Eine großflächige umschriebene Alopezie beginnt meist als **diffuser** Haarverlust (► Kap. 6). In diesem Fall ist zu klären, welche Art der Schädigung vorliegt:

- ein telogenes Effluvium,
- ein dystrophischer Haarausfall oder
- eine chemisch-physikalische Schädigung.

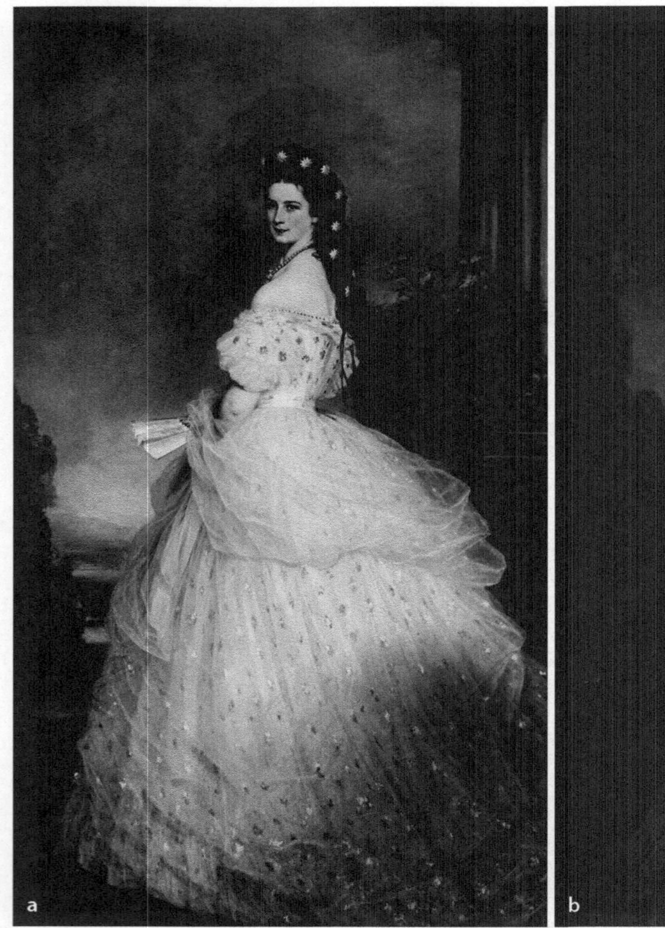

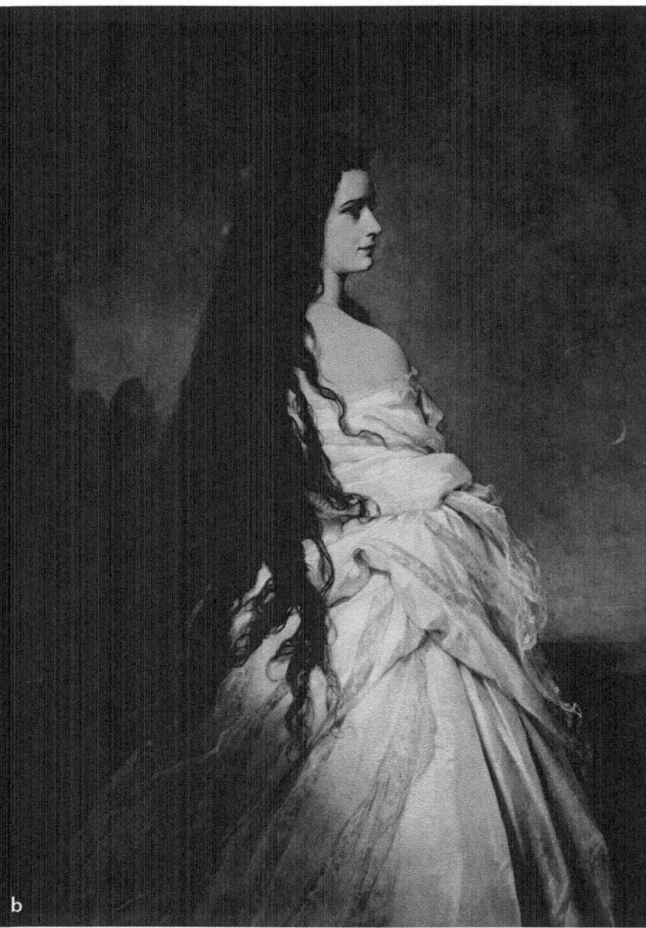

Abb. 1.3 Kaiserin Elisabeth von Österreich (»Sissi«) mit gestyltem (**a**) und mit offenem Haar (**b**) (Mit freundlicher Genehmigung von IMAGNO/INTERFOTO)

Stoffwechselkrankheiten, Durchblutungsstörungen, Mangelernährung als Folge medizinisch unausgewogener Diäten oder die Einnahme bestimmter Medikamente verursachen oft einen diskreten, jedoch **chronisch** progredienten diffusen Haarausfall.

Psychische Überlastung, schwere Infektionen oder bestimmte Vergiftungen lösen eher einen **akut** beginnenden, diffusen Haarausfall aus.

Auffallend ist die Tatsache, dass bei etwa 30% der Frauen und 10% der Männer ein diffuser Haarausfall von Kopfhautschmerzen (Haarschmerz, Haarkatarrh) mit Juckreiz, Spannungsgefühl und Brennen (**Trichodynie**) begleitet ist. Zusätzlich zur erscheinungsmedizinischen Störung durch den Haarverlust leiden die Betroffenen an dieser Trichodynie.

Umschriebener Haarausfall wird nicht so häufig gesehen wie diffuser. Die Erkrankung beginnt oft mit einem diffusen Effluvium, dann konzentriert sich der Haarverlust auf ein bestimmtes Areal, an dem die Haare völlig fehlen und unter Umständen auch nicht mehr nachwachsen. An erster Stelle ist hier die **Alopecia areata** zu nennen. Hautkrankheiten, Hautinfektionen oder Strahlenschäden als Ursachen eines umschriebenen Haarverlusts sind weitaus seltener (► Kap. 4 und ► Kap. 5).

Physiologischerweise kommt es beim Menschen mit zunehmendem Alter zu einer Verdünnung der Haare, zu einer Verringerung der erzielbaren Längen und zu einer Abnahme der Haardichte. Davon blieb auch die Kaiserin Sissi nicht verschont; wie aus zeitgenössischen Gemälden hervorgeht, hat auch Sie im fortgeschrittenen Alter ihre berühmte Haarpracht (Abb. 1.3) leider eingebüßt.

In der Medizin ist über die Ursachen der mit einer Inzidenz von 5% vergleichsweise seltenen Hypertrichosen (► Kap. 11) viel mehr bekannt als über die meisten Formen von Haarausfall; die Pathogenese von Hypertrichosen und Hirsutismus kann meist festgestellt werden. Damit ergibt sich die Möglichkeit für eine kausale und damit Erfolg versprechende Therapie. Stets bleibt als letzter Ausweg die

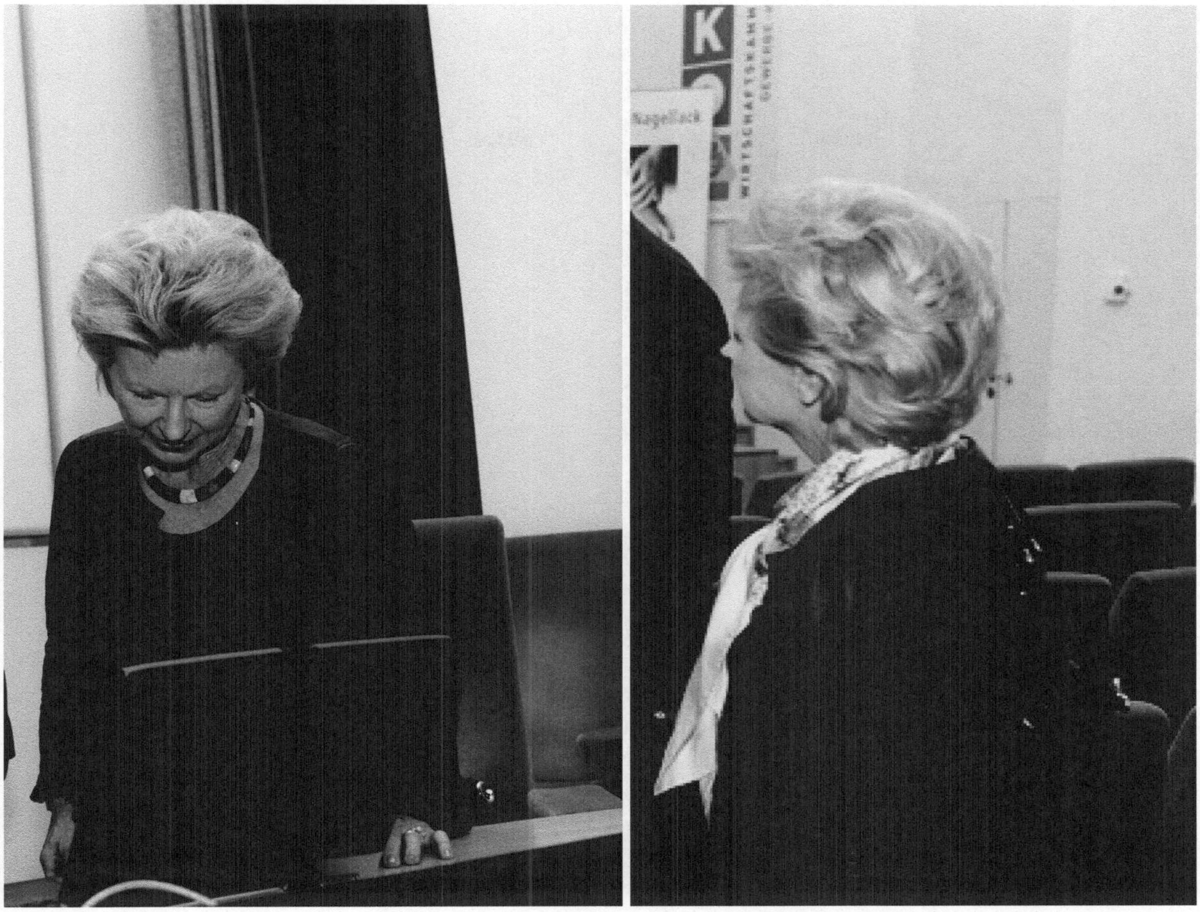

Abb. 1.4 Dichtes, gepflegtes, schönes Haar vermittelt Frauen aller Altersgruppen ein hohes Selbstwertgefühl und ist nicht nur für junge Frauen ein erstrebenswertes Ziel

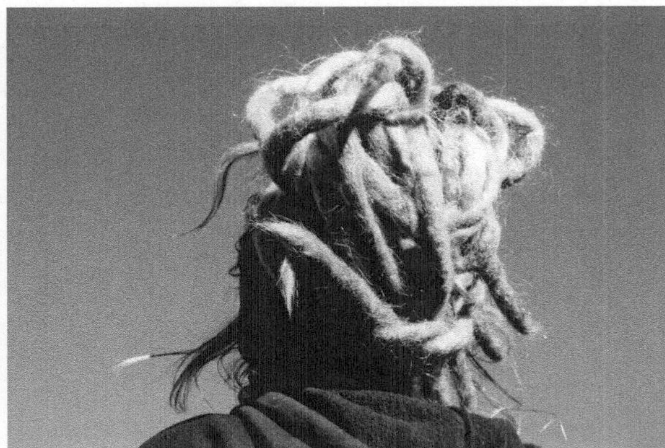

Abb. 1.5 Rasta-Frisur (Mit freundlicher Genehmigung von Michal Szota/iStockphoto)

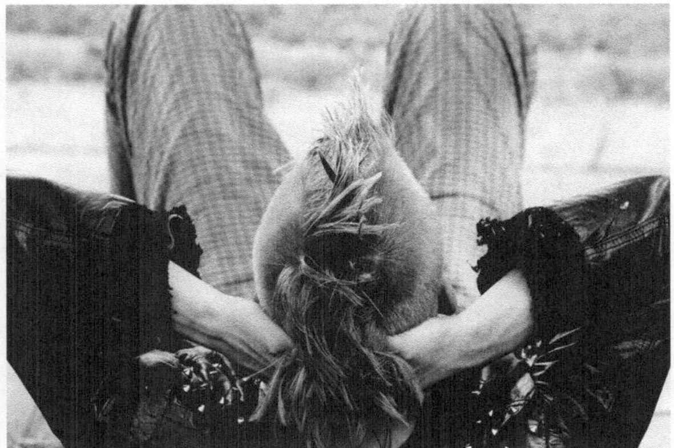

Abb. 1.6 Punk mit spezieller Haartracht (Mit freundlicher Genehmigung von photos.comPLUS)

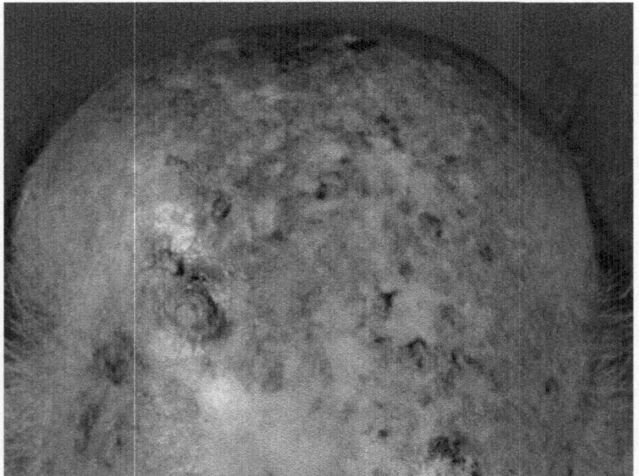

Abb. 1.7 Chronischer Sonnenschaden. Mann mit komplettem Haarverlust nach androgenetischer Alopezie, im Alter Entwicklung von aktinischen Keratosen und Basaliomen (Mit freundlicher Genehmigung der II. Universitäts-Hautklinik Wien)

Epilation. Viel ungünstiger liegen die Verhältnisse beim Effluvium und bei den Alopezien, die über 90% aller Menschen betreffen. Die Ursachen des Haarausfalls lassen sich oft nicht diagnostizieren oder sind nicht zu beeinflussen. Die zur Verfügung stehenden Behandlungsmöglichkeiten sind deshalb nur in wenigen Fällen von dauerhaftem Erfolg.

Entwicklung der Haare

2.1 Normale Entwicklung

Die **Trichologie** ist das spezielle Teilgebiet der Dermatologie, das sich mit der Entwicklung und dem normalen oder gestörten Wachstum der Haare beschäftigt.

Da eine Störung der Behaarung am Kopf der Betrachtung durch die Umwelt zugänglich ist, ist an dieser Körperstelle ein gesundes Haarwachstum besonders wichtig. Nur der Islam schreibt Frauen aus religiösen Gründen eine Bedeckung ihrer Kopfhaare vor.

2.1.1 Haaranatomie

Die Haare entstehen aus nach innen wachsenden Einstülpungen der Oberhaut (Epidermis), die, ebenso wie das Nervensystem, zum äußeren Keimblatt, dem Ektoderm, gehört. Diese Einstülpungen werden als **Haarfollikel** bezeichnet. Aus denselben Follikelanlagen wie die Haare entwickeln sich auch die Talg- und Duftdrüsen. Die Talgdrüsen liegen direkt unterhalb des Follikeltrichters (Infundibulum) und münden mit ihren Ausführungsgängen in den Haarkanal. Mit Ausnahme der Handteller und Fußsohlen finden sich Haarfollikel und Talgdrüsen an der gesamten äußeren Körperhaut. Die Gesamtzahl der Haarfollikel des Menschen beträgt etwa 5 Mio., 500.000 Follikel tragen Terminalhaare (»Haare«), die übrigen Follikel Wollhaare. Im Hautbindegewebe gewinnen die von der Oberhaut stammenden Einstülpungen Beziehung zu dermalen Strukturen. Es entstehen die Haarpapillen, die von den Follikelschläuchen umfasst werden und die Haarzwiebeln bilden, welche die Haarmatrixzellen enthalten (◘ Abb. 2.1). In der Haarmatrix entstehen durch Keratinisierung die drei Anteile des Haarschafts – Mark, Rinde und Cuticula (◘ Abb. 2.2) – sowie die innere Wurzelscheide.

Im Querschnitt besteht ein Haarfollikel aus mehreren Schichten, von denen die innere als innere Wurzelscheide bezeichnet wird. Ganz innen liegt die Haarscheiden-Cuticula, deren Zellen mit der Haar-Cuticula, der äußersten Schicht des Haars, verzahnt sind. Die dachziegelartige Bedeckung des Haarschafts weist nach oben gerichtete »Ziegel« auf, die innere Wurzelscheide besitzt nach unten gerichtete »Ziegel«, woraus sich die Verzahnung für die feste Verankerung des Haars ergibt. Haarwurzel und Haarscheiden gewährleisten den festen Sitz des Haars. Das Ausreißen eines gesunden Haars erfordert die Überwindung eines Widerstands und ist mit Schmerzen verbunden.

In der Umgebung des Follikels entwickelt sich ein Netzwerk aus feinsten Blutgefäßen (Kapillaren), in der Papille entsteht eine kapillare Schlinge für die Versorgung der Haarwurzel. Im mittleren Anteil des Haarfollikels setzt ein glatter Muskel an, dessen nur unwillkürlich auslösbare Kontraktion zu einem Aufstellen des Haars (»Gänsehaut«) führt (◘ Abb. 2.1). Reize für das Zusammenziehen dieses **Musculus arrector pili** (»Aufrichter der Haare«) können physikalischer (Temperatur) oder psychischer Natur (Angst) sein.

Von forensischer Bedeutung ist die Möglichkeit, anhand von ausgerissenen Haaren einen genetischen Fingerabdruck der Person, von der die Haare stammen, zu erstellen; bei vorhandener Haarwurzel ist ein Zugriff auf lebende, nicht verhornte Zellen möglich. Untersuchungen des Haarschafts liefern weniger genaue Ergebnisse.

Die Haare stehen nicht senkrecht auf der Hautoberfläche. Die Follikel liegen schräg in der Haut, meist in einem Winkel von 70 °. Die Neigung der Haarfollikel ist über weite Areale gleichartig, was die generelle Streichrichtung, den **Haarstrich** meist von kranial nach kaudal ergibt. Über Körperfalten, z. B. am Hals, kann sich bei zugeschärften Haarspitzen (Rasur) ein Einwachsen des Haars in die umgebende Haut ergeben. Stellenweise bilden sich Haarwirbel aus. (Nur beim Faultier verläuft der Haarstrich von kaudal nach kranial, was mit der am Baumstamm hängenden Lieblingshaltung dieser Tierart zusammenhängen dürfte).

In ihrem Aufbau bestehen die Haare aus gegeneinander verdrehten **Keratinfasern**, die über feste Schwefelverbindungen (Disulfidbrücken) und leichter zu lösende Wasserstoffbrücken miteinander verbunden sind. Das Skleroprotein der Haare besteht zu 20% aus Cystein. Eine dauerhafte Lösung der von Cystein zu Cystein reichenden Disulfidbrücken ist nur durch chemische Reagenzien möglich (► Abschn. 8.11, Dauerwellen), eine vorübergehende Lösung der Wasserstoffbrücken kann durch Fönen oder durch Eindrehen nasser Haare erfolgen, wodurch sich eine passagere Wellenbildung erreichen lässt. Chemisch bestehen die Haare aus folgenden Elementen:

Chemische Bestandteile der Haare
- Kohlenstoff (50%)
- Sauerstoff (23%)
- Stickstoff (17%)
- Wasserstoff (65%)
- Schwefel (4%)
- Wasser (10%)

»Trockenes Haar« ist die übliche Bezeichnung für schlecht frisierbares, borstiges Haar mit nur geringer Oberflächenemulsion und hat nichts mit dem chemischen Aufbau zu tun.

Der Querschnitt des Haarschafts ist rund oder oval und weist oft Verdrehungen auf, was das Bild der Naturwellung ergibt, wie z. B. beim gekräuselten Haar von

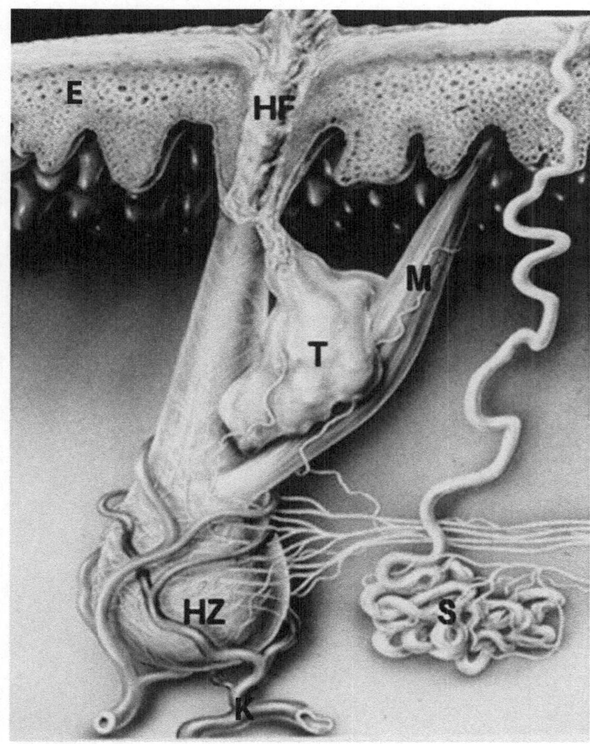

▪ **Abb. 2.1** Anatomie eines Haars. *HF* Haarfollikel, *HZ* Haarzwiebel, *T* Talgdrüse, *M* Musculus arrector pili, *S* Schweißdrüse, *E* Epidermis, *K* Kapillargefäße (Mit freundlicher Genehmigung von Cassella-Riedel Pharma GmbH/Diathek I)

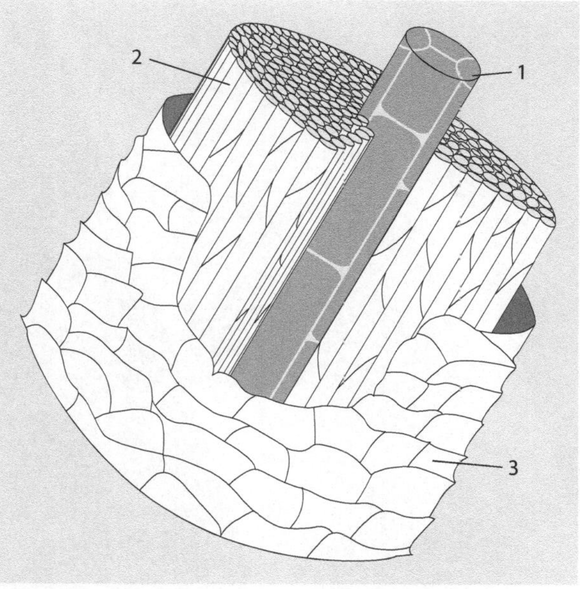

▪ **Abb. 2.2** Aufbau des Haars: *1* Mark (Medulla), *2* Rinde (Kortex, Faserschicht) und *3* Cuticula (Schuppenschicht) (Aus Raab u. Kindl 2004 mit freundlicher Genehmigung)

Angehörigen der schwarzen Hauttypen (Hauttyp VI). Genetische Störungen führen oft zu einer Änderung der Haarstruktur, z. B. zu störenden Verdrehungen, Knötchenbildungen oder Haarbrüchen. Näheres hierzu folgt in ► Abschn. 4.9.2 und ► Abschn. 9.3.

Im Querschnitt weist das Haar 3 Schichten auf (▪ Abb. 2.2):

- **Haarmark:** Das Haarmark beginnt im Follikel als luftgefüllter Hohlraum, der sich gegen die Oberfläche hin schließt und gering verhornte, pigmentierte Zellen enthält. In manchen Haaren ist das Haarmark unterbrochen, in dünnen Haaren fehlt das Haarmark völlig.
- **Haarrinde:** Die Haarrinde ist die dickste Schicht des Haars und besteht aus verhornten, in der Längsrichtung des Haars angeordneten, spindelförmigen Zellen, die durch eine amorphe Kittsubstanz zusammengehalten werden. Die längsgerichteten Keratinfilamente weisen einen Durchmesser von 8 nm auf und sind kabelstrangartig zu Fibrillen und Fibrillenbündeln zusammengefasst. Mit ihrer Zusammensetzung und Struktur ist die Haarrinde für die chemische und physikalische Festigkeit des Haars verantwortlich. Die eingelagerten Melanosome, melaninhaltige Einschlusskörperchen aus den pigmentbildenden Zellen der Haarzwiebel, ergeben die Färbung des Haars.
- **Cuticula:** Die Cuticula wird aus flachen, gewölbten, das Haar umfassenden, sich dachziegelartig überlappenden, verhornten Zellen von etwa 0,4 mm Dicke aufgebaut. Sie stellt die wichtige äußere Schutzschicht für das Haar dar (▪ Abb. 2.3 a) und ist mit einer kovalent gebundenen monomolekularen Fettschicht (18-Methyleicosansäure) überzogen. Jegliche Schädigung der äußersten Haarstruktur führt zu morphologischen Veränderungen des Haars wie Haarspliss oder Haarbruch. Häufige Seifenwaschungen ebenso wie intensives Bürsten führen leicht zu einer Schädigung der Cuticula (▪ Abb. 2.3 b). Dann fehlt der Schutz gegen die Absorption von Fremdstoffen wie z. B. von Kupferionen. Schon im 17. Jahrhundert wurde das Phänomen der grün-gelben Haare bei Kupferarbeiterinnen beschrieben (▪ Abb. 2.4). Exogenes Kupfer wird in der Cuticula eingelagert, Mark und Rinde bleiben frei. Orale Kupfereinnahme führt nicht zu grün-gelben Haaren.

Die Abnutzung des Haars zeigt sich in einer progressiven Degeneration aller Strukturen, beginnend von der Cuticula bis in die Haarrinde. Es kommt zu Längsspalten, zu Aufsplitterungen an den Enden und zu quer verlaufenden Einrissen. Langes Haar weist stärkere Abnutzungszeichen auf als kurzes. Ursache der Abnutzung sind verschiedenste Manipulationen und Einwirkungen aus der Umwelt,

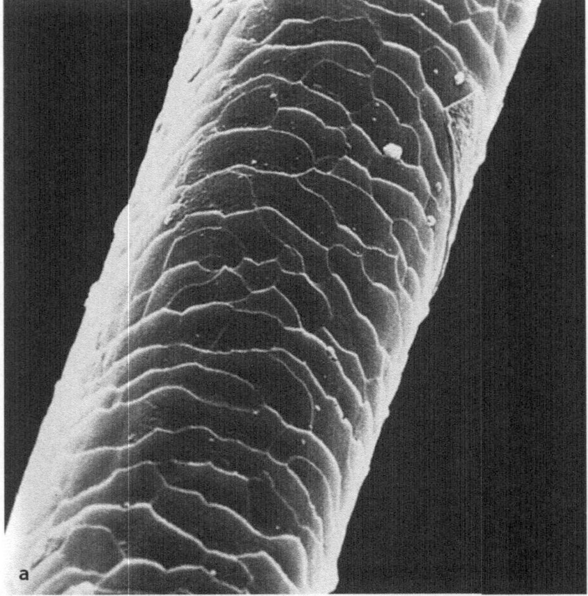

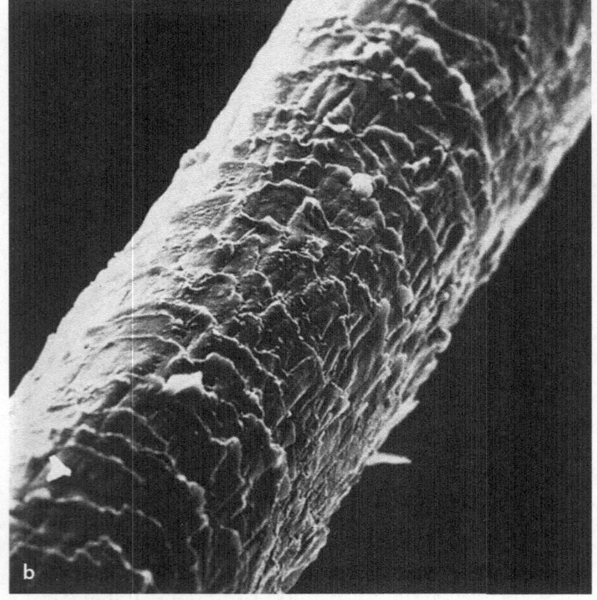

Abb. 2.3 Rasterelektronenmikroskopisches Bild einer normalen Cuticula (**a**) und einer stark geschädigten Cuticula (**b**) (Aus Braun-Falco et al. 1984)

inklusive Waschungen und Bürsten. Eine verstärkte Abnutzung ergibt sich nach Bleichungen und nach Dauerwellung. Eine gute Haarkosmetik kann die Abnutzung des Haars weitgehend verhindern, z. B. durch das Angebot von Feuchtigkeit und durch einen Ersatz des Lipidüberzugs der Cuticula (▶ Kap. 13).

Die **Dicke** des Haars hängt von der Ausbildung der Papille ab. Die Terminalhaare der Kopfhaut sind durchschnittlich 0,12 mm dick, Vellushaare nur 0,04 mm; rote Haare erreichen oft eine Dicke von 0,15 mm. Ab dem 50. Lebensjahr nehmen Haardicke und Haardichte ab.

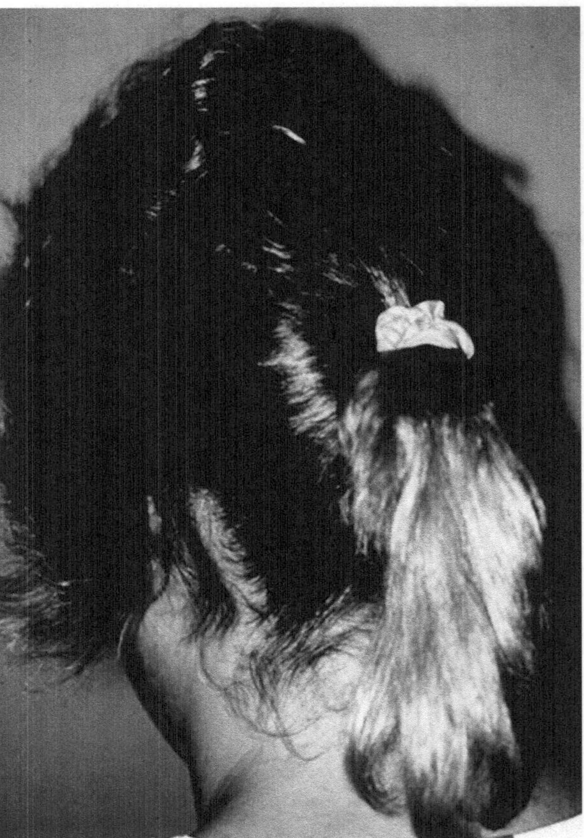

Abb. 2.4 Phänomen der grün-gelben Haare (Mit freundlicher Genehmigung von Galderma/DermQuest.com)

Nicht nur geschädigtes, auch gesundes Haar ist porös und kann Wasser aufnehmen. Nasses Haar kann auf 130% seiner ursprünglichen Länge gedehnt werden, erst bei stärkerer Dehnung bricht das Haar ab.

2.1.2 Haardichte, Haarwachstum und Haarlänge

Die **Haardichte** wird von genetischen Faktoren beeinflusst und beträgt durchschnittlich 200 Haare pro Quadratzentimeter, bei dichtem, vollem Haar finden sich bis zu 600 Haare pro Quadratzentimeter.

Am menschlichen Körper wachsen 300.000–500.000 Terminalhaare, ein Viertel davon am Kopf. Die **Anzahl** der Haare am Kopf schwankt je nach Haartyp und hängt ebenso wie die Haardichte von genetischen Faktoren ab. Blonde Haare sind dünn, aber mit bis zu 150.000 besonders zahlreich und stehen dicht. Dunkle Haare finden sich in einer Zahl von etwa 100.000, die Anzahl roter, dicker Haare beträgt nur 80.000. Stoffwechselleiden und Mangelkrankheiten beeinflussen Haardicke und Haarfarbe.

■ Tab. 2.1 Die normale Haarfarbe und ihre Änderungen durch innere oder äußere Ursachen

Pigmentierung, Veränderung des Melanins, Einwirkung von Fremdsubstanzen	Resultierende Haarfarbe
Reichlich dunkles Melanin	Schwarz oder dunkelbraun
Wenig Melanin, helles Neuromelanin	Blond
Rötlich-braunes Phäomelanin	Rot
Künstlich gebleichtes Melanin	Hellblond bis weiß
Altersbedingt vermehrte Melaninproduktion	Mit zunehmendem Alter Nachdunkeln
Fehlende Melaninbildung bei Albinismus, Piebaldismus, Vitiligo und Poliose	Farblos
Altersbedingte Atrophie der Melanozyten	Weiß
Mischung pigmentierter und weißer Haare	Grau
Pigmentnävus am Haarboden	Gruppierte dunkle Haare
Orale Antimalariamittel	Starke Aufhellung bei Blonden und Rothaarigen
Dickenzunahme des Haars oder Prostaglandinbildung durch Minoxidil lokal	Dunklere, dickere Haare
Kupfer von außen (Waschwasser aus Kupferrohren)	Grün
Zigarettenrauch von außen	Gelb- oder Braunfärbung weißer Haare
Pikrinsäure von außen	Gelb
Kobalt oder Indigo von außen (Arbeitssubstanzen)	Blau

Das **Wachstum** der Kopfhaare beträgt durchschnittlich 0,1–0,5 mm pro Tag, also etwa 10–50 mm pro Monat. Auch hier bestehen große Unterschiede in Abhängigkeit von der genetischen Veranlagung. Eine Verminderung der Haardichte und eine Verlangsamung des Haarwachstums erfolgt bereits ab dem 30. Lebensjahr. Zu Anfang verläuft dieser Alterungsprozess kaum merklich.

Die **Haarlänge** hängt von der Wachstumsgeschwindigkeit und von der Dauer der Anagenphase im Haarzyklus ab (Einzelheiten ▶ Abschn. 3.4).

2.1.3 Haarfarbe

Die Haarfarbe geht auf die Menge, Größe und Verteilung der Melaningranula (dunkelbraunes Eumelanin, rötlichbraunes Phäomelanin, hellbraunes Neuromelanin) in den verschiedenen Schichten zurück. Die Farbe des Haars ist erblich bedingt und hängt von der Menge, der Dichte, der Struktur (grobschollig oder feingranulär) und der Natur des Pigments ab. Dunkle Haare enthalten reichlich Melanin, blonde dagegen nur wenig. Rötlich-braune Phäomelanine finden sich in roten Haaren. An unterschiedlichen Stellen des Körpers (Kopf, Brauen, Wimpern, Achselhöhlen, Genitalgegend) finden sich verschieden stark pigmentierte Haare. Von allen Haaren des menschlichen Körpers enthalten die Wimpern das meiste Pigment. Des Weiteren tragen auch physikalische Faktoren wie Lichtreflexion, Lichtabsorption, Dicke sowie Struktur des Haars und die Form des Schafts zur Haarfarbe bei. Diese physikalischen Faktoren werden durch den Ernährungszustand des Haars und durch hormonelle Faktoren beeinflusst. Die verschiedenen Ursachen für Veränderungen der Haarfarbe sind in ■ Tab. 2.1 zusammengestellt.

Im Laufe des Lebens dunkeln die Haare nach, blonde Kinder werden später meistens dunkelblond oder entwickeln sogar braune Haare. Dieses bei den meisten Personen einsetzende Nachdunkeln des Haars ist ein physiologischer Prozess, da mit den Jahren die Aktivität der an der Spitze der Haarpapille liegenden Melanozyten zunimmt. Ein weiterer Faktor, der zum Nachdunkeln heller Haare führen kann, ist die Steigerung des Haarwachstums und die Zunahme der Haardicke durch Einnahme oder topische Aufbringung von Medikamenten, wobei hier an erster Stelle lokales Minoxidil als Stimulans der Haarbildung zu nennen ist (▶ Abschn. 7.5.2 und ▶ Abschn. 11.3.2). Das mitunter zu beobachtende Auftreten einzelner oder in kleinen Gruppen stehender schwarzer Haare bei blonden Menschen geht auf eine genetisch bedingte, langsam einsetzende Aktivierung bestimmter Melanozyten zurück oder beruht auf der Entwicklung eines pigmentierten Muttermals.

Unter **Heterochromie** wird das Vorliegen verschiedener Haarfarben bei ein- und derselben Person verstanden. Dunkle Strähnen in hellem Haar beruhen meist auf einem pigmentierten Nävus (Muttermal). Beim angeborenen totalen **Albinismus** bleiben alle Haare farblos und erscheinen weiß-gelblich, da hier die Tyrosinase, das wichtigste Enzym für die Melaninbildung, fehlt. Beim angeborenen **Piebaldismus** (partieller Albinismus), der Entwicklung pigmentloser Haare an umschriebenen Stellen, treten am Kopf nur einzelne Strähnen von farblosen Haaren auf, manchmal als weiße Stirnlocke. Als **Poliose** wird die erworbene Pigmentlosigkeit der Haare an einzelnen Stellen des Haarbodens bezeichnet. Einer Poliose begegnet man bei der Vitiligo, der Weißfleckenkrankheit, wahrscheinlich eine Autoaggressionskrankheit mit einer immunologisch bedingten Zerstörung von Pigmentzellen, und bei verschiedenen neurologischen Erkrankungen. Auch im Verlauf der Heilung einer Alopecia areata können zu Beginn nur pigmentlose Haare nachwachsen (▶ Kap. 5).

Als **Canities** wird das Weißwerden der Haare im Alter bezeichnet. Die Ursache hierfür liegt im Aufhören der Pigmentbildung in den Melanozyten der Haarwurzel. Graue Haare gibt es nicht, der Eindruck »grau« entsteht aus einer Mischung normal pigmentierter und weißer Haare. Ein vorzeitiges Ergrauen (Canities praecox) kann familiär oder als Symptom bestimmter Entwicklungsstörungen des äußeren Keimblatts (Ektoderm) auftreten. Bei schweren Erkrankungen erfolgt oft ein rasches Weißwerden der Haare, bezeichnet als Canities symptomatica. Ein medikamentös bedingtes Hellerwerden der Haare bei Blonden und Rothaarigen (Canities medicamentosa) entwickelt sich bei manchen Personen nach länger dauernder Einnahme von Antimalariamitteln.

Ein besonderes, allerdings nur selten zu beobachtendes Symptom ist bei der Alopecia areata anzuführen: das »Weißwerden der Haare über Nacht«. Dieses Phänomen geht auf ein rasches Ausfallen aller pigmentierten Anagenhaare zurück, pigmentlose Haare bleiben in diesem Anfangsstadium einer Alopecia areata länger erhalten. Ein rasches Weißwerden der Haare kann auch die Folge körperlicher und psychischer Belastungen sein. Nach durchwachten, sorgenvollen Nächten können die obersten Haarschichten brechen, und es kommt zu Lufteintritt. Zweifellos lag vorher schon eine wahrscheinlich altersbedingte Schädigung der Haarstruktur vor, damit langes Herumwälzen im Bett eine derartige Schädigung auslösen konnte.

Umweltbedingt (Sonne, Witterung, Chemie) erfolgen Spaltbildungen zwischen den einzelnen Haarschichten, was zusammen mit den entstehenden Peroxiden zu einer Aufhellung der Farbe führt. An exogen verursachten **Heterochromien** sind bräunliche Verfärbungen weißer Haare durch Zigarettenrauch anzuführen sowie grünliche Verfärbungen durch Kupfer (Kupferarbeiter, Haarewaschen mit Wasser aus Kupferrohren). Beruflicher Kontakt mit Kobaltsalzen oder mit Indigo kann zu blauen Haaren führen, Pikrinsäure zu einer Gelbfärbung.

Änderungen der Haarfarbe durch Färben, Tönen oder Bleichen, wie sie von Frauen oft, von Männern nur selten gewünscht sind, werden in ▶ Abschn. 8.10 besprochen.

2.1.4 Haartypen

Die folgenden Haartypen sind zu unterscheiden:

Haartypen

1. **Terminalhaare** (im allgemeinen Sprachgebrauch die »eigentlichen« Haare):
   - Sie sind lang, dick, markhaltig und meist pigmentiert
   - Ihre Follikel reichen tief in das Hautbindegewebe (Stratum reticulare)
   - Beim Neugeborenen finden sich bereits Terminalhaare am Kopf, an den Augenbrauen und an den Lidrändern
2. **Borstenhaare:** Kurze Terminalhaare an den Augenbrauen und an den Wimpern
3. **Flaumhaare, Lanugohaare:** Kurze, dünne, weiche und marklose Haare des Feten, welche noch vor der Geburt durch die feinen, nichtpigmentierten Wollhaare (Vellushaare) ersetzt werden
4. **Vellushaare**(Wollhaare):
   - Höchstens 2 cm lange, dünne, mark- und pigmentlose Haare, die den gesamten Körper von Frau und Mann überziehen
   - Die Follikel der Vellushaare reichen nur bis in die oberste Schicht des Hautbindegewebes (Stratum papillare)
   - In der Pubertät erfolgt unter der Einwirkung von Androgenen in bestimmten Körpergegenden eine Umwandlung der Vellushaare zu Terminalhaaren
   - Beim Hirsutismus der Frau kommt es ebenfalls zu einer Umwandlung von Vellushaaren in Terminalhaare

Die Terminalhaare reichen an verschiedenen Körperstellen unterschiedlich tief in das Hautbindegewebe hinein (◘ Tab. 2.2). Am Capillitium beträgt die durchschnittliche Tiefe 4–6 mm. Im Verlauf des Haarzyklus verkürzt sich der untere, variable Teil des Haarfollikels immer mehr, beim Übergang des Haars in das Telogenstadium bleibt schließlich nur noch der oberste Follikelanteil bestehen. Bei Be-

Tab. 2.2 Die Tiefe der Haarfollikel im Anagenstadium an verschiedenen Körperstellen

Körperstelle	Durchschnittliche Tiefe (mm)
Achsel, Bikinizone	4,2–4,5
Kinn	2
Augenbrauen	2–2,5
Oberlippe	1–2,5

ginn eines neuen Haarzyklus dringt der noch bestehende Teil des Follikels wieder in die Tiefe vor (▶ Kap. 3).

Die gesamte Behaarung des Menschen und die Art der bestehen bleibenden Haartypen unterliegt hormonalen Einflüssen. An erster Stelle sind hier bei Frau und Mann die Androgene zu nennen. In Abhängigkeit von der hormonalen Empfindlichkeit der Haarfollikel werden Nichtsexualhaare, Ambisexualhaare und Sexualhaare unterschieden:

- **Nichtsexualhaare** sind die Haare am Kopf, an den Lidrändern und an den Augenbrauen; hier erfolgt die Entwicklung völlig unabhängig von hormonalen Einflüssen.
- **Ambisexualhaare** entwickeln sich in gleicher Weise bei Mann und Frau unter dem Einfluss niedriger Androgenspiegel. Es handelt sich hier um die Haare in den Achselhöhlen und im Bereich des unteren Pubes-Dreiecks, das von der Verbindung der Leistenbänder und der Genitalgegend nach oben hin begrenzt wird. Mit dem Einsetzen der Pubertät entwickeln sich diese Haare unter dem Einfluss der männlichen Keimdrüsenhormone, der Androgene. Die Bezeichnung »Ambisexualhaare« geht auf die Tatsache zurück, dass sich diese Haare in gleicher Weise bei Frau und Mann finden, dass also niedrige Androgenspiegel, wie sie auch bei der Frau in der Pubertät vorliegen, für ihre Entwicklung genügen.
- **Sexualhaare** gibt es nur beim Mann, und zwar im Bartbereich und im oberen Pubes-Dreieck, das von der Verbindung der Leistenbänder zum Nabel hinaufreicht. Ursache für Sexualhaare sind hohe Androgenspiegel. Je nach Hauttyp und Veranlagung finden sich Sexualhaare in verschieden starker Ausprägung auch an der Brust, am Rücken und an den Beinen. Bei Frauen führt eine absolute oder relative Vermehrung des männlichen Keimdrüsenhormons zum Hirsutismus, zu einer unerwünschten Behaarung im Gesicht (Damenbart), an der Brust, am Rücken und an den Beinen (▶ Abschn. 11.4).

Die Ganzkörperbehaarung des Mannes galt und gilt zum Teil auch heute noch als Zeichen besonderer Virilität, allerdings meist zu Unrecht. In jüngster Zeit bevorzugen junge Männer immer öfter eine möglichst bleibende Entfernung ihrer Haare am gesamten Körper. Rasieren genügt oft nicht, manche Männer sind bereit, viel Geld für eine möglichst dauerhafte Ganzkörperepilation auszugeben (▶ Kap. 12). Die Motivation für eine erstrebte Haarlosigkeit ist unterschiedlich und reicht von einem zu hinterfragenden ästhetischen Wunschbild – oft von der Partnerin verlangt – über bestimmte Formen des Narzissmus bis zur – meist uneingestandenen – Homosexualität. Wie lange dieser sich derzeit verstärkende Trend noch anhalten wird, ist nicht vorherzusagen.

Anlagebedingt findet sich bei Asiaten und manchen Angehörigen der schwarzen Hauttypen eine spärliche Körperbehaarung der Männer. Auch ist insbesondere bei südländischen Frauen der genetische bedingte Hirsutismus, die teilweise Umwandlung von Vellushaaren zu Terminalhaaren, bekannt (▶ Abschn. 11.4).

2.2 Entwicklungsstörungen und traumatisch bedingte Haarschaftveränderungen

Eine ganze Reihe genetisch bedingter Fehlbildungen betrifft auch die Haare. Im schlimmsten Fall kommt es zu überhaupt keiner Haarbildung (Atrichie), häufiger sind Störungen der Struktur.

Bei den Haarbrüchen (Trichoklasien) sind 5 Formen bekannt, die zumeist genetisch bedingt sind (▶ Abschn. 9.3):

Haarbrüche (Trichoklasien)

1. **Trichoschisis** (glatte Brüche): Querspalten, Längsspalten und Längsbrüche bei Ichthyosen und Trichothiodystrophien
2. **Trichorrhexis nodosa:** Knotenförmige Brüche bei stark gewelltem Haar als Folge falschen Durchkämmens; an den knötchenförmig aufgetrieben Bruchstellen sind pinselartige Aufsplitterungen sichtbar (▶ Abb. 9.1)
3. **Trichorrhexis invaginata:** Bei Netherton-Syndrom
4. **Trichoptilosis** (Haarspliss): Aufsplitterung an den freien Enden als Folge fehlerhafter Haarkosmetik (▶ Abb. 9.1)
5. **Trichoklasia symptomatica:** Bei mechanischer Schädigung

Pili anulati (Ringelhaare) entstehen durch Lufteinschlüsse in der Haarrinde. Als Folge der Lichtreflexion entstehen abwechselnd helle und dunkle Ringe (▶ Abb. 9.1 und ▶ Abb. 9.4). Unter **Kräuselhaaren** wird bei Weißen die Bildung der für die Angehörigen der schwarzen Hauttypen charakteristischen Haare verstanden. Die angeführten Haarveränderungen können auch herdförmig inmitten der normalen Haare entstehen, dann ist von einem Kräuselhaar-Nävus die Rede.

Viele genetisch bedingte Störungen der Haarstruktur ergeben unkämmbares Haar (*cheveux incoiffables*). Als Beispiele seien hier angeführt

- das Monilethrix-Syndrom,
- die Trichodystrophie-Syndrome und
- die Ausbildung von Haaren mit dreieckigem Querschnitt und Längsrillen (**Pili trianguli et canaliculati**).

Die verformten Haare verfilzen und können nicht parallel zueinander ausgerichtet werden (Einzelheiten in ▶ Abschn. 9.3).

Die meisten angeborenen Strukturanomalien des Haarschafts führen zu einer erhöhten Brüchigkeit. Damit verbunden ist ein Abbrechen der Haare; kurze Haare erwecken den Eindruck von schütterem Haar. Mutationen in den Haarkeratin-Genen führen zum **Monilethrix-Syndrom** (lat. *monile*: Halsband), charakterisiert durch kurze, rasch abbrechende Haare mit knotigen Auftreibungen (▶ Abb. 9.1 und ▶ Abb. 9.2). Die Erkrankung beginnt in der frühen Kindheit.

Eine weitere genetisch bedingte Störung der Haarstruktur ist das Auftreten von **Pili torti** (▶ Abb. 9.1). Als Folge einer Biegung der Haarfollikel kommt es zur Ausbildung flach an der Kopfhaut anliegender Haare, die eine Drehung in der Längsrichtung aufweisen.

Als eine seltene zu Haut- und Haarveränderungen führende genetische Störung ist das **Netherton-Syndrom** anzuführen. An den Haaren entwickeln sich weiche Stellen, wodurch distale Haarschaftanteile teleskopartig in die proximalen Teile hineingeschoben werden. Dies ergibt das Bild des Bambushaars, der **Trichorrhexis invaginata**. Die Hauterscheinungen bestehen in einer großflächigen, oft girlandenförmigen ichthyosiformen Erythrodermie.

Trichorrhexis nodosa ist eine Strukturveränderung der Haare, die bei genetisch bedingten Störungen des Aminosäurestoffwechsels auftritt (»Schwefelhaar«). Gleiche Veränderungen können auch durch schlechte Haarpflege verursacht werden. Der Haarschaft bricht bei Trichorrhexis nodosa nur zu einem Teil ab. Die abgebrochenen Teile splittern auf, wodurch das Bild zweier, mit den Borsten gegeneinander gerichteter Besen entsteht (▶ Abb. 9.1).

Als weitere, durch Frisiertraumen verursachte Veränderungen der Haarstruktur sind anzuführen:

- **Trichomalazie** (Haarbruch),
- **Trichoschisis** (Aufspaltung der Haare am freien Ende durch Schädigung der Kutikula),
- **Trichonodose** (verminderte mechanische Stabilität als Folge einer Knötchenbildung, z. B. durch Haarlack) (▶ Abschn. 8.9).

2.3 Fremdstoffspeicherung in den Haaren

Haarbildung ist ein metabolisch hochaktiver Prozess. Dies erklärt, warum manche im Blut kursierenden Fremdstoffe im Haar abgelagert werden. Bei der langen Lebensdauer vieler Haare lassen sich Fremdstoffe wie Gifte oder Dopingmittel noch nach Jahren nachweisen. Im Folgenden können nur die wichtigsten Aspekte der Einlagerung von Fremdstoffen im Haar besprochen werden, darüber hinaus sei auf weiterführende Literatur im Bereich der Sportmedizin, Kriminalistik und Toxikologie verwiesen.

2.3.1 Metallische Gifte

Thallium, Quecksilber und Blei lassen sich noch nach vielen Jahren in den Haaren nachweisen. Zum Beispiel konnte durch Untersuchung der Haare aus der exhumierten Leiche von Beethoven der Tod des Komponisten als Folge einer Bleivergiftung erkannt werden: in den Haaren fanden sich ringförmige Bleiablagerungen, wobei jedes Bleidepot auf eine äußerliche Anwendung von Bleiseifen zur Desinfektion der Verletzung nach einer Aszitespunktion zurückzuführen war. Nicht vergessen werden darf, dass auch äußerlich aufgebrachte Metalle wie Blei (Bleisalben) oder Kupfer (verunreinigtes Wasser zur Haarwäsche) in das Haar eingebaut werden können.

2.3.2 Dopingmittel

Dopingmittel werden ebenso wie Rauschgifte und Metalle aus dem Blut in die Haare aufgenommen und in die Eiweißstrukturen eingebunden. Dort bleiben sie vor weiteren Veränderungen geschützt liegen und können noch jahrelang nachgewiesen werden.

Die am häufigsten eingesetzten Methoden für verbotenes Doping sind:

- Einnahme von Anabolika (Testosteron und seine Derivate, Nandrolon, Clenbuterol),
- Einnahme von Stimulanzien (Amphetamine wie Ephedrin – **cave:** Erkältungsmittel! – und Koffein),
- Einnahme von Narkotika (Morphin und Morphinderivate, Heroin, Methadon, Kodein – im Körper zum Teil in Morphin umgewandelt!).

Anabolika, Stimulanzien und Narkotika können in den Haaren nachgewiesen werden. Die technischen Methoden für den Nachweis von Dopingmitteln und Rauschgiften wurden so verfeinert, dass die Nachweisgrenzen im Nano- und Pikogrammbereich liegen.

> **Dass ein Millionstel oder ein Billionstel Gramm Fremdstoff pro Gramm Haar festgestellt werden kann, ist von großer sportmedizinischer und forensischer Bedeutung.**

Zu einer **Dopinganalyse** gehören heute neben Blut- und Harnanalysen auch Haaruntersuchungen. Aus 8 cm langen Haaren lassen sich noch ein Jahr später konkludente Rückschlüsse auf die Einnahme von Anabolika oder Amphetaminen ziehen, selbst nach mehrmaliger Anwendung von Dauerwellen, Haarbleichungen und Haarfärbungen. Melanin dürfte eine Carrier-Funktion beim Übertritt von Substanzen aus dem Serum in das Haar ausüben, da bei dunkelhäutigen Athleten Dopingmittel in den Haaren länger nachgewiesen werden können als bei blonden. Die meisten Dopingmittel, als Beispiel sei das häufig zur Steigerung der Muskelmasse verwendete Clenbuterol angeführt, lassen sich im Harn nur 24 Stunden nach der Einnahme nachweisen, in den Haaren aber findet sich Clenbuterol noch viele Jahre.

Im Consensus-Statement der *Society of Hair Testing* (*http://www.soht.org*) finden sich folgende Feststellungen, die den Nachweis von verbotenen Substanzen bei Sportlern betreffen:

Bewertung der Haaranalyse zum Nachweis von Dopingmitteln

- Haaranalysen können wesentlich zum Nachweis eines Dopings beitragen.
- Haaranalysen sind zur Routinediagnostik bei Dopingverdacht ungeeignet.
- Bei einer positiven Harnprobe ist eine Haaranalyse wertlos.
- Bei einer negativen Harnprobe beweist eine positive Haarprobe ein vor der Harnabgabe erfolgtes Doping.

Haaranalysen sind heute aus Dopingkontrollen nicht mehr wegzudenken. Einschränkend ist jedoch anzumerken, dass Glatzenträger oder Sportler mit rasierten Haupthaaren für Haaranalysen bei Dopingverdacht nicht infrage kommen. Körperhaare weisen eine zu geringe metabolische Aktivität auf, um Fremdsubstanzen in einer für einen chemischen Nachweis ausreichenden Menge einzubauen.

Auch bei Pferden erfolgen Analysen von Mähnen- oder Schweifhaaren, wenn ein Dopingverdacht besteht. Verbotenerweise werden an Zuchtpferde oft Anabolika verfüttert, an Turnierpferde vor dem Springen Beruhigungsmittel oder Schmerzmittel. Mittels Haaranalysen lässt sich dies unschwer beweisen.

2.3.3 Psychoaktive Substanzen

Ablagerungen von **Cannabis** und seiner Derivate bzw. Metaboliten lassen sich noch jahrelang in den Haaren nachweisen, was von forensischer Bedeutung ist. Diese Feststellung trifft auch auf **Kokain** (Metabolite Norkokain und Kokaethylen) und **Barbiturate** zu. **Ecstasy**, ein Gemisch von Phenylethylaminen mit dem Hauptwirkstoff MDMA (Methylendioxy-N-methylamphetamin), lässt sich gut im Haar nachweisen, in Schweiß und Speichel ist die Verweildauer nur kurz.

Mittels Haaranalysen können auch zwei wesentliche Fragen der Gerichte und der Verwaltungsbehörden beantwortet werden:

1. Konsumiert ein Rauschgifthändler die Droge auch selbst?
2. Hat eine Person tatsächlich die einjährige Abstinenz vom Suchtgift eingehalten, wie für die Wiedererlangung des Führerscheins gefordert wurde?

Alkaloide wie **Morphin**, **Kodein** oder **Nikotin**, in erster Linie der Hauptmetabolit Cotinin mit seiner 6-mal längeren Halbwertszeit, werden in die Haare eingebaut und lassen sich noch jahrelang nachweisen. Durch Haaranalysen lassen sich auch die Rauchgewohnheiten einer Person feststellen, ebenso ist eine länger dauernde Nikotinbelastung durch Passivrauchen nachweisbar.

Normales Haarwachstum

3.1 Haarzyklus

Die Haare des Menschen wachsen nicht kontinuierlich wie die Nägel, sondern in aperiodischen Zyklen. Jeder einzelne Haarfollikel entwickelt seinen eigenen Zyklus, der völlig unabhängig von den Nachbarfollikeln abläuft. (Anders ist dies z. B. bei Schafen, bei denen alle Fellhaare in einem synchronen Zyklus wachsen.) An der Kopfhaut erfolgt das Wachstum der Haare ungleich rascher als am Körper, und es ist unabhängig von jeglicher androgenen Stimulation, da es sich um Nichtsexualhaare handelt (► Kap. 2).

Im Haarzyklus (◘ Abb. 3.1 und ◘ Abb. 3.2) werden 3 Phasen unterschieden:

Haarzyklus – Phasen

1. **Anagenphase:** Phase der aktiven Haarbildung
2. **Katagenphase:** Etwa 2 Wochen dauernde Übergangsphase im Anschluss an das Stadium der aktiven Haarbildung
3. **Telogenphase.** Etwa 3–4 Monate dauernde Ruhephase im Anschluss an die Katagenphase, in der kein Wachstum des Haars erfolgt

Die Anagenphase der aktiven Haarbildung nimmt den mit Abstand größten Teil des Haarzyklus ein und dauert am Capillitium durchschnittlich 3–5 Jahre, kürzere und längere anagene Phasen sind eher selten. Die Haarwurzel reicht bis in das tiefe Hautbindegewebe, was eine feste Verankerung ergibt (► Kap. 2). Die metabolisch hochaktiven Matrixzellen treten alle 24 Stunden in eine neue Mitose ein und bilden alle 3 Schichten des Haars aus.

In der Katagenphase schrumpfen die Haarwurzeln, die Mitosen hören auf, und die Haarzwiebel verhornt.

In der Telogenphase schiebt sich der Haarfollikel immer mehr zur Oberfläche. Telogenhaare, nach dem Aussehen ihrer Wurzel auch Kolbenhaare genannt, können leicht und schmerzfrei ausgezogen werden. Am Ende der Telogenphase fällt das Haar aus.

Danach wandert der Follikel wieder in die Tiefe, und eine neue Anagenphase beginnt. Unter normalen Umständen schließt die neue Anagenphase ohne Intervall an das Ende der Telogenphase an.

An unterschiedlichen Körperstellen ist die Dauer des Haarzyklus und seiner beiden Komponenten Telogen- und Anagenphase verschieden lang (◘ Tab. 3.1).

3.2 Telogenes und anagenes Effluvium

Bei diffusem Haarausfall ist zwischen telogenem und anagenem Effluvium zu unterscheiden. Dies kann durch Untersuchung der Haarwurzeln im Mikroskop erfolgen.

> **Aus Unterscheidung zwischen telogenem und anagenem Effluvium lassen sich wichtige Rückschlüsse auf die Ursache und auf die Prognose des vorliegenden Haarausfalls gewinnen.**

Telogenes Effluvium: Normalerweise besteht ein Gleichgewicht zwischen der Zahl der nachwachsenden Haare und der Zahl der in der Telogenphase ausfallenden Haare. Eine Störung dieses Gleichgewichts tritt ein, wenn die Anagenphase vorzeitig beendet wird und das Haar zu früh in das Telogen übertritt. Dann spricht man von einem telogenen Effluvium. Die »Mauserung« als solche, der Wechsel vom Anagen zum Telogen, ist ein natürlicher Prozess. Von krankhaftem Haarausfall darf erst gesprochen werden, wenn der tägliche Haarverlust die Grenze des Normalen überschreitet (► Kap. 6). Der telogene Haarausfall ist die häufigste Form eines diffusen Effluviums; besonders hinzuweisen ist auf das bei der androgenetischen Alopezie erfolgende telogene Effluvium als Folge einer genetisch bedingten Fehlprogrammierung der Follikel an bestimmten Stellen der Kopfhaut (► Kap. 7). Auch bestimmte Toxine, Eisenmangel sowie einige Medikamente schädigen die Haarmatrixzellen, und es kommt zu einem telogenen Effluvium, kenntlich an einem Anstieg der Telogenhaare im Trichorrhizogramm (► Abschn. 6.2). Zwischen der einwirkende Noxe und dem Beginn des Haarausfalls liegen 2–3 Monate, da das Haar zwar seinen Zyklus beendet, aber noch die komplette Ruhephase durchläuft.

Anagenes Effluvium: Erfolgt in der Anagenphase eine Schädigung der Haarmatrix, z. B. bei hoch dosierter Chemotherapie, wird der normale Haarzyklus unterbrochen, die Telogenphase unterbleibt, und es kommt 2–3 Wochen nach Einwirken der Noxe zu einem anagenen Effluvium (◘ Tab. 3.2). Im Trichorrhizogramm finden sich vermehrt Anagenhaare. Bei einer nur geringgradigen Schädigung wird die Haarbildung unterbrochen, aber bald wieder aufgenommen (reversibles Effluvium). Die Haare zeigen Einschnürungen und brechen bei Erreichen der Hautoberfläche ab, die ausfallenden Haare weisen zugespitzte Wurzeln auf. Ist die Schädigung so stark, dass eine Nekrotisierung des haarbildenden Systems, der Follikel und der Stammzellen, eintritt, kommt es zu einer irreversiblen Alopezie.

Eine Zerstörung der Haarfollikel durch tief greifende Hautkrankheiten (chronischer Lupus erythematodes LE, Lichen ruber, Sklerodermie, tiefe bakterielle oder myzetische Infektionen, Endstadium einer Alopecia areata) führt zu irreversiblem Haarverlust (► Kap. 4). Klinisch ist dies an einer glatten Haut ohne Follikelöffnungen zu erkennen.

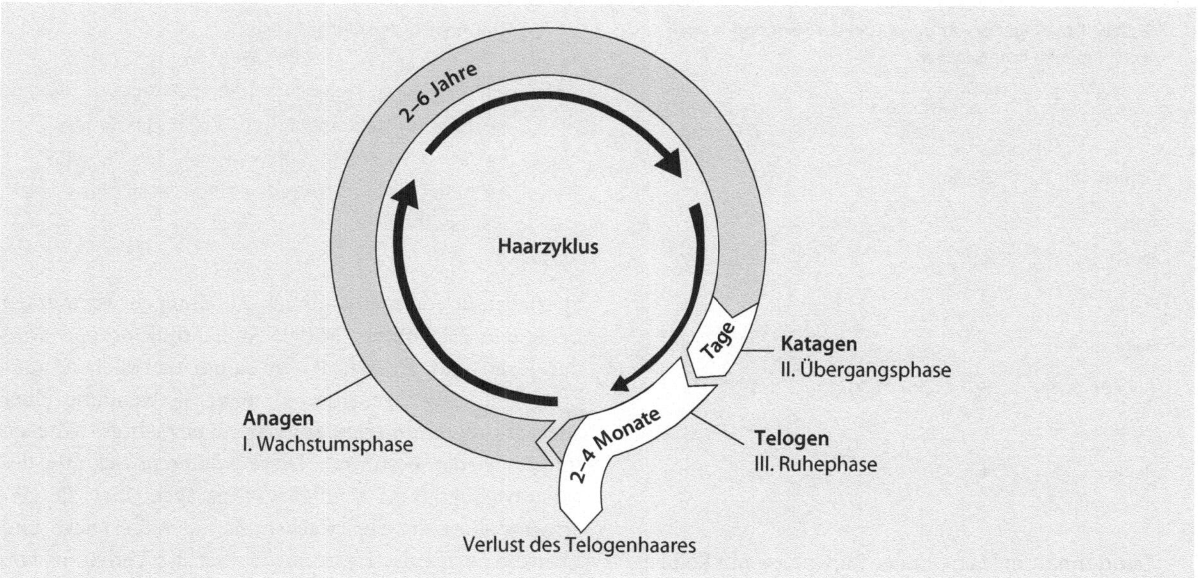

Abb. 3.1 Der Haarzyklus im Schema (Aus Braun-Falco et al. 2005)

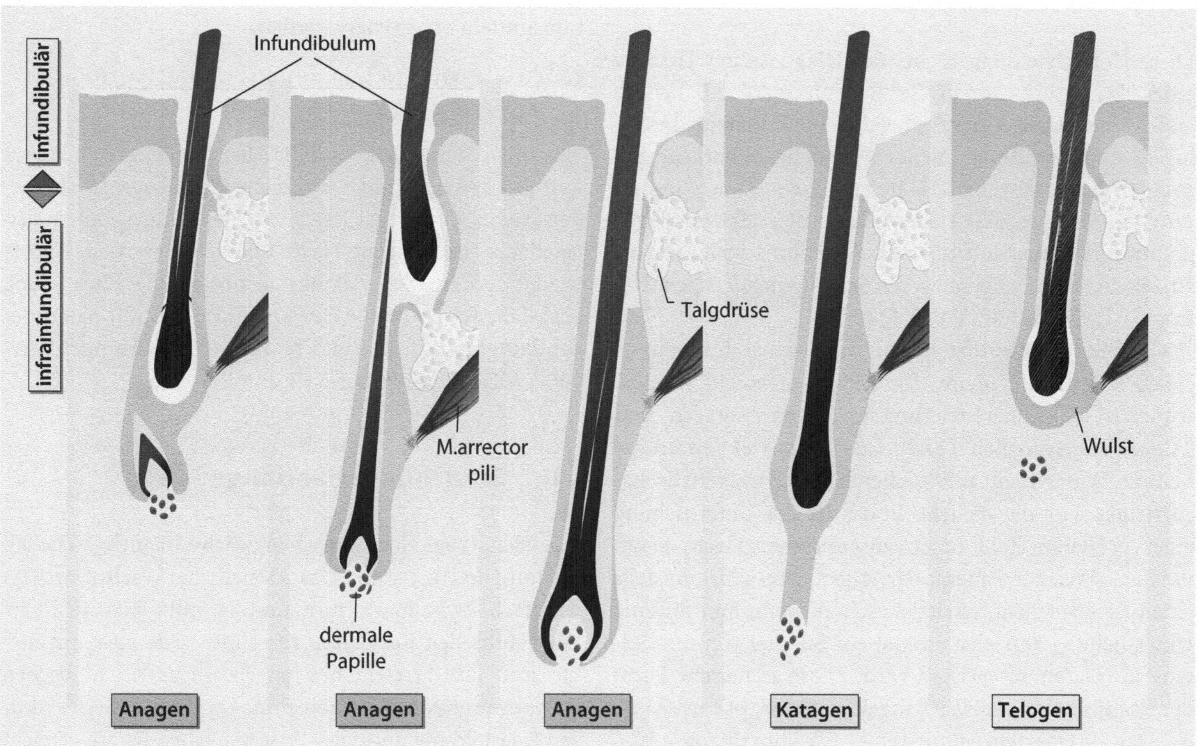

Abb. 3.2 Rückkehr von der Telogenphase in eine neue Anagenphase (Aus Fritsch 2009)

Vorweggenommen sei die Tatsache, dass bei einer Chemotherapie niedrige Dosen an Zytostatika zu einem telogenen Effluvium führen und höhere Dosen einen anagenen Haarverlust auslösen (▶ Abschn. 6.4).

3.3 Trichorrhizogramm

Nach dem Aussehen ihrer Wurzeln lassen sich Anagen-, Telogen- und Katagenhaare gut voneinander unterscheiden:

- **Anagenhaare:** Haare in der aktiven Wachstumsphase) mit oder ohne Wurzelscheiden,

Tab. 3.1 Dauer der Anagen- und der Telogenphase an verschiedenen Körperstellen

Körperstelle	Anagenphase (Monate)	Telogenphase (Monate)
Capillitium	36–96	3
Kinn	12	2
Oberlippe	4	2
Axilla	4	3
Bikinizone	4	3
Augenbrauen	1–2	3
Arme	3	4
Beine	4	6

- **Telogenhaare:** Haare in der Ruhephase mit kolbenartig aufgetriebener Wurzel,
- **Katagenhaare:** Haare im Übergang vom Anagen in das Telogen.

Diese Unterscheidung ist bei der Diagnose der Ursache eines Haarverlusts von großer Bedeutung, so z. B. bei der androgenetischen Alopezie, bei der eine Zunahme der Telogen- und eine Abnahme der Anagenhaare vorliegt. Bei spontan ausgegangenen Haaren handelt es sich immer um Telogenhaare. Das Haarwurzelmuster (Trichorrhizogramm) gibt Auskunft über das Verhältnis von Anagen- zu Telogenhaaren; bei schweren Schädigungen treten dystrophische Haare auf (▶ Kap. 6).

Für ein Trichorrhizogramm müssen frisch auszupfte Haare sofort unter dem Mikroskop untersucht werden. Nur so ist eine Differenzierung in Anagen-, Katagen- und Telogenhaare möglich. Lässt man sich zu viel Zeit, trocknen die Wurzeln ein und verlieren ihr charakteristisches Aussehen. Für die tägliche Praxis ist die Untersuchung einer größeren Zahl frisch ausgerissener Haare kaum möglich. Welcher Patient, der wegen seines Haarausfalls einen Arzt aufsucht, schätzt es schon, wenn ihm für eine Untersuchung zunächst einmal ein Büschel von mindestens 50 Haaren ausgerissen wird? Diese archaische Form der Bestimmung des Haarwurzelmusters ist obsolet.

Das Haarwurzelmuster (Trichorrhizogramm, ▶ Abschn. 6.2), das Verhältnis von anagenen zu telogenen Haaren, wird heute meistens mittels Phototrichogramm (Abb. 3.3) bestimmt.

Phototrichogramm: Vorgehen

- An einer kleinen markierten Stelle der Kopfhaut werden die Haare sehr kurz geschnitten.
- An dieser Stelle wird die Zahl der Haare fotografisch dokumentiert.
- Dann wird diese Stelle rasiert.
- Drei Tage später wird das Areal erneut fotografiert: Ein leerer Follikel weist darauf hin, dass hier ein Haar im Telogenstadium, d. h. in der Ruhephase vorlag, Follikel mit nachwachsenden Haaren enthalten Haare im Anagen, der aktiven Phase des Haarwachstums.

Spezialisierte dermatologische Abteilungen verwenden heute den TrichoScan. Mittels Auflichtmikroskopie wird der Haarstatus an markierten Kopfhautarealen (Anfärbung mit Augenbrauenfarbe) unter Verwendung einer speziell programmierten Software über mehrere Wochen immer wieder bestimmt. Diese Weiterentwicklung des Phototrichogramms ermöglicht Aussagen über die Geschwindigkeit des Haarwachstums, über die Dicke und über die Dichte der Haare sowie über das Verhältnis von Anagen- zu Telogenhaaren. Solcherart lassen sich pathologische Veränderungen diagnostizieren und kontrollieren; auch können therapeutische Effekte von Haarwachstumsmitteln objektiviert werden.

Zu warnen ist vor der Untersuchung mitgebrachter Haare des Patienten.

Wie oben ausgeführt, sind die Haarwurzeln nach kurzer Zeit geschrumpft und nicht mehr klassifizierbar, abgesehen davon, dass dem Arzt in der Regel nur spontan ausgefallene, also telogene Haare übergeben werden. Immer wieder fordern Scharlatane die postalische Einsendung ausgefallener Haare für eine Diagnose bzw. für einen Behandlungsvorschlag – und retournieren dann phantasievolle, völlig wertlose Befunde und Ratschläge.

3.4 Erreichbare Haarlänge

Das Haupthaar des Menschen wächst täglich zwischen 0,1 mm und 0,5 mm. Das monatliche Wachstum liegt demnach zwischen 3 mm und 15 mm. Das jährliche Wachstum der Kopfhaare errechnet sich also mit 36–180 mm und erreicht bei jungen, gesunden Menschen Spitzenwerte von über 200 mm. Da die Phase der aktiven Haarbildung normalerweise 3–8 Jahre dauert, erreicht das Haar je nach Wachstumsgeschwindigkeit bei kürzeren Haarwachstumszyklen und langsamem Wachstum eine Länge von 36–50 cm, bei längeren Haarwachstumszyklen und rascherem Wachstum eine Länge von 80–144 cm (Tab. 3.3). Kaiserin Elisabeth von Österreich erreichte die maximale Haarlänge (▶ Abb. 1.3).

Den Weltrekord der Kopfhaarlänge hält ein 2010 verstorbener Vietnamese mit 6,20 m. Dieser Mann trug die verfilzten Strähnen zu einem Gebilde aufgewickelt auf

Tab. 3.2 Vorkommen und Charakteristika von anagenem und telogenem Effluvium

	Anagenes Effluvium	Telogenes Effluvium
Vorkommen	Selten	Häufig
Ursache	Matrixschädigung in der Anagenphase, z. B. durch Vergiftungen, Zytostatika oder Röntgenstrahlen	Vorzeitiger Wachstumsstopp im Anagen mit Übergang in das Telogen, hormonbedingt oder toxisch
Auftreten	Haarausfall wenige Wochen nach Einwirkung der Noxe. Meist reversibler vollständiger Haarausfall. Nur bei Nekrose irreversibler Haarverlust	Haarverlust einige Monate nach Eintritt der Schädigung, reversibel, aber oft bleibende Verminderung der Behaarung
Haarwurzelbefund	Dystrophische Anagenhaare, normaler Prozentsatz von Telogenhaaren	Hoher Prozentsatz von Telogenhaaren (>20 %)

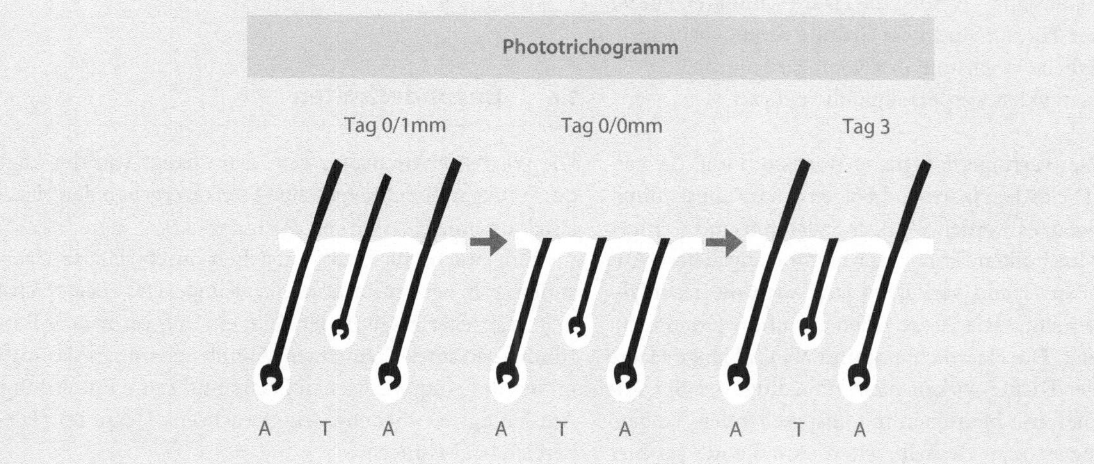

Abb. 3.3 Phototrichogramm (Trichorrhizogramm). *A* Anagenhaar, *T* Telogenhaar

dem Kopf. Es bestand keine Möglichkeit, diese Haarpracht unter einem Sturzhelm einzufangen, der Mann durfte deshalb nicht mit Motorrad-Taxis fahren. Die längsten Ohrenhaare mit 18,1 cm werden einem Inder zugeschrieben, wie einer Eintragung im »Guinness Buch der Rekorde« zu entnehmen ist.

Da Ablauf und Dauer des Haarzyklus bei den einzelnen Haupthaaren ganz unterschiedlich sind, finden sich zwischen den langen immer wieder kürzere Haare. Mütter und ihre Töchter sind oft beunruhigt, dass oft keine wirklich dichten Haare von Schulterlänge erreicht werden. Der Arzt wird befragt, ob bei der Tochter nicht eine Erkrankung vorliege. Diese Mütter können durch Hinweis auf die hier mitspielenden Faktoren beruhigt werden: ihre Töchter sind nicht krank. Wenn gesunde junge Menschen darüber klagen, dass sie keine Haarlänge von 1 m erzielen, liegt dies am Vorhandensein von kürzeren Haarzyklen bei schwächerem Haarwachstum. Bei langen Haarzyklen und normalem Wachstum ist auch an eine schlechtere Qualität der Haare zu denken (Hormonstörungen, Mangelernährung). Auch falsche Pflege kann ein frühes Abbrechen der Haare bewirken.

Zu berücksichtigen ist, dass längere Haare in vermehrtem Maß verschiedenen **äußeren Belastungen** ausgesetzt sind und deshalb häufig abbrechen. Selbst die Verwendung qualitativ hochwertiger Shampoos und eine gute Haarpflege tragen in unserer Umwelt nur wenig zur Verlängerung des Lebens eines Einzelhaars bei. Gesunde junge Frauen und Männer könnten bei guter Haarpflege durchaus lange Haare erreichen, doch sind die Menschen unserer Zeit auch schon in jungen Jahren Haarbelastungen verschiedenster Art ausgesetzt. Obendrein ist eine gute Pflege langer Haare zeit- und kostenaufwändig, weshalb Menschen mit natürlich langen Haaren nur selten anzutreffen sind. Hier bietet die Haarkosmetik die Möglichkeit der Haarverlängerung durch Einweben fremder echter oder künstlicher Haare an (▶ Abschn. 8.12.3).

Da die Haardichte, je nach Haartyp dunkel oder blond, 200–600 Haare pro Quadratzentimeter beträgt, ergibt dies bei einer Anzahl von 100.000–150.000 Haaren und einer Wachstumsgeschwindigkeit von durchschnittlich 0,33 mm eine tägliche Gesamthaarproduktion von 20–30 m – eine beachtliche und deshalb für Störungen anfällige Leistung des Stoffwechsels.

Tab. 3.3 Erreichbare Gesamtlänge der Kopfhaare

Wachstum	Minimum	Maximum
Pro Tag	0,1 mm	0,5 mm
Pro Jahr	36 mm	180 mm
Dauer der Anagenphase	3 Jahre	8 Jahre
Erreichbare Gesamtlänge	11 cm	144 cm

3.5 Veränderung der Haare im Alter

Mit zunehmendem Alter – bei vielen Menschen schon ab dem 30. Lebensjahr – werden die Haare schütterer, kürzer und dünner. Hierfür sind zwei Gründe verantwortlich:
1. Das tägliche Wachstum der Kopfhaare nimmt ab.
2. Die Haarzyklen werden allmählich kürzer.

Das im Alter verringerte tägliche Wachstum und die verminderte Dicke der Haare sind Folgen ernährungsbedingter Störungen; es werden weniger Sauerstoff und weniger wichtige Metaboliten für die Haarbildung angeliefert. Aus dem gleichen Grund verkürzen sich auch die Haarzyklen immer mehr, viele Haare fallen aus und werden nicht mehr ersetzt. Die Haardichte nimmt ab, und lange Haare bei geringer Dichte wirken nicht unbedingt gefällig. Älteren (»reiferen«) Menschen mit ansprechendem langem Haar begegnet man deshalb selten. Am Rande sei hier noch darauf verwiesen, dass bei Frauen im Klimakterium die relative Zunahme der Androgene bei entsprechender genetischer Anlage eine androgenetische Alopezie auslösen kann. Aufgrund der Lokalisation der betroffenen Stellen am Capillitium ist hier die Differenzierung gegen ein allgemeines altersbedingtes oder durch Stoffwechselstörungen verursachtes Effluvium zwar möglich, aber meist schwierig (▶ Abschn. 8.2).

Gegen den Alterungsprozess der Haare stehen verschiedene Maßnahmen zur Verfügung:

Präventionsmaßnahmen gegen Haaralterung

- **Primärprävention** vor dem Einsetzen der Alterungszeichen:
  - gute Haarpflege
  - Schutz vor Schädigungen durch falsche Haarkosmetik
  - Verhinderung der Einwirkung chemischer Substanzen
  - Vermeidung länger dauernder Expositionen gegenüber Sonnenstrahlen
  - ausreichende, gemischte Ernährung
- **Sekundärprävention** beim Auftreten der ersten Alterungszeichen:
  - Hormonersatztherapie
  - Durchblutungsförderung
- **Tertiärprävention** bei Vorliegen massiver Alterungszeichen:
  - Haarfärbung
  - Haarverlängerung
  - Haarverdichtung
  - Haarersatz
  - **cave: kein Hairweaving und keine Haartransplantationen!**

3.6 Besonderheiten

Die **Wachstumsrichtung** der Haare hängt von der Lage des Follikels ab. Schräggestellte Follikel ergeben den Haarstrich und die Haarwirbel (▶ Abschn. 3.1).

Eingewachsene Haare entstehen durch scharfe Haarenden, z. B. bei der Rasur mittels Klinge. Das Haar wächst in gekräuselter Form in der Haut ein und verursacht Entzündungen sowie Schmerzen. Abhilfe schafft nur das Auffinden des eingewachsenen Haars und seine Entfernung. Am häufigsten entstehen eingewachsene Haare im Halsbereich bei Männern.

Eine nur äußerst selten zu beobachtende Störung ist das Auftreten von Wanderhaaren (Pili migrantes); ein abgebrochenes, zugespitzes Haarstück, entstanden wahrscheinlich als Folge einer Verletzung, wandert im Hautbindegewebe oder in der Epidermis parallel zur Oberfläche. Das Bild ähnelt einer Larva migrans, der Wanderung von Parasiten in den obersten Hautschichten. Eingewachsene Haare und Wanderhaare sind oft Ursache bakterieller Entzündungen. Wenn keine mechanische/chirurgische Entfernung vorgenommen wird, kann nach einigen Tagen auch eine spontane Ausstoßung des Haars bzw. Haarstücks erfolgen. Das Phänomen der Rollhaare wird in ▶ Abschn 4.9.2 besprochen.

Umschriebener Haarausfall

4.1 Allgemeines

Liegt im Bereich der Kopfhaut oder an einer anderen Körperstelle ein Areal vor, an dem die Haare fehlen, sind für die Diagnose der Ursache und für die Erkennung der Art des Haarverlusts 5 Punkte von Bedeutung.

Umschriebener Haarausfall: Fragen bei der Diagnosestellung

1. Weist die haarlose Stelle eine glatte Oberfläche auf? Besteht eine normale Follikelzeichnung oder fehlt die normale Struktur?
2. Finden sich am Körper mehrere haarlose Areale?
3. Ist die Oberfläche entzündlich verändert?
4. Liegt eine unregelmäßige, narbig veränderte Oberfläche vor?
5. Können am Rand der haarlosen Stelle Haare ohne nennenswerten Widerstand ausgezupft werden?

Die Beantwortung dieser Fragen ermöglicht die Stellung der Diagnose und erlaubt auch eine Prognose für das Nachwachsen der Haare.

Charakteristika eines umschriebenen Haarausfalls

- Entzündlich (Infektionen, Hautkrankheiten, chemische Schädigung)
- Nichtentzündlich (Alopecia areata, Trichotillomanie oder andere nervöse Störungen, Druck- oder Zugalopezien)
- Narbig (Ausheilung tiefer Hauterkrankungen oder tiefer Verletzungen)

Bei glatter, nicht entzündlich veränderter Hautoberfläche ist an erster Stelle an das Vorliegen einer Alopecia areata zu denken, besonders wenn mehrere derartige haarlose Areale am Körper des Betroffenen bestehen. Wegen ihrer Häufigkeit (Inzidenz von 0,2%) wird diese Haarwachstumsstörung in einem eigenen Kapitel besprochen (▶ Kap. 5). Eine noch vorhandene intakte Follikelzeichnung auf haarlosen Arealen spricht für ein kurzes Bestehen der Erkrankung und erlaubt die Stellung einer günstigen Prognose, ebenso wie der Nachweis fest sitzender Haare an den Rändern des Herdes. Finden sich Schuppen auf dem haarlosen Herd, ist besonders bei Kindern in erster Linie an eine Mykose oder an ein seborrhoisches Ekzem zu denken.

4.2 Haarausfall bei Hautkrankheiten

4.2.1 Übersicht

Liegen Reliefstörungen wie z. B. eine Narbenzeichnung vor, handelt es sich bei diesem umschriebenen Haarausfall um den Folgezustand von tief greifenden entzündlichen Hauterkrankungen oder von Verletzungen und Verätzungen. Folgen der Einwirkung ionisierender Strahlen kommen heute glücklicherweise kaum mehr zur Beobachtung, da bessere und schonendere Methoden für die Behandlung von Dermatosen und Karzinomen bestehen.

Alle mit Narbenbildung abheilenden Prozesse bewirken ein Zugrundegehen der Follikel und damit einen irreversiblen Haarverlust.

Als Ursachen sind hier neben bestimmten Dermatosen traumatische Veränderungen wie Quetschungen, Verbrennungen, Verätzungen und therapeutische – nicht diagnostische (!) – Röntgenbestrahlungen anzuführen. Muss bei einem Kind mit Leukämie auch das Capillitium bestrahlt werden, kann unter Umständen eine bleibende Alopezie die Folge sein.

An Hauterkrankungen, die häufig zu einem **irreversiblen** umschriebenen Haarverlust mit oder ohne Narbenbildung führen sind zu nennen:

- Tief reichende bakterielle Entzündungen der Haarfollikel (Folliculitis decalvans) und abszedierende Follikulitis (Folliculitis capitis abscedens et suffodiens) (▶ Abschn. 4.2.2). In ◼ Abb. 4.1 ist der massive Haarverlust bei Folliculitis decalvans dargestellt.
- Mykosen der Kopfhaut, Tinea capitis (▶ Abschn. 4.2.3).
- Chronisch diskoide Schmetterlingsflechte, chronischer Lupus erythematodes (LE, ◼ Abb. 4.2), ebenso wie systemischer LE (◼ Abb. 4.3). Bei der chronischen, scheibenförmigen Schmetterlingsflechte (Lupus erythematodes chronicus discoides, »fressende« Flechte mit Hautrötung) liegen entzündliche, schuppende, scharf begrenzte Herde im Bereich des Capillitiums vor. Die Schuppen ragen in die Tiefe der Follikelöffnungen hinein, was ihnen ein reißnagelartiges Aussehen gibt. Die Herde heilen unter Hinterlassung einer Atrophie, der Haarverlust ist bleibend (◼ Abb. 4.2). Diagnostisch hilfreich sind die beim Patienten fast immer vorhandenen Herde im Bereich des Gesichts. Da der chronische LE oft das Hautsymptom einer Systemerkrankung ist, muss das Vorliegen eines systemischen LE durch entsprechende Blutuntersuchungen ausgeschlossen – oder bestätigt – werden. Dies erfolgt durch eine Suche nach antinukleären Antikörpern und durch eine Kontrolle der Leber- und Nierenfunktion, auch eine Unter-

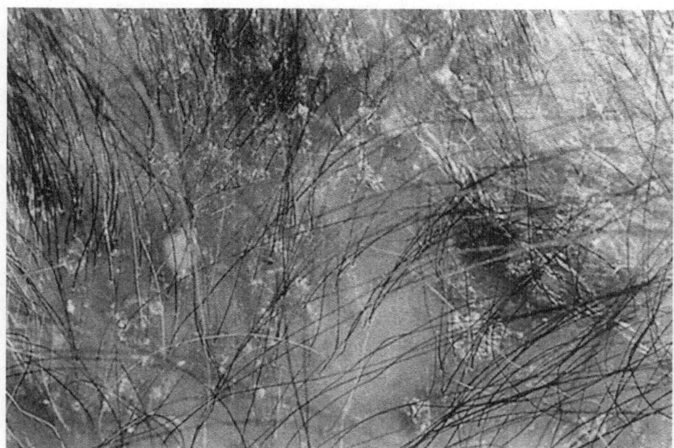

Abb. 4.1 Folliculitis decalvans (Aus Trüeb 2003)

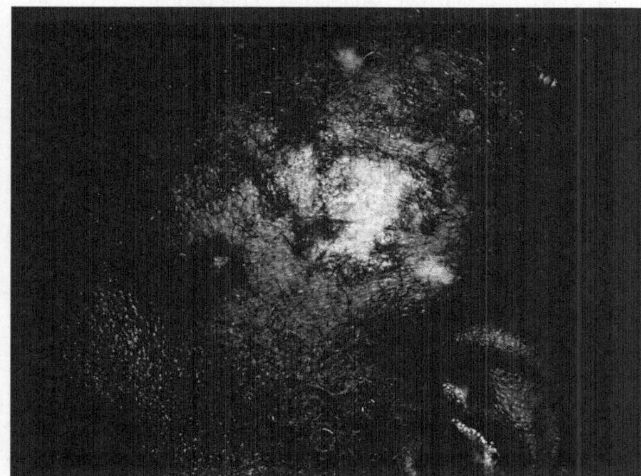

Abb. 4.2 Haarlose Stellen bei lokalisierter Schmetterlingsflechte (LE) (Mit freundlicher Genehmigung von Galderma/DermQuest.com)

suchung des Blutbilds ist notwendig. Allen Patienten mit LE des Capillitiums und anderer exponierter Körperpartien ist strengster Sonnenschutz anzuraten; im Freien sollte zum Schutz der Kopfhaut immer eine Kappe oder ein Hut getragen werden, im Gesicht müssen Sonnenschutzmittel mit hohen Lichtschutzfaktoren aufgetragen werden. Beim systemischen LE entwickeln sich meist nur diskrete, haarlose, weiße Fleckchen am Capillitium. Im Vordergrund stehen die Symptome an inneren Organen.

- Tiefe Bindegewebsveränderungen der Kopfhaut wie bei Lichen sclerosus (Abb. 4.4) und bei der umschriebenen Sklerodermie (Hautverhärtung). Im Kopf-Stirn-Bereich ist die Säbelhiebsklerodermie (*sclérodermie en coup de sabre*) zu erwähnen, ein paramedian gelegenes, verhärtetes Hautband von der Stirn aufwärts zum Scheitel reichend. Auch bei dieser

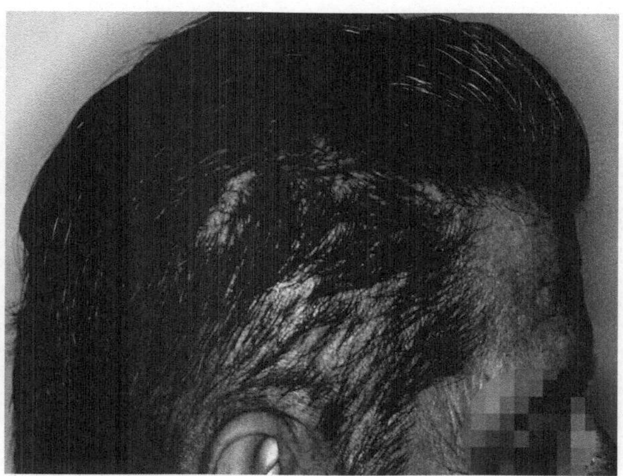

Abb. 4.3 Zahlreiche haarlose Stellen bei systemischer Schmetterlingsflechte (LE) (Mit freundlicher Genehmigung von Galderma/DermQuest.com)

Sonderform besteht die für die Sklerodermie typische Trias:
  - Erythem,
  - Sklerose,
  - irreversible Narbenbildung mit Zerstörung der Haarwurzeln.
- Knötchenflechte (Lichen ruber planopilaris) mit perifollikulärer Verhärtung des Bindegewebes und Atrophie der Follikel (Abb. 4.5). Charakteristisch sind hier die perfollikuläre Entzündung und die in den Follikeln steckenden keratotischen Pfropfen. Schwere Haarwuchsstörungen entwickeln sich bei Lichen ruber actinicus, bei der durch Sonnenbestrahlung induzierten Exazerbation der Knötchenflechte auf einem bereits schütter behaarten Capillitium.
- Geschwürbildungen als Folge viraler Infekte wie nach einer tief reichenden, mit einem Absterben des Gewebes einhergehenden Gürtelrose (Zoster gangraenosus) oder nach bakteriellen Infekten wie Furunkel, Karbunkel, Tuberkulose oder Lues III. Auch an die Residuen blasenbildender Dermatosen (Pemphigus, Pemphigoid) ist zu denken.
- Neubildungen wie Blutschwämme, Lymphome oder auch bösartige Tumore der Haut.

Als seltene Ursachen eines narbigen Haarverlusts sind anzuführen:

- die disseziierende Zellulitis charakterisiert durch purulente Knötchen als Begleitsymptom einer schweren Acne vulgaris,
- die keinem Krankheitsbild zuordenbare idiopathische narbige Alopezie.

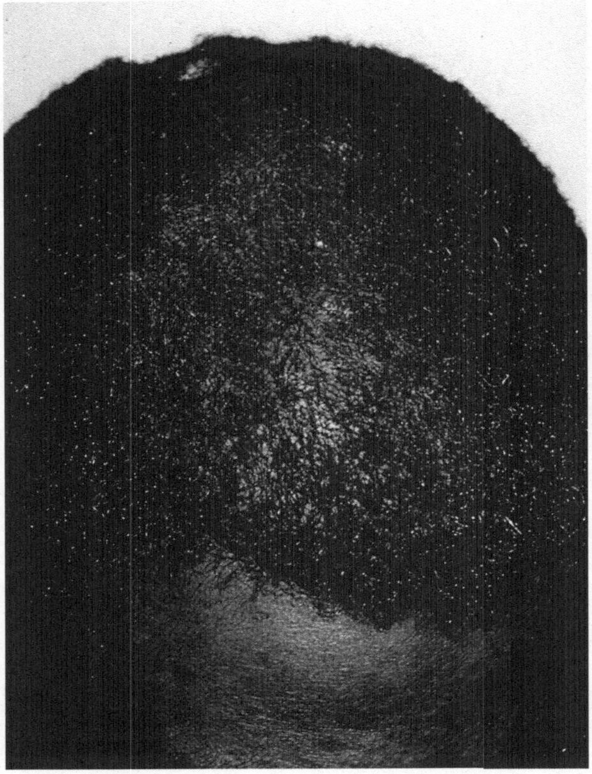

■ **Abb. 4.4** Zahlreiche haarlose Stellen bei Lichen sclerosus der Kopfhaut (Mit freundlicher Genehmigung von Galderma/DermQuest.com)

Typische Befunde bei durch Narben bedingtem Haarverlust

- Fehlende Follikelzeichnung
- Deutliche Vernarbungen der Oberhaut
- Fibrose im histologischen Bild

Atrophisierende Alopezien weisen eine dünne Haut bei fehlenden Follikelöffnungen auf. Oft ist hier die Ursache nicht bekannt. Man spricht hier vom Zustand einer **Pseudopélade**, klinisch charakterisiert durch einen chronischen, kleinfleckigen, irreversiblen Haarverlust. Meist bleibt die Erkrankung auf einige kleine Stellen des Hauptthaars begrenzt, nur selten wächst sich eine Pseudopélade zu einem großen haarlosen Areal aus. Bei fünf häufigen Erkrankungen der Kopfhaut wurde der Übergang in eine Pseudopélade beobachtet:

1. Knötchenflechte (Lichen ruber planus) in ihrer atrophischen Form,
2. Schmetterlingsflechte (chronischer LE, Lupus erythematodes chronicus discoides),
3. zirkumskripte Sklerodermie,
4. Folliculitis decalvans,
5. tief greifende Trichomykosen der Kopfhaut (Tinea capitis profunda).

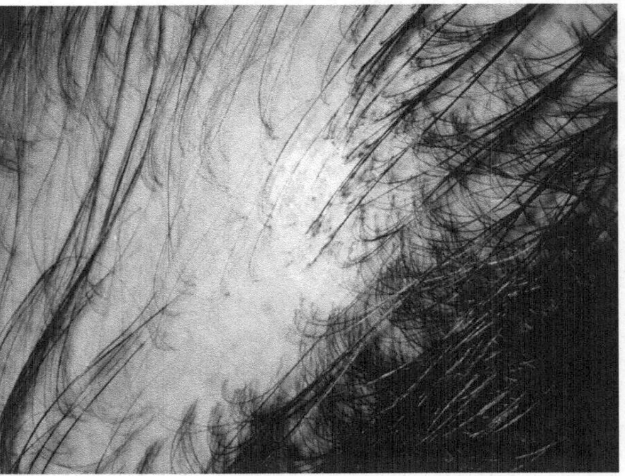

■ **Abb. 4.5** Knötchenflechte (Lichen ruber planus) mit Schädigung der Haarwurzeln (Mit freundlicher Genehmigung von Galderma/DermQuest.com)

Gesondert anzuführen ist hier auch die Alopecia areata in ihrer atrophisierenden Form (▶ Abschn. 5.4).

Bei etwa 30% der Erkrankten lässt sich die zum *état pseudopéladique* führende Hauterkrankung nicht feststellen.

Die Schuppenflechte **Psoriasis vulgaris** verursacht weißliche Schuppenauflagerungen im Bereich der Kopfhaut (■ Abb. 4.6), führt aber zu keinem bleibenden Haarverlust. Haarlose Areale gehen meist auf Kratzeffekte zurück, heilen aber bald ab oder entwickeln sich unter besonders dicken Schuppenauflagerungen (■ Abb. 4.7). Nach deren Ablösung setzt wieder normales Haarwachstum ein.

Seborrhoische Ekzeme verursachen oft starken Juckreiz; das ständige Kratzen bewirkt nur einen vorübergehenden Haarverlust (■ Abb. 4.8). Im Bereich der Geheimratsecken erinnern seborrhoische Ekzeme bei jungen Männern an eine beginnende androgenetische Alopezie (■ Abb. 4.9), allerdings kommt es hier bald wieder zu einem Nachwachsen der Haare. Die häufigste Erkrankung der Kopfhaut sind **Kopfschuppen** (Pityriasis simplex capillitii), die allerdings nur selten zu einem bleibenden Haarverlust führen. Oft sind Kopfschuppen und seborrhoische Ekzeme Begleitsymptome von spezifischen Störungen des Haarwachstums wie z. B. der androgenetischen Alopezie bei jungen Männern, weshalb diesem Problem ein eigenes Kapitel gewidmet wird (▶ Kap. 10).

Ähnlich liegen die Verhältnisse bei **Pityriasis amiantacea** (Tinea amiantacea), ein nur bei Kindern zu beobachtendes spezielles Reaktionsmuster des Capillitiums auf Entzündungen, Infektionen oder Traumen. Bei diesem Zustandsbild sind größere Teile der Kopfhaut von dicken, grauweißen, fest haftenden Schuppen bedeckt; die Haarschäfte werden von diesen Schuppen eingehüllt. Ein Ab-

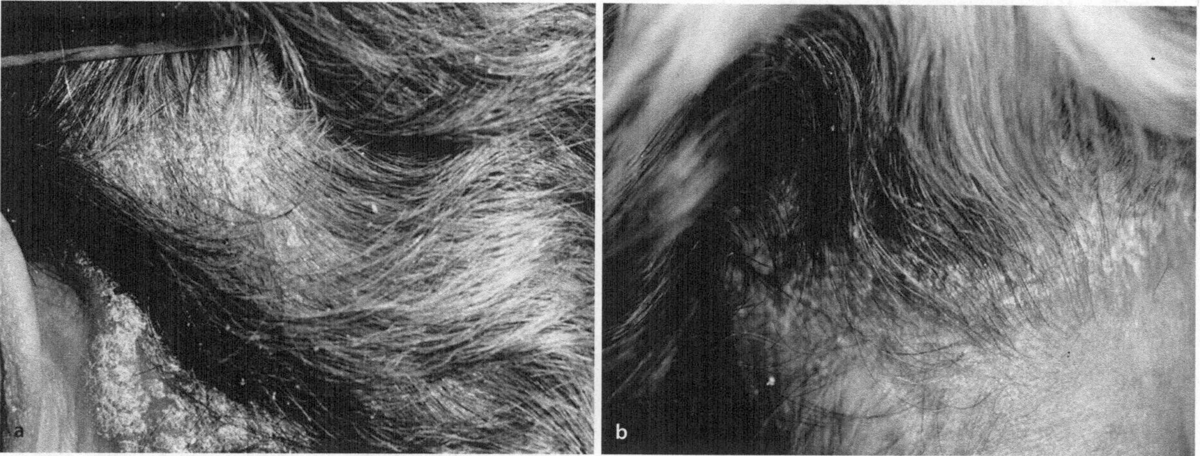

Abb. 4.6 Schuppenflechte (Psoriasis vulgaris) hinter dem Ohr (**a**), an der Stirn-Haar-Grenze (**b**) (Mit freundlicher Genehmigung von Galderma/DermQuest.com)

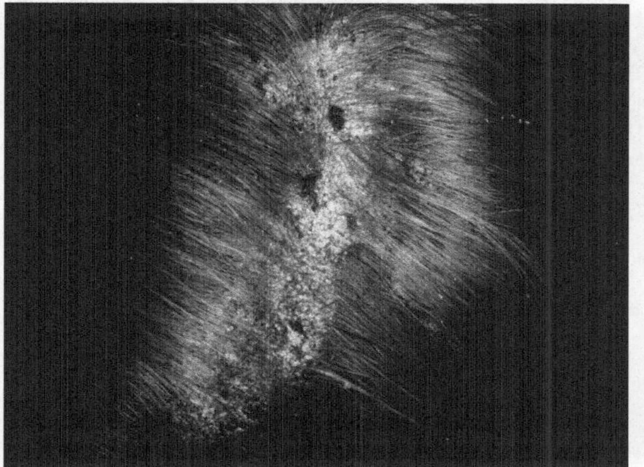

Abb. 4.7 Schuppenflechte auf der Scheitelhöhe, verminderter Haarbestand durch die dicken Schuppen und/oder durch Kratzen (Mit freundlicher Genehmigung von Galderma/DermQuest.com)

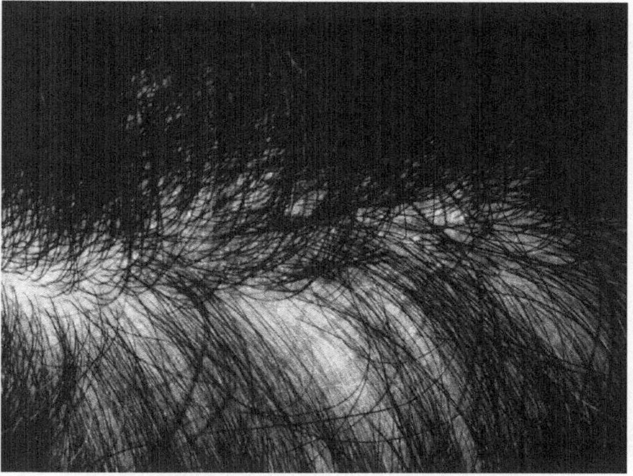

Abb. 4.8 Seborrhoisches Ekzem am Scheitel ohne Beeinträchtigung des Haarwuchses (Mit freundlicher Genehmigung von Galderma/DermQuest.com)

brechen der Haare beruht meistens auf traumatischen Einwirkungen, nach Abheilen der Hautveränderungen liegt wieder ein normaler Haarbestand vor.

Kontaktekzeme beeinflussen das Haarwachstum nicht. Die in Abb. 4.10 wiedergegebene allergische Kontaktreaktion gegen einen Klebstoff für eine Faschingsperücke führte im behaarten Bereich der Kopfhaut zu keiner Beeinträchtigung des Haarwachstums.

Virale Infekte wie Herpes simplex (Fieberblasen) oder Herpes zoster (Gürtelrose) hinterlassen nur bei der Entwicklung tief sitzender Blasen (Herpes zoster gangraenosus) einen bleibenden Haarausfall, ansonsten heilen sie ohne Folgen für den Haarbestand ab.

Oberflächliche Infektionen der Kopfhaut durch Bakterien (z. B. Impetigo contagiosa) oder Pilze verursachen in der Regel keinen bleibenden Haarverlust, es tritt weder eine Vernarbung, noch eine Zerstörung der Haarfollikel ein. Nur in Ausnahmefällen lösen Toxine der Erreger eine toxische Alopezie aus. Bei **tiefen** Infektionen der Kopfhaut durch Bakterien oder Pilze (Furunkel, Karbunkel, Kerion Celsi, Favus) bleiben jedoch Narben und ein irreversibler Haarverlust zurück.

4.2.2 Durch Bakterien verursachte Erkrankungen der Kopfhaut

Die abszedierende Follikulitis (Folliculitis decalvans) besteht über Jahre als chronische Entzündung und hinterlässt eine spiegelnde, narbige, atrophische Haut. Diese Erkrankung der Kopfhaut ist die häufigste vernarbende und damit zu einem bleibenden Haarverlust führende Infektion. Im feingeweblichen Bild lässt sich eine den Haarfollikel zerstörende Entzündung erkennen, deren Infiltrat

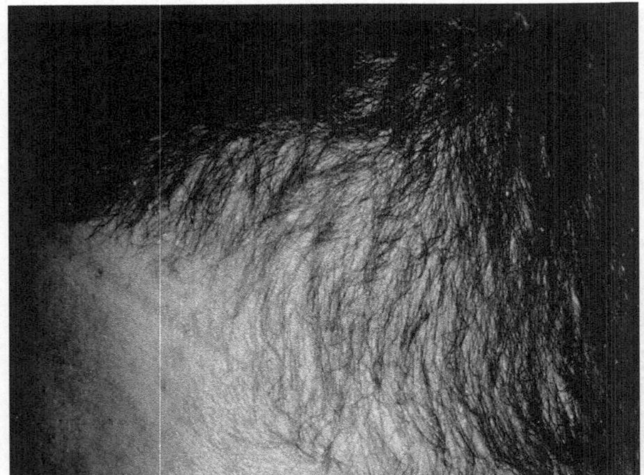

Abb. 4.9 Seborrhoische Dermatitis an den Geheimratsecken, an eine beginnende androgenetische Alopezie erinnernd (Mit freundlicher Genehmigung von Galderma/DermQuest.com)

in erster Linie aus Granulozyten aufgebaut ist. Am progredienten Randsaum des Herdes finden sich zahlreiche Pusteln und honiggelbe Krusten (Abb. 4.1). Die Diagnose einer Folliculitis decalvans sollte durch eine Biopsie gesichert werden (Abgrenzung gegen tiefe Trichophytie, gegen chronischen LE und gegen Lichen ruber planus mit follikulären Keratosen und Narbenbildungen).

Die chronische, vernarbende Entzündung bei Folliculitis decalvans führt zur Ausbildung von Büschel- und Pinselhaaren, gekennzeichnet durch das Austreten von bis zu 10 Haaren aus einer Follikelöffnung.

Büschelhaare gelten als eine häufige Eintrittspforte für bakterielle Infektionen und sind erfahrungsgemäß die Ursache für ständige Rezidive. Aus diesem Grund wird die chirurgische Exzision solcher verschmolzener Follikel mit Büschelhaaren empfohlen.

Wie oben erwähnt, hinterlässt eine Folliculitis decalvans Narben mit irreversiblem Haarverlust.

Zur Behandlung der Folliculitis decalvans werden Antibiotika verabreicht, bewährt hat sich hier die gleichzeitige Verabreichung von Clindamycin und Rifampicin in jeweils 3 Tagesdosen. Bei fehlendem Erfolg oder bei häufigen Rezidiven muss auf eine Isotretinoin-Behandlung umgestellt werden: anfangs 1 mg/kg Körpergewicht/Tag, dann 0,5 mg/kg Körpergewicht/Tag über 6 Monate. Treten nach Absetzen der Behandlung Rezidive ein, sollte die Verabreichung von Isotretinoin in niedrigen Dosen (0,1 mg/kg Körpergewicht/Tag oder bei Bedarf 0,3–0,5 mg/kg Körpergewicht/Tag) über Jahre fortgesetzt werden. In hartnäckigen Fällen können auch Sulfone (z. B. Dapson in Tagesdosen von 75–100 mg über 4–6 Monate) unter

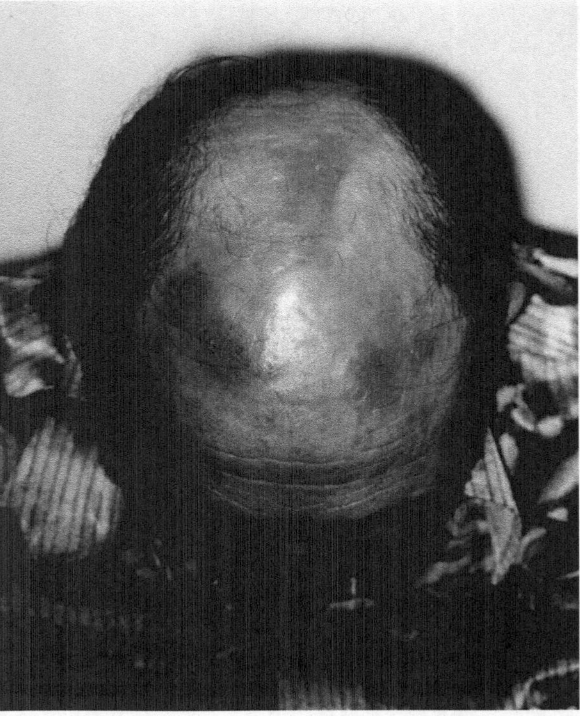

Abb. 4.10 Allergische Kontaktdermatitis (Mit freundlicher Genehmigung von Galderma/DermQuest.com)

regelmäßigen Blutbildkontrollen und auch Laser-Bestrahlungen verordnet werden. Ergänzt wird die systemische Behandlung durch eine antimikrobielle Lokaltherapie und antimikrobiell wirksame Haarwaschungen, z. B. mit Betaisodona-Flüssigseife (Polyvidon-Jod-Komplex). Kommt es trotzdem zu keinem befriedigenden Ansprechen auf die Behandlung, muss die Diagnose überprüft werden. **Für die Praxis** empfiehlt sich folgender Algorhithmus:

Behandlung der Folliculitis decalvans
- Sicherung der Diagnose
- Systemische Antibiotika wie oben ausgeführt
- Lokale Antimikrobika als Tinkturen und Shampoos
- Bei fehlendem Erfolg Isotretinoin oral

Die Folliculitis et Perifolliculitis capitis abscedens et suffodiens befällt umschriebene Areale der Kopfhaut und ist – wie der Name sagt – durch zahlreiche Abszesse und Fisteln gekennzeichnet. Diese seltene, mit tiefen Knoten und Zysten einhergehende Erkrankung gehört zur **Aknetetrade**:

1. Acne conglobata in Gesicht und Nacken (**cave:** nicht mit einer Acne vulgaris conglobata zu verwechseln!),
2. chronische Hidrosadenitis suppurativa (Abszesse der apokrinen Schweißdrüsen in der Axilla),

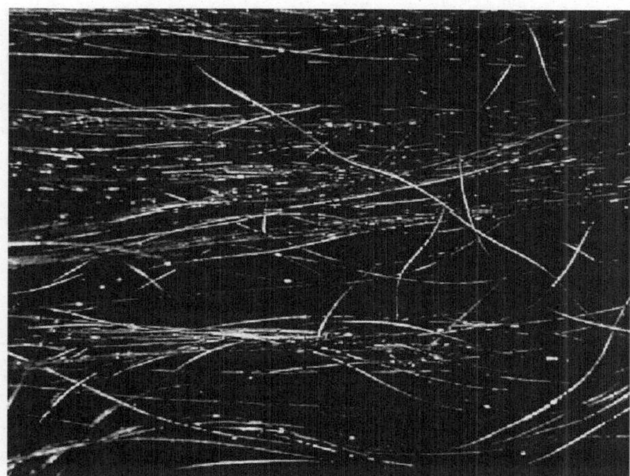

Abb. 4.11 Piedra alba (Mit freundlicher Genehmigung der II. Universitäts-Hautklinik Wien)

3. tiefe Fisteln in der Steißbeinregion (Steißbeinfistel), in der Inguinalregion sowie perianal.

Die einzige Behandlungsmöglichkeit besteht in einer chirurgischen Exzision der erkrankten Hautstellen. Dies gilt auch für Effloreszenzen im Bereich des Capillitiums.

Bei Impetigo contagiosa an der Kopfhaut kommt es zu einem reversiblen Haarausfall. Nach Karbunkeln und Furunkeln bleiben Narben und damit haarlose Areale bestehen.

4.2.3 Mykosen der Kopfhaut (Tinea capitis)

Oberflächliche Mykosen der Kopfhaut und Trichomykosen

Trichomycosis nodosa (Piedra): In feuchtwarmen Gebieten sind Infektionen der Haare mit Schimmel- oder Hefepilzen nicht selten. Der Schimmelpilz *Piedraia hortae* verursacht die Trichomycosis nodosa nigra, die schwarze Piedra, der Hefepilz *Trichosporon cutaneum* (*Trichosporon beigelii*) ist der Erreger der Trichomycosis nodosa alba, der weißen Piedra (Abb. 4.11). Die weiße Piedra tritt vereinzelt auch in Mitteleuropa auf, bevorzugt im Bereich der Bart- und Genitalhaare. Die schwarze Piedra gibt es nur in den Tropen (Südamerika, Fernost), sie wird mitunter von Touristen nach Europa eingeschleppt und befällt in erster Linie das Haupthaar. Die Infektion erfolgt von Mensch zu Mensch, selten auch über Tiere. Klinisch manifestiert sich eine Piedra durch harte, wenige Millimeter messende, schwarze bzw. weiße Knötchen am Haarschaft. Die perlschnurartig aufgefädelten Knötchen verursachen ein Abbrechen der Haare. Hier liegt also die gleiche Schädigung vor wie bei überreichlichem Gebrauch von Haarspray und Haarlack. Entzündungszeichen fehlen. Die Diagnose einer Trichomycosis nodosa erfolgt durch das klinische Bild und durch den Pilznachweis, die Behandlung besteht im Abschneiden der erkrankten Haare.

Pityriasis versicolor: Im feuchtwarmen Milieu bei tropischem Klima, bei ständigem Tragen dichter Kopfbedeckungen (Tropenhelme) und bei vegetativer Stigmatisierung, z. B. Beispiel bei Neigung zu stärkerem Schwitzen, finden Hefepilze, in erster Linie verschiedene Stämme des Genus *Malassezia* an der Rumpfhaut, an der Stirn und an der Nackenhaut gute Wachstumsbedingungen. Die Erreger, normale Saprophyten der Follikel, wechseln unter diesen für ihren Stoffwechsel besonders guten Verhältnissen vom spaprophytären in den parasitären Zustand, sie wachsen aus den Follikeln heraus und bilden braune Rasen auf der Haut. Das gelbbraune Pigment der Pilze zeigt im Woodlicht (»Schwarzlicht«) gelbgrüne Fluoreszenz, was eine rasche Diagnose ermöglicht. Von der Stirnhaargrenze oder von der Nackenhaut ausgehend greifen diese Veränderungen auch auf die Randteile des Capillitiums über. Bei Sonnenbestrahlung wirken die Pilzrasen als Sonnenschutz, die Haut darunter bleibt heller, während die umgebende Haut bräunt. Daher stammt der lateinische Name *versicolor* (farbändernd). Einige Myzetenstämme hemmen zusätzlich durch die von ihnen abgegebene Azelainsäure die Reifung der Melanosomen und führen deshalb nach Sonnenbestrahlung zu einer Pityriasis alba. Die Pityriasis versicolor verursacht keinerlei subjektive Krankheitssymptome, den Befallenen stört nur der Kontrast zwischen bräunlichen und hellen Flecken. Für die Abheilung der saprophytären Mykose müssen die Erreger mit antimyzetischen Cremes und Shampoos bekämpft werden. Der Verlauf der Erkrankung ist chronisch, Rezidive sind häufig.

Die Bedeutung eines anderen *Malassezia*-Stamms, *Malassezia globosa*, für das Zustandekommen der Kopfschuppen (Pityriasis simplex) wird in ► Kap. 10 besprochen.

Trichomykosen

Ebenso wie die Dermatomykosen lassen sich auch die entzündlichen Trichomykosen nach ihren Erregern in das DHS-System einordnen.

DHS-System
- D: Dermatophyten (*Microsporum*- und *Trichophyton*-Arten)
- H: Hefen
- S: Schimmelpilze

Als Verursacher von Kopfhautmykosen besitzen Dermatophyten die größte Bedeutung; unterschieden werden oberflächliche und tiefe Trichomykosen:

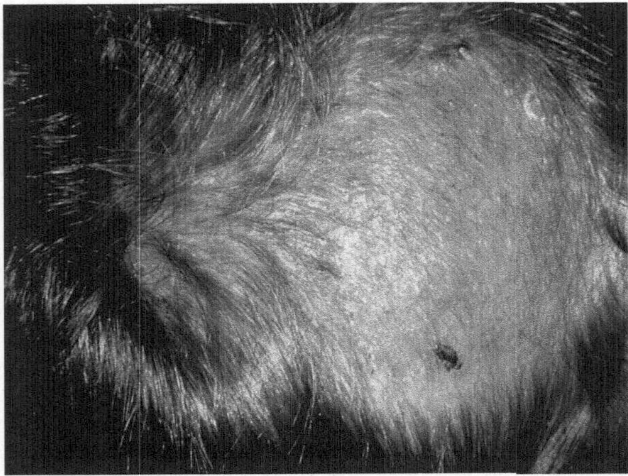

Abb. 4.12 Umschriebene oberflächliche Mykose der Kopfhaut mit starker Entzündung (Mit freundlicher Genehmigung der II. Universitäts-Hautklinik Wien)

- Bei **oberflächlichen Trichomykosen** sitzen die Erreger im Follikeltrichter, die Haare sind nicht direkt befallen. Klinisch sind stark entzündliche, scheibenförmige Herde mit Bläschen und Schuppen zu erkennen. Die Herde jucken stark. Die Abheilung erfolgt spontan und hinterlässt keine Narben. Oberflächliche Trichomykosen am Capillitium sind selten.
- Bei **tiefen Trichomykosen** dringen die Erreger bis in die keratogene Zone der Haarzwiebel vor und befallen die sich bildenden Haare (Endothrix). Es entwickelt sich eine abszedierende, nekrotisierende Follikulitis mit starker Entzündung. Die Abheilung erfolgt unter Narbenbildung mit bleibendem Haarverlust. Tiefe Trichomykosen entwickeln sich nur an Körperstellen mit langen Haaren, am Capillitium (Kerion Celsi) und im Bartbereich beim Mann (Sycosis parasitaria). Am häufigsten treten die tiefen Mykosen der Kopfhaut im bäuerlichen Milieu auf, die Infektion erfolgt durch Rinder oder kleine Nagetiere (Mäuse), die in Mitteleuropa das Reservoir für Myzeten darstellen.

Kutane Mykosen der Kopfhaut mit Beteiligung der Haare und Haarfollikel finden sich in erster Linie bei Kindern, selten auch bei alten Menschen und bei Patienten unter Zytostatika, Chemotherapeutika oder Biologika als Folge der reduzierten Abwehrlage. Der entstehende Haarverlust ist in der Regel nur vorübergehend. Je nach der Art der Erreger sind 2 Arten einer Tinea capitis (Sammelbegriff) zu nennen: Mikrosporien und Trichophytien. Bei beiden Infektionen kann das klinische Bild in einem einzigen Infektionsherd bestehen, der geringe oder starke Entzündungszeichen aufweist (Abb. 4.12). Seltener finden sich multiple Herde, die über die gesamte Kopfhaut verstreut sind (Abb. 4.13). Die Herde können zu großen haarlosen

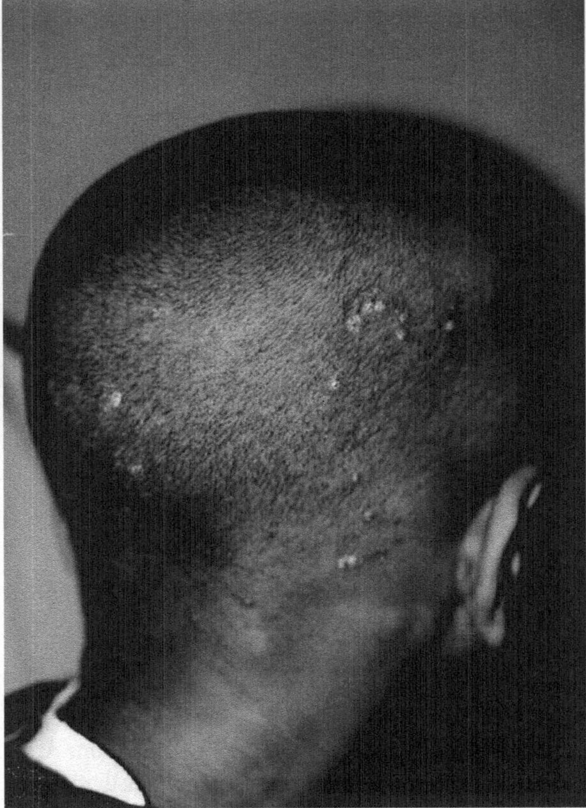

Abb. 4.13 Multilokuläre herdförmige oberflächliche Mykose (Mit freundlicher Genehmigung von Galderma/DermQuest.com)

Arealen mit oder ohne Entzündungszeichen zusammenwachsen. Die starken Schuppen erscheinen hell weiß, was bei dunklen Hauttypen besonders auffällt.

Nicht unerwähnt darf bleiben, dass nach längerem Bestehen einer Kopfhautmykose eine Schädigung der Haarfollikel eintritt, was zu einer sekundären, irreversiblen Alopezie oder zumindest zu einem deutlich rarefizierten Haarbestand führt.

Mikrosporien

Mikrosporien bei Mensch und Tier sind ansteckende Hauterkrankungen, die durch Fadenpilze (Dermatophyten) des Genus *Microsporum* verursacht werden. In erster Linie erfolgt ein Befall der Kopfhaut von Kindern, bei gesunden Erwachsenen sind Mikrosporien der Kopfhaut selten. Die Ansteckung kann anthropophil über andere Menschen, zoophil über infizierte Tiere oder geophil über Erdkeime zustandekommen. Am häufigsten liegt eine Infektion über Tierkontakte vor. Im Woodlicht (»Schwarzlicht«, langwellige UVA-Strahlung) zeigen Mikrosporie-Herde eine grünliche Fluoreszenz, was bei Reihenuntersuchungen in Schulen und Kinderheimen zur raschen Diagnose der Infektion genutzt wird.

Die beiden wichtigsten Erreger der Mikrosporie am Kopf sind *Microsporum audouinii* und *Microsporum canis*. *Microsporum audouinii* ist ein praktisch ausschließlich **anthropophiler** Dermatophyt. In Städten ist *Microsporum canis* der häufigste Erreger myzetischer **Zoonosen**, also von Tieren auf den Menschen übertragenen Infektionen.

> **Von Tieren erworbene Mykosen können anthropophil weitergegeben werden. Deshalb ist es außerordentlich wichtig, die Infektionsquelle in der Umgebung des Erkrankten aufzufinden und rasch auszuschalten.**

Viele Haustiere leiden an infektiösen Fellmykosen. Hautpilzerkrankungen gehen bei Katzen in über 90% und bei Hunden in 50% der Fälle auf *Microsporum canis* zurück (▶ Kap. 14). Kinder spielen gerne mit ihren tierischen Freunden und infizieren sich durch intensiven Hautkontakt. Von den Händen wird die Infektion auf die Kopfhaut übertragen. Meist erfolgt eine Ansteckung des Menschen nur bei manifesten Krankheitszeichen am Tier, bei Katzen liegt jedoch oft eine latente, klinisch nicht erkennbare Besiedelung der Haut mit *Microsporum canis* vor. Tierbesitzer sind erstaunt und meistens auch verärgert über die Mitteilung des Arztes, die Infektion ihres Kindes sei über das geliebte Haustier erfolgt. In seltenen Fällen wird eine Mikrosporie auch von Kaninchen, Hamstern, Ratten, Meerschweinchen, Chinchillas, Pferden, Ziegen, Schafen, Schweinen oder Zootieren (Affen) auf den Menschen übertragen.

Außer durch direkten Kontakt kann eine Pilzinfektion auch indirekt über Insekten oder über kontaminierte Gegenstände erfolgen. *Microsporum gypseum* ist ein klassischer **geophiler** Dermatophyt, die Infektion des Menschen erfolgt durch Kontakt mit infizierter Erde, kann aber auch indirekt über Felltiere zustande kommen.

Pilze des Genus *Microsporum* befallen die Follikel, wachsen in dieselben hinein und erreichen in der Tiefe den Haarschaft, in dem sie sich weiterentwickeln (Endothrix) und mit dem Haarwachstum nach oben wandern. Die Entzündungszeichen sind gering. Außerdem führen diese Pilze zu einer mehligen Umscheidung des Haars (Ektothrix). Die Haarstümpfe wirken dadurch rau und glanzlos, »wie in Sand gerollte, gummierte Glasstäbe«. Die einzelnen infizierten Haare sind verschieden stark mit Pilzen befallen, was ein Abbrechen in verschiedenen Höhen verursacht. Dies ergibt das Bild der »schlecht gemähten Wiese«. Klinisch zeigt sich die Mikrosporie der Kopfhaut als schuppender, runder oder ovaler Herd mit ungleichmäßig in der Länge von 2–5 mm abgebrochenen Haaren. Entzündungszeichen sind selten und nur von geringer Ausprägung, im Gegensatz zu den Kopfhautinfektionen mit Fadenpilzen des Genus *Trichophyton* (s. unten).

Die Diagnose erfolgt durch den Pilzbefund, wobei bei dem vorliegenden Bild eines schuppenden Herdes oft erst spät an eine Mykose gedacht wird, sodass sich die Infektion bereits ausgebreitet hat. Da die Oberfläche der Haarstümpfe bei Mikrosporien der Kopfhaut einen dicken Pilzrasen aufweist, ist die Erkrankung hochinfektiös. Selten kommt es zu einer tiefen Follikulitis, zu einem Favusartigen Bild (▶ Abschn. 4.2.3). Die Pilze lassen sich vom Haar leicht abstreifen, im Gegensatz zu den harten Knötchen bei Piedra alba oder Piedra nigra. Bei Trichophytien sitzen die Erreger vorwiegend im Inneren des Haars, die Oberfläche der erkrankten Haare ist deshalb im Gegensatz zur Mikrosporie glatt und nicht rau.

Trichophytien

Trichophytien sind infektiöse Dermatosen von Mensch und Tier, hervorgerufen durch Pilze des Genus *Trichophyton*. Auch hier werden zoophile und anthropophile Infektionen unterschieden. Anthropophile Erreger sind *Trichophyton violaceum* und *Trichophyton tonsurans*. Die von Tieren übertragenen *Trichophyton*-Stämme sind in ◘ Tab. 4.1 aufgelistet. Klinisch tritt entweder eine kutane Tinea capitis bzw. eine Tinea corporis auf, oder es entwickelt sich eine tiefe Trichomykose des Haarbodens. Die Infektion des Menschen erfolgt in den meisten Fällen anthropophil, von Mensch zu Mensch, z. B. durch engen Körperkontakt in Turnsälen, wobei schweißmazerierte Haut besonders anfällig ist. In einer Ausbildungsstätte für Ringer litten 29 von 32 Schülern an Mykosen, bei 22 von ihnen lag eine Tinea capitis vor. Zoophile Infektionen entstehen, wie der Name sagt, durch Tierkontakte und betreffen in erster Linie die Körperhaut. Die Kopfhaut kommt kaum in Kontakt mit erkrankten Tieren, die Erreger gelangen aber durch Übertragung mit den Händen von der Körperhaut auf die Kopfhaut (anthropophile Selbstinfektion).

Eine Weitergabe von zoophilen Infektionen auf anthropophilem Weg ist ebenso gut möglich wie bei den Mikrosporien.

Die häufigsten Wirtstiere für Trichophyten sind Rinder, Katzen, Hunde und Meerschweinchen. Wenig bekannt ist die Tatsache, dass in seltenen Fällen auch Hyänen, Zuchtkaninchen, Murmeltiere, Wildkaninchen und Reptilien Trichophytien aufweisen. Jäger, Tierärzte und Wildhüter können sich über Waldtiere infizieren.

Das Gefieder von Hühnern enthält oft Dermatophyten, seltener Hefepilze, was aber nur vereinzelt mit Erkrankungszeichen vergesellschaftet ist; auch eine Infektionsübertragung auf den Menschen kommt kaum vor.

Die in den letzten Jahren zu verzeichnende Zunahme der myzetischen Kopfhautinfektionen, z. B. in Schottland oder in Schweden, wird auf die Einschleppung durch Einwanderer aus Afrika und Pakistan zurückgeführt. Wie

Tab. 4.1 *Trichophyton*-Stämme bei verschiedenen Tierspezies

Stamm	Tierspezies
Trichophyton mentogrophytes	Meerschweinchen, Goldhamster, Maus, Ratte, Kaninchen, Chinchilla, Hund, Katze
Trichophyton verrucosum	Rind (»Kälberflechte«)
Trichophyton equinum	Pferd
Trichophyton quinckeanum	Meerschweinchen, Ratte, Maus, Kaninchen
Trichophyton erinacei	Igel
Trichophyton gallinae	Huhn
Trichophyton soudanense (in Afrika)	Insekten

oben erwähnt, gehen Trichomykosen in Europa auf die beiden anthropophilen Stämme *Trichophyton violaceum* und *Trichophyton tonsurans* zurück, Infektionen mit *Trichophyton soudanense* erfolgen durch Einschleppung aus Urlaubsregionen.

Klinisch beginnt die Trichophytie der behaarten Kopfhaut mit einem oder mehreren entzündlichen, scharf begrenzten, scheibenförmigen Herden. Bei geringen Entzündungszeichen und bei Vorliegen einer kleienförmigen Schuppung handelt es sich um die aphlegmasische Form, die rein oberflächliche kutane Trichophytie. Mitunter entwickelt sich nur ein an den Rändern fortschreitender Herd mit Haarausfall und Juckreiz; selten wird bei einem derartigen Bild an eine Trichophytie der Kopfhaut gedacht; erst der Pilzbefund ergibt die richtige Diagnose.

Die Übertragung einer Trichophytie erfolgt durch direkten Kontakt. Die Inkubationszeit liegt zwischen 2 und 4 Wochen. Nach der Infektion dringen die Trichophyten in die Follikel ein und gelangen zu den Haarschäften, in deren Innerem sie nach oben mitwachsen (Endothrix). Die Haare zeigen wegen der in ihnen enthaltenen Pilze eine unebene Oberfläche (»wie ein Sack voller Nüsse«) und brechen in der Höhe der Follikelöffnung ab, was das Bild einer »gut gemähten Wiese« ergibt. Die Oberfläche der infizierten Haare ist glatt, womit ein deutlicher Unterschied gegenüber Mikrosporien gegeben ist. Der Haarbestand ist rarefiziert, meist in herdförmiger Form, was manchmal die Abgrenzung gegen die Alopecia areata erschwert. Im Gegensatz zur Alopecia areata (▶ Kap. 5) ist bei oberflächlichen Mykosen die Kopfhaut entzündlich verändert. Der Juckreiz veranlasst den Patienten zum Kratzen, was oft zu Blutungen führt.

> **Im Hinblick auf Trichophytien des Kopfes ebenso wie des Körpers sind Kinder, die mit Katzen oder Meerschweinchen spielen, besonders gefährdet.**

In den Tierhandlungen werden dem Käufer mögliche Pilzinfektionen aus nahe liegenden Gründen oft verschwiegen. An der Haut der erkrankten Tiere bestehen meist haarlose, entzündlich veränderte, schuppende, aufgebissene oder aufgekratzte Areale, manchmal fehlen jedoch jegliche klinische Zeichen einer Mykose.

Im bäuerlichen Bereich ebenso wie bei Tierärzten oder Fleischern stammen die meisten Pilzinfektionen von Kälbern oder Rindern, auch der Urlaub auf dem Bauernhof führt bei tierfreundlichen Kindern nicht selten zu myzetischen Zoonosen mit Befall des Gesichts, der Hände und schließlich auch der Kopfhaut (▶ Kap. 14).

Candidosen

Ein Befall der Haare und Haarwurzeln mit Hefepilzen, in erster Linie ist hier *Candida albicans* zu nennen, ist äußerst selten und erfolgt nur unter besonders ungünstigen Bedingungen (massive Infektion aus der Umgebung, Feuchtigkeit, schwache Immunabwehr, Einnahme von Immunsuppressiva). Klinisch entsteht eine Follikulitis mit reversiblem Haarausfall. Bezüglich der Therapie ist zu beachten, dass Griseofulvin bei Hefepilzinfektionen unwirksam ist.

Tiefe Mykosen der Kopfhaut

Zeigen sich bei einer Trichophytie starke Entzündungszeichen mit deutlicher Infiltration und Pustelbildung, liegt die **phlegmasische Form** einer Trichomykose, eine tiefe Trichophytie, vor (Abb. 4.14). Oft entwickeln sich auch tumorförmige Herde (Abb. 4.15). Die frühere Bezeichnung für dieses Krankheitsbild lautete Kerion Celsi. Tiefe Pilzinfektionen der Kopfhaut verursachen Allgemeinerscheinungen wie Fieber und Kopfschmerzen, in seltenen Fällen auch ein Erythema nodosum, d. h. fokal bedingte knotige Gefäßentzündungen an den Unterschenkeln. Die Lymphknoten im Nacken sind geschwollen. Hinzutretende bakterielle Sekundärinfektionen zerstören die Haarwurzeln. Nach Einschmelzen tiefer Abszesse bleiben Narben zurück, der resultierende Haarausfall ist irreversibel. Welches Zusammenspiel von Faktoren des Immunsystems

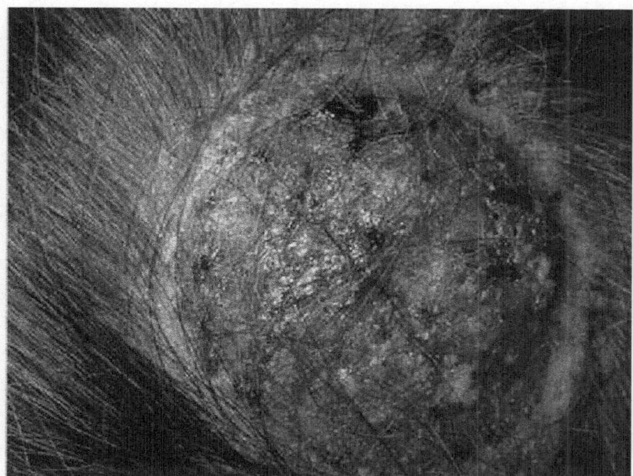

■ **Abb. 4.14** Tief reichende Trichomykose mit abszedierender Follikulitis (Mit freundlicher Genehmigung der II. Universitäts-Hautklinik Wien)

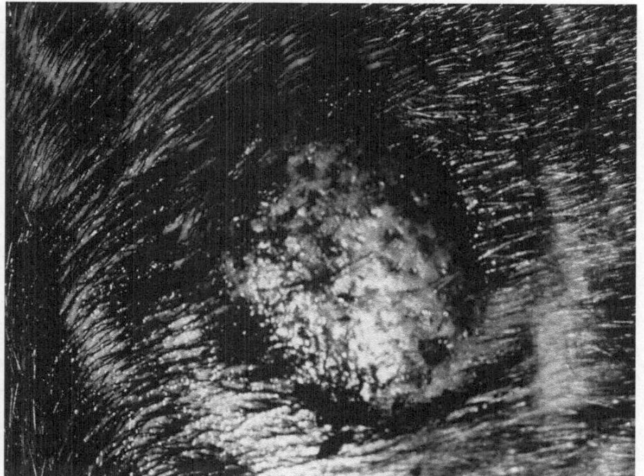

■ **Abb. 4.15** Tiefe Mykose an der Kopfhaut (Kerion Celsi) (Mit freundlicher Genehmigung der II. Universitäts-Hautklinik Wien)

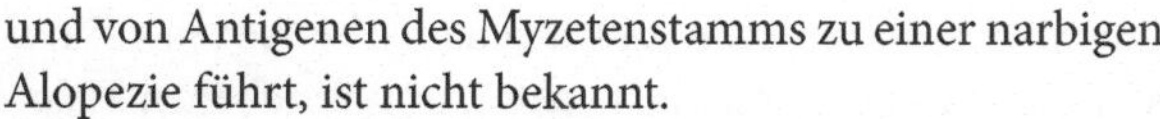

und von Antigenen des Myzetenstamms zu einer narbigen Alopezie führt, ist nicht bekannt.

Der **Favus** oder **Erbgrind,** eine Sonderform der tiefen Trichomykosen des Kopfes, wird durch *Trichophyton schönleinii* verursacht. Die Infektion befällt in erster Linie Säuglinge und Kleinkinder, im Gegensatz zu anderen Trichophytien der Kopfhaut fehlt aber die Abheilungstendenz in der Pubertät. Die aus den Follikeln austretenden, übelriechenden Myzelmassen bilden gelbliche Schuppenkrusten (Scutula oder Schildchen). Unter den Scutula kommt es zu einer narbigen Atrophie der Haarwurzeln, der eintretende Haarverlust (Zustand der Pseudopélade) ist irreversibel. Die Diagnose kann klinisch leicht gestellt werden und wird durch den Nativbefund bestätigt; in manchen Fällen kann das Bild mit einer Demodicidose, einer Infektion mit dem Makroparasiten *Demodex folliculorum* verwechselt werden (▶ Abschn. 4.3). Als für den Favus typisch wird ein durch die Scutula verursachter mäuseharnähnlicher Geruch beschrieben. Ohne Behandlung bleibt die chronische Erkrankung lebenslänglich bestehen und führt zu immer größer werdenden haarlosen Arealen, die bis zu einem Drittel der Kopfhaut ausmachen können. Die fleckig vernarbende Alopezie erinnert an den Folgezustand einer Folliculitis decalvans. Die Infektion mit *Trichophyton schönleinii* ist in Mitteleuropa selten, sie tritt nur vereinzelt in Polen und im Kosovo auf; eine Einschleppung des Favus nach Mitteleuropa erfolgt durch Touristen, durch das Militär und durch Flüchtlinge (Asylanten). Häufig tritt die Erkrankung nur noch im Nahen Osten (Iran), in China, in Nigeria und in Grönland auf. Die Tatsache, dass der Favus wegen seiner hohen Infektiosität in vielen Familien endemisch auftrat, führte zur Vermutung, hier liege eine Erbkrankheit vor – daher die Bezeichnung »Erbgrind«.

Behandlung der Kopfhautmykosen

In der Praxis erfolgt die Behandlung der oberflächlichen und der tiefen Kopfhautmykosen in erster Linie mit oralen Pharmaka. Das älteste nur gegen Fadenpilze wirksame Mittel ist Griseofulvin; heute werden die Breitspektrum-Antimyzetika Terbinafin und – wegen der kürzeren Behandlungsdauer und besserer Verträglichkeit – Itraconazol und Fluconazol bevorzugt. Oberflächliche Kopfhautmykosen lassen sich im Zeitalter der modernen Antimyzetika auch durch eine ausschließliche Lokalbehandlung zur Abheilung bringen, was aber eine konsequente Mitarbeit des Patienten (bzw. seiner Eltern) erfordert. Zusätzlich zur systemischen und lokalen Behandlung ist die Anwendung eines antimyzetischen Shampoos, z. B. eines Ketoconazol-Shampoos, für den Erkrankten selbst und für die Personen in seinem näheren Umfeld empfehlenswert.

Bei allen Fällen von Kopfhautmykose sind begleitende hygienische Maßnahmen unabdingbar, um eine Ausbreitung der Infektion zu verhindern. Dies gilt ganz besonders für Kindergärten und Schulen.

4.3 Befall mit Makroparasiten

Kopfläuse (Pediculi capitis) verursachen in der Regel keine Schädigung der Haarwurzeln und damit auch keinen bleibenden Haarausfall. Diese Ektoparasiten sind nur bei schütterem Haarwuchs zu erkennen. An den Follikeleingängen kommt es zu einer Entzündung, es entstehen stark juckende Knötchen (■ Abb. 4.16). Durch den Juckreiz bedingtes Kratzen führt zum retroaurikulären Läuseekzem, zu Blutungen, zu bakteriellen Infektionen und damit oft auch zu einem passageren Haarausfall. Unter schlechten hygienischen Bedingungen ergeben die serösen und

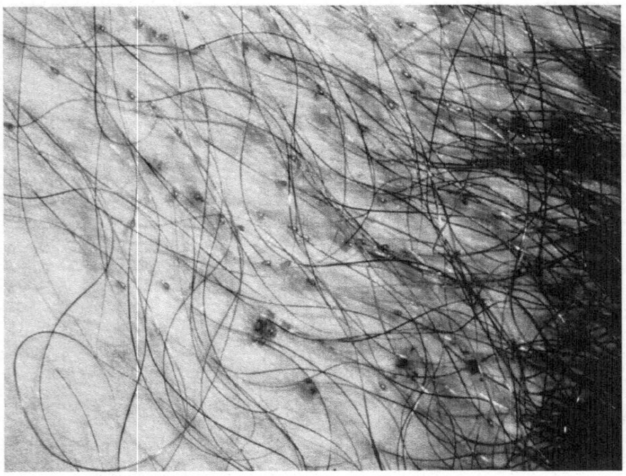

4

Abb. 4.16 Kopfläuse mit deutlichen follikulären Entzündungszeichen (Mit freundlicher Genehmigung von Galderma/DermQuest.com)

hämorrhagischen Krusten eine Verfilzung der Haare, den sogenannten »Weichselzopf«. Die retroaurikulären Lymphknoten sind schmerzhaft und geschwollen. Bei gut gepflegten Haaren führt eine Pedikulose nur zu diskreten Veränderungen und ist schwer zu erkennen. Die Diagnose erfolgt am besten durch den Nachweis der an den Haaren fest haftenden 0,8 mm großen Läuseeier (Nissen). Je nach Ausmaß des Befalls mit Kopfläusen lassen sich bei der Untersuchung der Haare einige wenige oder zahlreiche Läuseeier erkennen. In extremen Fällen sieht das gesamte Haupthaar wie mit Mehl bestäubt aus. Die Behandlung der Pedikulose erfolgt mit Insektiziden, heute am besten mit Pyrethroiden (5%ige Permethrin-Creme). Bei Resistenzen eignet sich die Anwendung von Dimeticon für eine Erstickung der Läuse und Nissen.

Haarbalgmilben, *Demodex folliculorum* und *Demodex brevis* sind fakultatitiv pathogene Makroparasiten. Fast bei jedem über 50 Jahre alten Menschen lassen sich Haarbalgmilben in den Follikeln nachweisen, nur selten verursachen diese Erreger eine Entzündung (Demodikose, Demodicidose). Bei verminderter Immunabwehr, z. B. bei AIDS-Patienten, lösen die Haarbalgmilben eine Pityriasis folliculorum aus, eine Entzündung des Haarbodens mit follikulären Keratosen. Zu einer Beeinträchtigung des Haarwachstums kommt es selten. Die Diagnose erfolgt durch den mikroskopischen Nachweis der Milben im Follikelinhalt. Die Behandlung erfolgt mit Insektiziden wie z. B. Permethrin.

Krätzmilben (*Sarcoptes hominis*), die Erreger der Scabies (Krätze), befallen beim Erwachsenen weder die Haarfollikel noch die Haare. Nur bei der Säuglings-Scabies und bei der Scabies in senio, die alte, immungeschwächte Menschen befällt, verursachen die Krätzmilben exsudative Effloreszenzen auf der Kopfhaut. Der damit verbundene Haarverlust ist meist passager. Die Behandlung der Scabies erfolgt mit 5%igem Permethrin lokal.

Zu schweren Hautveränderungen führt die Scabies norvegica (Erstbeschreibung durch norwegische Ärzte bei Leprapatienten), die Borkenkrätze, die sich bei vernachlässigten behinderten Menschen oder bei immungeschwächten Patienten, z. B. unter immunsuppressiver Therapie, entwickelt; hier kommt es nicht nur zur Erythrodermie, sondern auch zu einem kompletten Haarausfall an der Kopfhaut und zu einem Befall der Nägel. Die Behandlung der Borkenkrätze kann bei Behinderten aus pflegerischen Gründen nur systemisch erfolgen, am besten mit Ivermektin (0,2 mg/Tag/kg Körpergewicht).

4.4 Chemisch-physikalisch bedingter Haarausfall

Chemische, thermische und mechanische Noxen führen meistens nur zu einem passageren, umschriebenen Haarverlust; zu einer ausgedehnten irreversiblen Alopezie kommt es nur selten.

Die häufigste Form eines **chemisch** bedingten Haarverlusts geht auf falsche Haarkosmetik zurück (»chemisch-physikalisches Frisiertrauma«). Zu konzentrierte oder zu lange einwirkende Dauerwell- oder Haarfärbepräparate führen zu einem Abbrechen der Haare (Trichomalazie) oder bei gekräuselten Haaren zu einer Knötchenbildung (Trichonodosis). Die mikroskopische Untersuchung der Haare zeigt bei langen Haaren anfangs einen Haarspliss (Aufsplitterung der freien Enden), dann eine Aufspaltung der Haare in der Längsrichtung (Trichoschisis) oder einen glatten Haarbruch.

> **Wenn auf verträgliche Haarkosmetik umgestellt wird, wächst sich die chemisch-physikalische Schädigung im Allgemeinen von selbst aus, da keine Schädigung der Haarwurzel erfolgt.**

Zu heißes oder zu langes Fönen, ebenso wie das zu nahe Heranbringen des Föns an die Kopfhaut, kann zu einer **thermisch** bedingten Schädigung der Haare führen (▶ Abschn. 4.9.1 und ▶ Abschn. 8.9). Die Haare brechen ab, eine bleibende Schädigung erfolgt aber auch hier nicht – außer es kommt zu einer drittgradigen Verbrennung der Kopfhaut. Dann sind die Follikel irreversibel geschädigt, und die Haare wachsen nicht mehr nach.

Überreichliche Verwendung von Haarspray und Haarlack kann zum Auftreten kleiner Knötchen an den Haaren führen. An diesen Stellen kommt es zu geringen Auftreibungen des Haarschafts, und es entwickelt sich eine besondere **mechanische Empfindlichkeit**. Die Haare brechen an den Stellen der Knötchen in verschiedenen Höhen ab (Trichonodose, ▶ Abschn. 2.2).

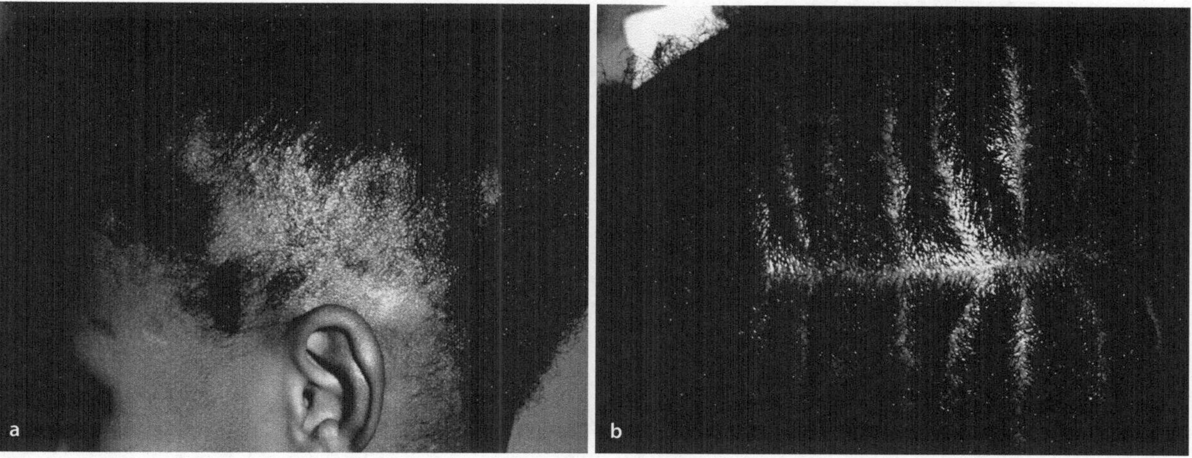

Abb. 4.17 Traktionsalopezie durch stramme Frisur (a) und als Folge einer besonderen Haartracht (b) (Mit freundlicher Genehmigung von Galderma/DermQuest.com)

Eine **Druckalopezie** entwickelt sich an Stellen starker Belastung des Haarbodens durch Helme oder straffe Hauben, selten sind Druckverbände oder schwerer Haarschmuck für einen derartigen lokalisierten Haarverlust verantwortlich. Bei rechtzeitigem Erkennen und Ausschalten der Ursache wachsen die Haare wieder normal nach. Immer wiederkehrender Druck an den gleichen Stellen kann zu einer Schädigung der Haarwurzeln führen; dann bleiben die haarlosen Areale bestehen. Bei bettlägerigen Patienten, die vorwiegend auf dem Rücken liegen, entwickelt sich oft eine Druckalopezie am Hinterhaupt. Dies kann auch bei Neugeborenen erfolgen, man spricht dann von einer Alopecia neonatorum. Ein anschauliches Beispiel für eine Druckatrophie ist auch die sog. »Wadenglatze«, das Verschwinden der Wadenbehaarung bei Männern, die ständig eng sitzende Strümpfe tragen.

Weniger günstig als bei einer Druckalopezie ist die Prognose bei einer **Traktionsalopezie**; bestimmte Frisuren wie ein straffer Pferdeschwanz, ein straff geflochtener Zopf oder zu straff angelegte Lockenwickler verursachen einen starken Zug an den Haarwurzeln. Die Haare gehen aus, und bei wiederholtem Einwirken dieser Noxe kommt es an den betroffenen Stellen zu einer irreversiblen Schädigung der Haarwurzeln (Abb. 4.17). Ein klassisches Bild ist die Alopecia marginalis traumatica, bei der eine straffe Pferdeschwanzfrisur zum Zurückweichen der Stirn-Haar-Grenze führt. Zur Behandlung der Traktionsalopezien werden zusätzlich zur Vermeidung weiterer Schädigungen topische Minoxidil-Anwendungen empfohlen, ein frühzeitiger Behandlungsbeginn ist Voraussetzung für einen Erfolg.

Heute schon äußerst selten geworden sind traumatische Defekte der Kopfhaut mit irreversiblem Haarverlust als Folge der früher nicht so seltenen Vakuumextraktion des Neugeborenen bei einer komplizierten Geburt.

Der Vollständigkeit halber sei noch der Haarverlust nach Einwirkung ionisierender Strahlen angeführt. Das klassische Beispiel sind haarlose Areale am Capillitium nach Röntgenbestrahlung eines Hirntumors. Bei der Röntgenbestrahlung leukämiekranker Kinder wird die Dosis so gewählt, dass möglichst kein bleibender Haarverlust eintritt.

4.5 Haarausfall bei psychiatrischen und neurologischen Erkrankungen

Bei psychiatrischen oder neurologischen Störungen kann es zu Artefaktbildungen durch Selbstverstümmelung kommen. Die Erscheinungen sind meist umschrieben und betreffen in der überwiegenden Mehrzahl der Fälle das Gesicht oder die für die Umgebung gut sichtbaren Haare der Kopfhaut; der Betroffene versucht damit, seiner Umgebung das Vorliegen massiver Probleme zu demonstrieren. In leichten Fällen führen Angst und Stress zu diffusem Haarausfall oder auch zur Trichotillomanie. Bei schwerer Autoaggression setzt sich der Patient tiefe Verletzungen am behaarten Kopf; die resultierenden Narben führen zu irreversiblem Haarverlust. Selbstverstümmelungen, die gezielt die Kopfhaare betreffen (Abb. 4.18), können die gesamte Haut des Capillitiums zerstören. In schweren Fällen werden sogar alle behaarten Körperstellen Ziel der Autoaggression.

Bei Erwachsenen, bei Frauen 6-mal häufiger als bei Männern, können psychische Belastungen oder Überlastungen zur **Trichotillomanie** (Haarzupfkrankheit) führen. Durch das oft unbewusste Ausreißen der Haare entstehen haarlose Areale mit gut erhaltener Follikelzeichnung. Diese Flecken sind meist von bizarrer Form: herzförmig, dreieckig oder unregelmäßig begrenzt (Abb. 4.19

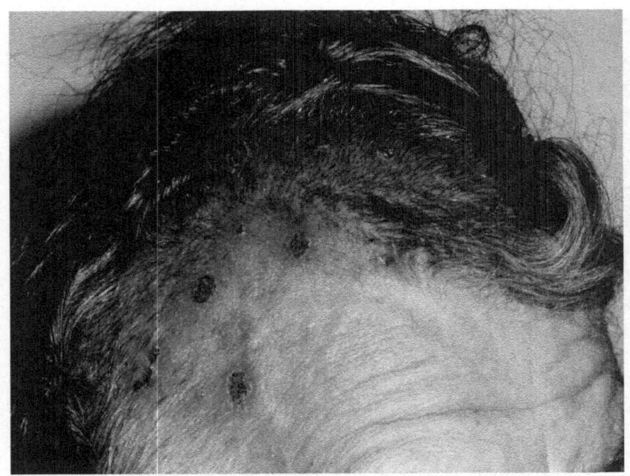

Abb. 4.18 Artefaktbildungen durch Autoaggression (Mit freundlicher Genehmigung von Galderma/DermQuest.com)

und ► Abb. 9.6). Mitunter finden sich auch nur Areale mit schütterem Haar, wenn zur Vermeidung von Schmerzen vorzugsweise die bereits locker sitzenden Telogenhaare ausgezupft werden.

Am häufigsten begegnet man der **Trichotillomanie bei Kindern**, sie ist bei Mädchen häufiger als bei Knaben. Oft ist diese Störung mit einer Onychotillomanie, dem Nagelbeißen, und anderen Verhaltensweisen wie z. B. ständigem Daumenlutschen vergesellschaftet. Weitere Angaben hierzu finden sich in ► Abschn. 9.3.6.

Im Erwachsenenalter sind weit mehr Frauen von Trichotillomanie betroffen als Männer; laut Statistik beträgt in Mitteleuropa die Inzidenz bei Frauen 5%, bei Männern dagegen nur 1,4% (► Abschn. 8.7).

> **Die Therapie der Trichotillomanie obliegt dem Psychiater.**

Die **Trichotemnomanie** findet sich praktisch nur bei Frauen im Postklimakterium. Nicht selten erfolgt das zwanghafte Abschneiden der eigenen Haare als Symptom im Rahmen einer Hirnsklerose; die Kopfhaare werden Angriffsziel von Zwangshandlungen. Bei der Untersuchung der Haare unter dem Mikroskop fallen die glatten Haarenden auf.

> **Auch die Behandlung der Trichotemnomanie obliegt dem Psychiater.**

Eine weitere psychische, zu einem umschriebenen Haarausfall führende Störung ist die **Trichoteiromanie**, das oft unbewusste ständige Reiben an behaarten Hautarealen, am häufigsten an den seitlichen Anteilen der Augenbrauen, was an den betroffenen Stellen zu bleibendem Haarverlust führt (Abb. 4.20). Diese Störung findet sich bei Männern häufiger als bei Frauen und bleibt oft lange von der Umgebung unbemerkt. Abzugrenzen ist die Trichoteiromanie gegen das durch den Juckreiz beim atopischen Ekzem verursachte Kratzen an den Brauen.

Als **Trichodaganomanie** wird der unbezwingbare Drang zum Abbeißen eigener Haare bezeichnet, bei Männern mit kurzen Kopfhaaren allerdings nur an den Unterarmen möglich. Diese Störung tritt bei Depressionen und Angsterkrankungen auf.

4.6 Maßnahmen bei umschriebenem Haarverlust

Entzündliche Kopfhauterkrankungen als Ursache von Haarverlust werden nach den üblichen dermatologischen Richtlinien behandelt. Zurückbleibende haarlose Stellen als Folge einer Zerstörung der Haarfollikel sind als endgültig anzusehen und keiner ärztlichen Behandlung mehr zugänglich. Liegen nur kleine haarlose Stellen vor, bringen Exzisionen oft einen befriedigenden erscheinungsmedizinischen Erfolg, oft eignet sich ein Hairweaving, das Einweben von Haarteilen mit Fremdhaar an den Rändern des Herdes zur Kaschierung des Defekts. Zu Überlegen sind auch Haartransplantationen von Mini- und Mikrografts (► Abschn. 7.5.5).

4.7 Kontaktallergien an der behaarten Kopfhaut

Kontaktallergien an der behaarten Kopfhaut sind vergleichsweise selten und beruhen entweder auf ärztlicherseits verordneten Medikamenten, z. B. bei der Behandlung einer Psoriasis capillitii, oder auf Haarschmuck, Haarspangen (Nickel) oder Perückenkleber (Abb. 4.10). Der Einsatz von p-Phenylendiamin als Haarfarbe sollte mit Vorsicht oder nach entsprechender Testung erfolgen, da Kontaktallergien gegen dieses Mittel nicht selten sind. Sensibilisierungen erfolgen bei der heutigen Reiselust und der Gedankenlosigkeit vieler Urlauber oftmals durch die von Strandmalern in afrikanischen oder asiatischen Ländern angebotenen Bio-Tattoos (Temptoos, *temporary tattoos*), die außer Henna in vielen Fällen wegen der besseren Färbewirkung auch p-Phenylendiamin enthalten. Nicht nur, dass ein oft massives kontaktallergisches Ekzem an der bemalten Hautstelle auftritt und unter Umständen ein depigmentierter Fleck zurückbleibt, es kann auch eine Sensibilisierung erfolgen, die zeitlebens bestehen bleibt und die sich unter Umständen bei der Anwendung bestimmter Haarfarben negativ auswirkt. Die Kopfhaut beginnt zunächst stark zu jucken, dann treten rote Flecken und Bläschen auf. Es kommt zum Nässen mit Abrinnen von Serum in das Gesicht und in die Nackenregion. Zusätzlich entwickeln sich massive Ödeme an den

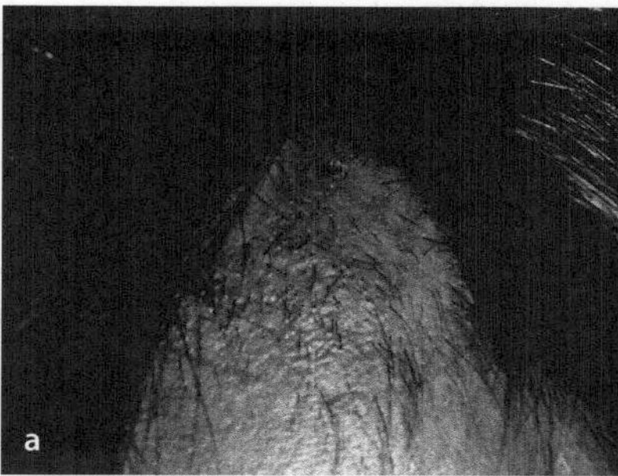

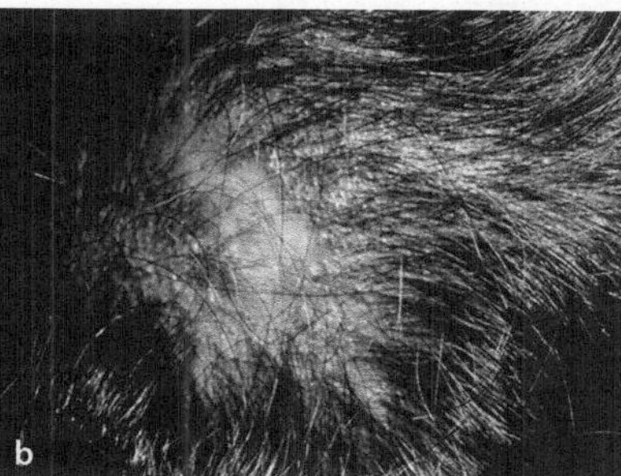

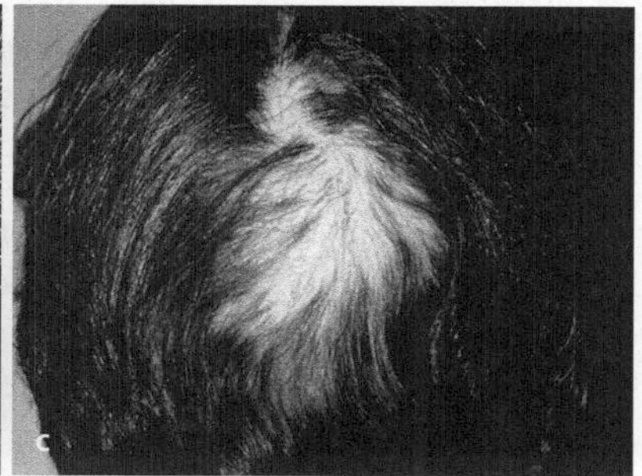

Abb. 4.19 Trichotillomanie. Ein noch von spärlichen Haaren besetztes, nach vorne offenes und weitgehend haarloses Dreieck (**a**), ein herzförmiges kahles Areal nahe der Stirn-Haar-Grenze (**b**) und ein alter Herd am Scheitel ohne nachwachsende Haare (**c**) (Mit freundlicher Genehmigung von Galderma/DermQuest.com)

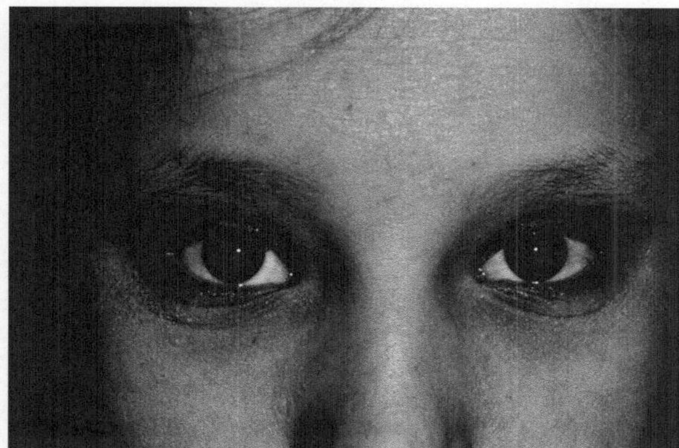

Abb. 4.20 Trichoteiromanie bei einer Patientin mit atopischer Dermatitis. Der Juckreiz an beiden seitlichen Augenbrauenpartien wird oft als ein zur Hauterkrankung gehörendes Symptom angesehen (Mit freundlicher Genehmigung von Galderma/DermQuest.com)

Augenlidern. In Shampoos sind zahlreiche Substanzen enthalten, die Unverträglichkeitsreaktionen, aber auch Kontaktallergien auslösen können. Beispiele hierfür sind Dimethylaminopropylpropylamin als Verunreinigung in Cocamidopropylbetain, einer häufig eingesetzten Waschsubstanz, und die Konservierungsmittel Formaldehyd, Parabene und Isothiazolinon. Kontaktallergien gegen die Wirkstoffe antiseborrhoischer Shampoos (▶ Kap. 10) wie Zinkpyrithion oder Ketaconazol sind äußerst selten.

Allergische Entzündungen der Kopfhaut führen zu keinem bleibenden Haarverlust.

4.8 Kongenitale Hypotrichosen und Alopezien

Die in diese Gruppe von Haarwachstumsstörungen gehörigen Krankheitsbilder wie Atrichia congenita diffusa, Atrichia congenita circumscripta und Alopecia congenita triangularis werden in ▶ Abschn. 9.3 besprochen. Die Aplasia cutis idiopathica zeigt sich als eine längsgestellte, lebenslänglich bestehenbleibende haarlose Stelle im Bereich der Kopfhaut.

Genetisch bedingt liegt bei manchen Rassen, bei Asiaten und einigen Angehörigen der schwarzen Hauttypen spärlicher Haarwuchs am Körper vor. Dies darf keinesfalls als ein Mangel an androgenen Hormonen oder als eine Verminderung der Männlichkeit aufgefasst werden.

Beim meistens im Kindergartenalter auftretenden Loose-anagen-hair-Syndrom (Syndrom der lockeren Anagenhaare) lassen sich am Capillitium durch leichten Zug Haare büschelweise ausziehen. Meist ist dies ein Zufallsbefund. Befallen sind vorwiegend blonde Kinder, meistens Mädchen. Die Störung heilt im Erwachsenenalter aus. Die ausgehenden dysplastischen Anagenhaare zeigen irreguläre Längsfurchen und um die Querachse verdrehte Schäfte, die Querschnitte sind dreieckig oder oval.

Verschiedene genetisch bedingte Verhornungsstörungen gehen mit einer Rarefizierung des Haarbestands einher und führen zu einer kongenitalen herdförmigen Alopezie. Als Beispiel seien angeführt: Ichthyosis (Fischschuppenkrankheit) und Morbus Darier (follikuläre Dyskeratose).

4.9 Schädigungen der Haarstruktur

4.9.1 Exogene Schädigung der Haarstruktur durch kosmetische Maßnahmen

Am häufigsten treten Schädigungen der Haarstruktur als Folge haarkosmetischer Maßnahmen auf, bei Dauerwellen werden derartige Schäden sogar vorsätzlich gesetzt. Unsachgemäß durchgeführte Dauerwell- oder Haarfärbe-Behandlungen (▶ Kap. 8) verursachen oft massive, zu Haarausfall führende Schädigungen der Haarstruktur. In Extremfällen wachsen die Haare nicht mehr nach.

> **Nicht fehlen darf der Hinweis, dass zu starkes Bürsten und Kämmen die Haarcuticula verletzen und zu Strukturschäden führen kann.**

Auch zu häufiges Haarewaschen, insbesondere bei Verwendung von Seifen oder minderwertigen Shampoos, löst wichtige Komponenten aus dem Haar und verursacht damit Brüchigkeit (Trichoklasie) und Aufsplitterung (Trichoptilosis); auch geht der Haarglanz verloren.

4.9.2 Angeborene und erworbene Schädigungen der Haarstruktur

Angeborene Schädigungen der Haarstruktur

1. Periodisch auftretende Störungen des Haarwachstums:
   - Ringelhaare
   - Torsionshaare
   - Monilethrix
   - Pseudomonilethrix
   - Kräuselhaare
   - Kräuselhaarnävus
   - Unkämmbare Haare
2. Haarschaftanomalien mit Haarbruch:
   - Trichorrhexis nodosa
   - Trichorrhexis invaginata
   - Trichoschisis
   - Trichonodose
   - Trichoptilosis
   - Trichothiodystrophie
3. Haarveränderungen bei ektodermalen Störungen, d. h. bei Störungen des äußeren Keimblatts

Die aufgeführten angeborenen Störungen werden in ► Abschn. 9.3 besprochen.

Verschiedene schwere Stoffwechselstörungen und Mangelzustände verursachen Schädigungen der Haarbildung. Die Behaarung des Kopfes besteht dann nur mehr aus brüchigen, dünnen, schütteren Haaren. Pili recurvati, schräg stehende, in die Haut immer wieder einwachsende Haare, finden sich nur im Bartbereich des Mannes, eingewachsene Haare im landläufigen Sinn treten nur vereinzelt auf. Rollhaare, d. h. um die durch Hornpfropfen verschlossenen Follikel unterhalb der Haut spiralig aufgerollte, dünne Haare, entstehen manchmal am Unterbauch übergewichtiger Männer, entweder idiopathisch oder bei Ichthyosen.

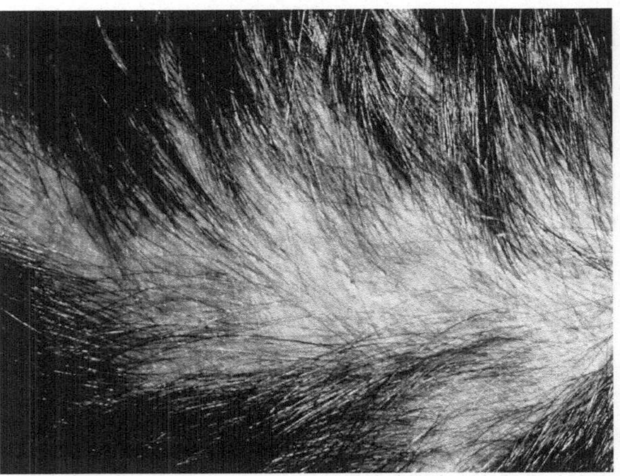

Abb. 4.21 Alopecia mucinosa (Mit freundlicher Genehmigung von Galderma/DermQuest.com)

4.10 Alopecia mucinosa

Alopecia mucinosa (Mucinosis follicularis) ist ein selten auftretender umschriebener Haarverlust am Capillitium oder im Gesicht. Charakterisiert ist diese Erkrankung durch über das Hautniveau vorragende, stark juckende, plattenartige Läsionen mit überdeutlicher Follikelzeichnung wie bei einer Gänsehaut (Abb. 4.21). Im feingeweblichen Bild ist eine schleimartige Degeneration der äußeren Wurzelscheide erkennbar.

Die **idiopathische** Form tritt aus unbekannten Gründen bei jungen Erwachsenen auf und heilt meist binnen einiger Monate oder Jahre ohne Hinterlassung eines bleibenden Haarverlusts spontan ab; die oft empfohlene äußerliche oder systemische Behandlung mit Glukokortikoiden erübrigt sich.

Die **symptomatische** Form ist mit malignen Tumoren assoziiert, meist mit einem T-Zell-Lymphom (Mycosis fungoides).

4.11 Fazit für die tägliche Praxis

In den meisten Fällen beruht ein umschriebener Haarverlust auf einer die Kopfhaut befallenden Hautkrankheit, auf einer Infektion, auf einer physikalisch-chemischen Schädigung oder auf einer neurologisch-psychiatrischen Störung.

Haarlose Stellen im Rahmen einer Hautkrankheit sind oft schwer zu diagnostizieren. In der Regel lässt sich die Diagnose aufgrund des Vorhandenseins gleichartiger Läsionen an anderen Hautarealen, in erster Linie im Gesicht und am Nacken, stellen. Die Behandlung der Kopfhautveränderungen erfolgt im Wesentlichen in der gleichen Art wie die der Hautkrankheit. Bei topischer Behandlung ist auf die Schwierigkeiten einer Wirkstoffaufbringung auf die behaarte Kopfhaut Rücksicht zu nehmen (▶ Abschn. 13.3).

Liegt auf haarlosen Arealen eine Entzündung oder Schuppenbildung vor und/oder besteht ein glatter, oft unregelmäßig gezähnter Rand, so erweckt dies den Verdacht auf eine bakterielle oder myzetische Genese der umschriebenen Alopezie. Bei einer Mykose lassen sich in den Hautschuppen und auf den Haaren im Nativbefund mittels Kalilauge Pilzelemente nachweisen. Bei bakteriellen Entzündungen mit Haarausfall finden sich in der Regel Pusteln und gelbe Krusten, auch bestehen bei diesen fast immer chronischen Erkrankungen alte, narbige Areale ohne Haarbestand.

Physikalisch-chemische Schädigungen der Haare durch falsche Haarbehandlungen sind in der Regel leicht zu erkennen. Auch in der Vergangenheit erfolgte schwerere Verbrennungen oder Verätzungen bereiten keine diagnostischen Probleme. Über die Tatsache, dass hier ein bleibender Haarverlust eintreten kann, ist der Patient schon bei der ersten Beratung zu informieren.

Angeborene haarlose Stellen werden von den Betroffenen meist ohne weitere Befragung erwähnt; die Erkundigung über das Erstauftreten des Haarausfalls ist ein wichtiger Punkt in der Anamnese, der für die Prognosestellung und für eine Entscheidung hinsichtlich der Behandlung hilft.

Bei einem umschriebenen Haarausfall ohne Entzündungszeichen, sei es am Kopf, im Bartbereich beim Mann oder am Körper, handelt es sich in der überwiegenden Mehrzahl der Fälle um eine Alopecia areata (▶ Kap. 5).

Alopecia areata

5.1 Klinik

Die Inzidenz der Alopecia areata, des »kreisrunden Haarausfalls«, liegt weltweit zwischen 0,1 % und 0,2 %. Damit ist diese Erkrankung die mit Abstand häufigste Form von umschriebenem Haarausfall. Bei Kindern vor dem 16. Lebensjahr beträgt die Inzidenz sogar 10 %; Kinder leiden also häufiger an Alopecia areata als Erwachsene. Die Namensgebung dieser Erkrankung stammt aus der Antike, bereits Hippokrates beschrieb den kreisrunden Haarausfall. Da schon damals auch bei Füchsen das Auftreten haarloser Stellen im Fell beobachtet wurde, erhielt die Krankheit die Bezeichnung Alopezie (»Fuchsräude«, von griech. *Alopex*, der Fuchs). Im Klinikjargon wird oft nur von einer »Areata« gesprochen.

Formen der Alopecia areata nach Lokalisation und Ausdehnung

- **Alopecia areata simplex:** Ein einzelner Herd am Capillitium, im Bartbereich beim Mann oder – selten – am Körper (▣ Abb. 5.1); bei 80 % der Betroffenen entwickeln sich die Herde der Alopecia areata im Bereich des behaarten Kopfes
- **Alopecia areata multiplex:** Mehrere Herde am Kopf und/oder am Körper (▣ Abb. 5.2)
- **Alopecia areata barbae:** Eine oder mehrere haarlose Stellen im Bartbereich (▣ Abb. 5.3)
- **Alopecia areata totalis:** Der Haarverlust betrifft die gesamte Kopfhaut (▣ Abb. 5.4)
- **Alopecia areata universalis:** Die Behaarung des ganzen Körpers geht verloren

Das klinische Bild der Alopecia areata ist charakteristisch: scharf begrenzte, haarlose Herde mit anfangs noch gut erhaltener Follikelzeichnung. Wenn sich an den Rändern des haarlosen oder nur noch von schütterem Haarwuchs bedeckten Areals die Haare leicht ausziehen lassen, weist dies auf eine Progredienz des Herdes hin. Bei mikroskopischer Untersuchung zeigen diese Haare das Phänomen des Ausrufungszeichens:

- das freie Ende ist gespalten,
- das Haar wird gegen die Wurzel zu immer dünner,
- das untere Ende zeigt Kolbenform,
- die Haarwurzel selbst wirkt wie ein Punkt.

Ein hinsichtlich der Prognose schlechtes Zeichen ist neben der Progredienz an den Rändern das Auftreten kadaverisierter Haare (▣ Abb. 5.8), der *cheveux cadaverisés*, die als dunkle Verschlüsse der Follikelöffnungen imponieren und nicht über die Hautoberfläche hinausreichen.

> **Verschwindet die Follikelzeichnung, ist dies als eine irreversible Schädigung der Haarwurzeln anzusehen, ein Haarwachstum ist dann nicht mehr zu erwarten.**

Meist fallen zuerst die pigmentierten Haare aus; bei älteren Menschen mit einem ausgedehnten Alopezie-Herd oder einer Alopecia areata totalis und nur mehr wenigen pigmentierten Haaren führt dies zum Phänomen des »Weißwerdens über Nacht«.

Im feingeweblichen Bild findet sich bei der Alopecia areata einer perifollikuläre, lymphozytäre Entzündung, die das Haarwachstum behindert. Der Haarzyklus wird verkürzt, die anagenen Haare zeigen dystrophische Veränderungen, die Zahl der Follikel in der Telogenphase nimmt zu.

Die Alopecia areata tritt oft familiär auf (▣ Abb. 5.5), was für eine genetisch bedingte Neigung zu dieser Form eines umschriebenen Haarverlusts spricht. Allerdings besteht nach den Ergebnissen verschiedener Statistiken eine familiäre Häufung dieser Erkrankung nur bei 10–25 % der Patienten.

Die Ursache der Alopecia areata ist nach wie vor ungeklärt. Unter den verschiedenen Theorien hinsichtlich der Pathogenese hat die Annahme einer immunologischen Genese die höchste Wahrscheinlichkeit. Dafür spricht auch die häufige Kombination mit einer atopischen Konstitution. Bei der Alopecia areata läge also eine Autoimmunkrankheit gegen das eigene haarbildende System vor. Die immunologisch bedingte Entzündung im Bereich der Haarpapille blockiert den Stoffwechsel und die pigmentbildende Aktivität der Matrixzellen. Je nach Stärke und Dauer der Entzündung kommt es zu einem vorübergehenden oder bei stärkerer, irreversibler Schädigung der Matrixzellen zu einem bleibenden Haarverlust. Zweifellos spielen in der Pathogenese der Alopecia areata auch psychische Faktoren eine wichtige Rolle, eine Annahme, die in der Praxis immer wieder Bestätigung findet. An äußeren Faktoren, die die Entstehung einer Alopecia areata begünstigen, sind die Exposition gegen entzündungserregende Noxen, Stress und falsche Diäten zu erwähnen. Bei der – seltenen – kongenitalen Alopecia areata steht wohl eine immunologische Pathogenese außer Zweifel.

Atopische Erkrankungen (atopische Dermatitis=Neurodermitis) finden sich bei Patienten mit Alopecia areata doppelt so häufig wie in der normalen Bevölkerung. Als weitere Komorbiditäten bestehen häufig

- Nagelveränderungen: Tüpfelnägel, Sandpapiernägel (Trachyonychie), Querrillen oder rote Punkte auf der Lunula bei 7–66 % der Patienten,
- Vitiligo (Weißfleckenkrankheit, Autoimmunkrankheit gegen die körpereigenen Melanozyten),
- perniziöse Anämie,

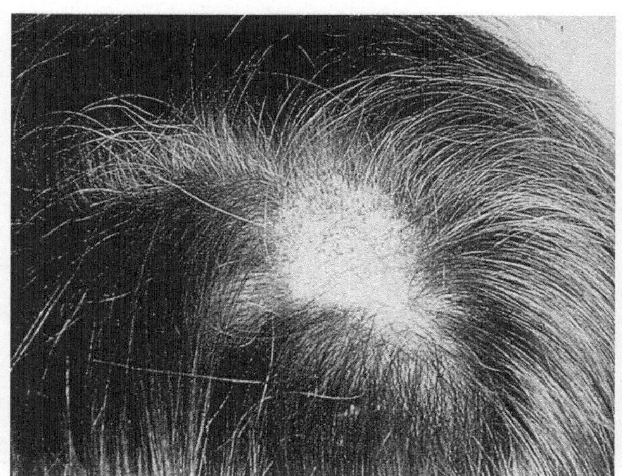

Abb. 5.1 Isolierter Herd einer Alopecia areata bei blondem Haar

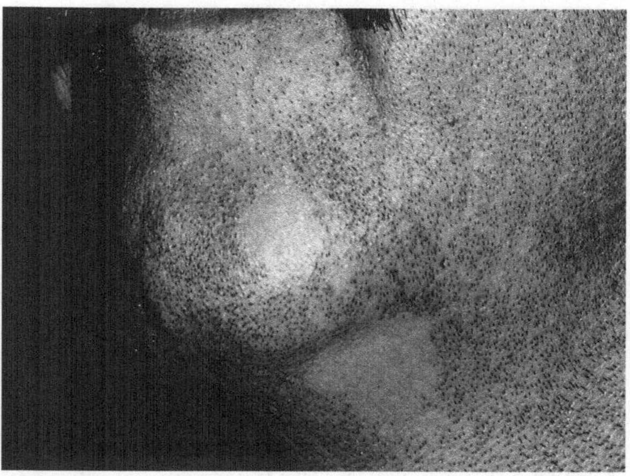

Abb. 5.3 Multiple Herde einer Alopecia areata im Bartbereich (Mit freundlicher Genehmigung von Galderma/DermQuest.com)

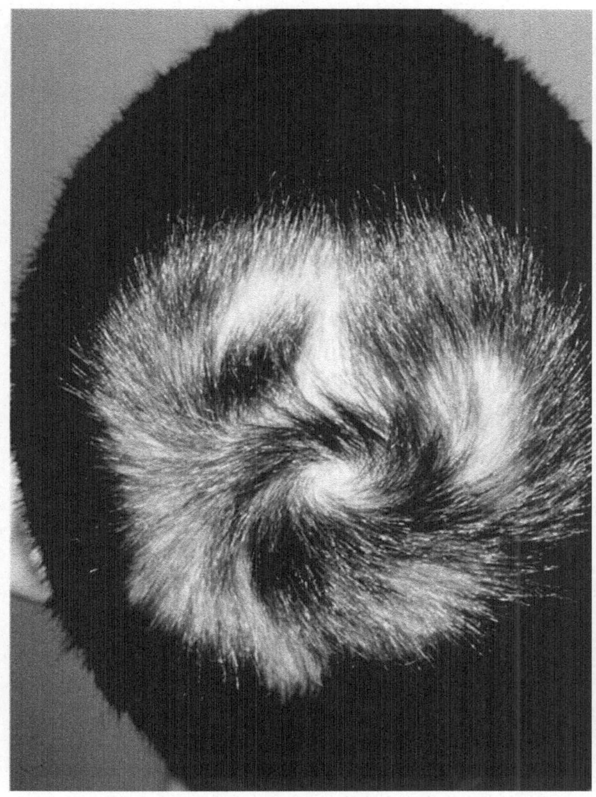

Abb. 5.2 Multiple frisch aufgetretene Herde einer Alopecia areata am Kopf (Mit freundlicher Genehmigung von Galderma/DermQuest.com)

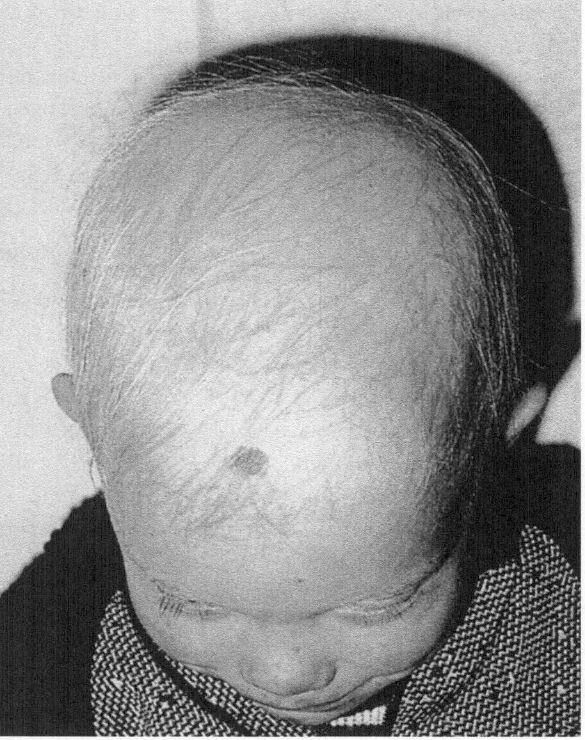

Abb. 5.4 Alopecia areata totalis bei einem Kind mit Resten von Flaumhaaren (Mit freundlicher Genehmigung der II. Universitäts-Hautklinik Wien)

- Autoimmunkrankheiten der Schilddrüse bei 8–28 % der Patienten, Augenveränderungen (Linsentrübungen, Veränderungen des Augenhintergrunds) bei etwa 5 % der Patienten,
- Angstzustände und Depressionen.

Der klinische Verlauf einer Alopecia areata ist nicht vorhersehbar.

In vielen Fällen erfolgt nach einigen Wochen eine Spontanremission, besonders beim erstmaligen Auftreten und bei Kindern, aber Rezidive sind häufig. Mitunter wird aber auch die haarlose Stelle kontinuierlich größer. Wie oben erwähnt, ist die Progredienz eines Herdes an der leichten

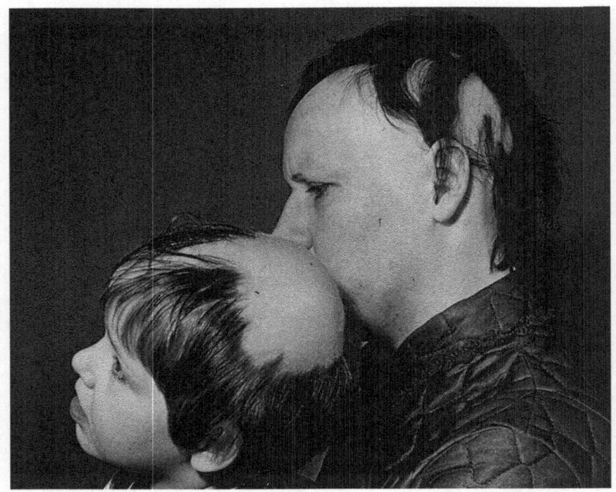

Abb. 5.5 Familiäres Vorkommen einer Alopecia areata bei Vater und Tochter (Aus Fritsch 2009)

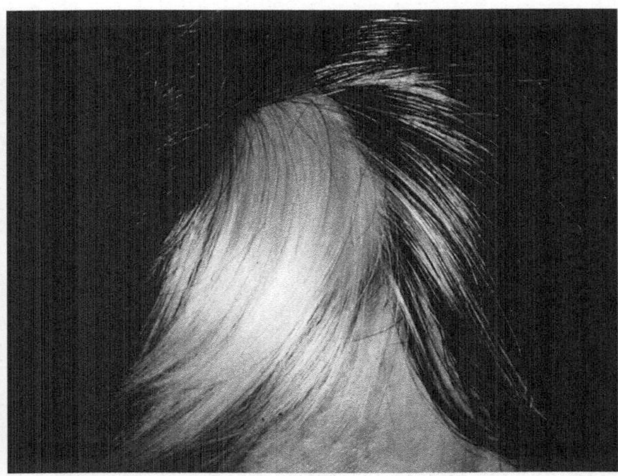

Abb. 5.6 Ausheilung einer Alopecia areata mit nachwachsenden pigmentlosen Haaren (Poliose) (Mit freundlicher Genehmigung von Galderma/DermQuest.com)

Ausziehbarkeit der Haare an den Rändern und am Auftreten von *cheveux cadaverisés* zu erkennen.

Die Abheilung einer Alopecia areata kann unter der Ausbildung weißer, völlig pigmentfreier Haare erfolgen, eine Repigmentierung erfolgt auch zu einem späteren Zeitpunkt nicht mehr. Man spricht dann von einer Poliose (Abb. 5.6). Die Herde pigmentloser Haare erinnern an das Haarbild bei Vitiligo (Weißfleckenkrankheit), der Autoimmunkrankheit gegen die körpereigenen Pigmentzellen. Eine Differenzialdiagnose ist hier nur aufgrund der Anamnese möglich. Zur Überdeckung einer Poliose sind nur Haarfärbungen einsetzbar.

Wenn bereits eine Atrophie der Follikel vorliegt – ein Zustand wie bei der allerdings nicht glatt, sondern unregelmäßig begrenzten Pseudopélade Brocq – bleiben alle Behandlungsversuche erfolglos, hier liegt bereits ein Endstadium vor. Es handelt sich dann um eine Alopecia areata atrophicans seu maligna, wobei sich die Bezeichnung »maligna« nur auf die Unmöglichkeit eines neuen Haarwachstums bezieht (► Abschn. 5.4).

5.2 Differenzialdiagnose

Alle scharf begrenzten, haarlosen Herde am Capillitium müssen gegen die Alopecia areata abgegrenzt werden. Bei frischen Veränderungen liegen in der Regel weitere Symptome der Grundkrankheit vor, was die Differenzialdiagnose erleichtert:

- Entzündungen bei mikrobiellen Infekten,
- Bläschen bei Verbrennungen und Herpes-Erkrankungen,
- Schuppenbildung bei Seborrhö und Psoriasis capillitii,
- kleine Narben (Schmetterlingsflechte, chronischer Lupus erythematodes LE).

Bestehen gleichzeitig mit den haarlosen Arealen Nageldystrophien oder Autoimmunkrankheiten, macht dies das Vorliegen einer Alopecia areata wahrscheinlich. Akut verlaufende Formen einer ausgedehnten Alopecia areata (»Kahlwerden über Nacht«) müssen gegen die verschiedenen Formen von diffusem Haarverlust differenziert werden (► Kap. 6).

Schwierig ist vielfach die Einordnung der Pseudopélade Brocq, die am behaarten Kopf durch kleine weiße haarlose Flecken unterschiedlicher Ausdehnung und Begrenzung mit fehlender Follikelzeichnung charakterisiert ist. Unter diesem Zustand der Pseudopélade können sich durchaus Residuen einer Alopecia areata verbergen, ebenso gut kann es sich um Ausheilungszustände von dermatologischen Erkrankungen (LE, Lichen ruber, Sklerodermie, Pemphigoid) oder um Narben nach chemisch-physikalischen Schäden handeln. Die diagnostische Beurteilung bereitet oft Schwierigkeiten.

5.3 Behandlung

Da die Pathogenese der Alopecia areata nach wie vor nur Gegenstand von Spekulationen ist, gibt es keine kausale Behandlung. Ob bei dieser Erkrankung überhaupt eine wirksame Behandlung möglich ist, wird von manchen Ärzten bezweifelt.

Trotz zahlreicher Versuche – entsprechend der Häufigkeit der Erkrankung – kennt die Medizin heute noch keine sicher wirksame Methode zur Wiederherstellung der Behaarung.

Viele Behandlungsarten wurden mit wechselndem Erfolg erprobt. Der behandelnde Arzt wird immer diejenige Therapie vorschlagen, die nach seinen eigenen Erfahrungen die größte Chance auf Erfolg hat und die dem Betroffenen zumutbar ist.

Generell ist die Prognose für eine Ausheilung der Alopecia areata bei Kindern günstiger als bei Erwachsenen. Nur bei 5 % der jungen Patienten entwickeln sich chronische, therapieresistente Dauerformen, bei Erwachsenen dagegen in fast 50 % der Fälle. Hinsichtlich der Behandlungsergebnisse besteht eine Abhängigkeit vom Zeitintervall zwischen dem Beginn des Haarausfalls und dem Beginn der Therapie. Bei Herden, die über 3 Jahre bestehen, besteht eine ungünstige Prognose. Bei erfolgreicher Behandlung wachsen mitunter keine normal pigmentierten, sondern pigmentfreie Haare nach, was am behaarten Kopf zu Flecken von weißen Haaren führt (Poliose, ◘ Abb. 5.6). Abzugrenzen von einer Poliose ist der Piebaldismus, eine umschriebene Form des Albinismus, der genetisch bedingten fleckförmigen Pigmentlosigkeit (► Kap. 2).

5.3.1 Lokale Therapie

Möglichkeiten der lokalen Behandlung der Alopecia areata

- Irritanzien
- Minoxidil
- Doppelt fluorierte Glukokortikoide
- Intraläsionale Injektion von Glukokortikoid-Kristallen
- Calcineurin-Inhibitoren
- Zytostatika
- Topische Immuntherapie
- Lokale PUVA-Behandlung (Psoralen plus UVA)
- (Photodynamische Therapie)
- (Laser- und Infrarot-Bestrahlungen)
- Photothermolyse

Irritanzien Die älteste Therapieform bei Alopecia areata ist die Aufbringung hautreizender Substanzen zur Auslösung einer toxischen Entzündung auf den haarlosen Herden. Verwendet wurden Anthralin (Cignolin), Capsaicin, Chrysarobin und Pfeffertinktur. Die Behandlung zielt auf eine leichte Irritation der haarlosen Stelle ab. 0,5 %iges oder 1 %iges Anthralin lässt man nur kurze Zeit einwirken (»Minutentherapie« = *short contact therapy* wie früher bei der Psoriasis vulgaris eingesetzt) und entfernt dann die Präparation mit einem Tuch. Dadurch wird eine Verfärbung von Haut und Wäsche verhindert. Ist binnen 3 Monaten kein Haarwachstum eingetreten, sollte die Anthralin-Behandlung abgebrochen werden. Anwendungen der anderen oben angeführten Irritanzien waren nur in Einzelfällen erfolgreich.

Minoxidil Die Aufbringung von 5 %igem Minoxidil bringt zwar keine durchschlagenden Erfolge, wird aber bei Alopecia areata wegen fehlender unerwünschter Wirkungen immer wieder versucht (► Kap. 7). Bei Kindern empfiehlt sich die Kombination von 2 %igem Minoxidil mit einem Glukokortikoid mittlerer Stärke.

Glukokortikoide Die Anwendung von doppelt fluorierten Glukokortikoiden in Form von Cremes oder Lösungen gehört heute zur Standardbehandlung der Alopecia areata. Die Erfolge dieser Behandlung wurden ex iuvantibus als Beweis für die immunologische Genese der Alopecia areata angeführt. Ein höherer Wirkungsgrad wird erzielt bei der Anwendung von Glukokortikoiden unter Okklusivverbänden (Duschhaube über Nacht). Die Langzeiterfolge mit dieser Behandlungsart sind unterschiedlich, sie erreichen aber höchstens 50 % aufgrund häufiger Rezidive. Zu betonen ist jedoch das Fehlen unerwünschter Wirkungen externer Glukokortikoide am Capillitium, allerdings nur über Perioden von höchstens 3 Monaten.

Glukokortikoid-Kristalle Die intraläsionale Injektion von Glukokortikoid-Kristallen eignet sich nur für kleinere Herde. Die Erfolge sind zum Teil sehr gut, systemische Effekte treten bei sachgemäß durchgeführter Behandlung nicht auf, sofern die Gesamtdosis an injiziertem Glukokortikoid berücksichtigt wird. Atrophien an einzelnen Injektionsstellen sind nicht zu vermeiden. Die Glukokortikoid-Kristalle müssen exakt in die Läsionen intrakutan injiziert werden, niemals subkutan; dies würde die Entstehung systemischer Effekte begünstigen und außerdem erfolglos bleiben. Für den Schläfen- und Scheitelbereich ist die Behandlung ungeeignet, da bei fehlerhafter Injektion Kristalle in größere Gefäße gelangen und in das Gehirn verschleppt werden können. Gelangen z. B. Kristalle in die Arterie der Netzhaut, kann Erblindung eintreten.

Calcineurin-Inhibitoren Calcineurin-Inhibitoren wie z. B. Pimecrolimus sind unwirksam, bei einer Kombination mit Glukokortikoiden wurden Erfolge beobachtet (Steroideffekt). Calcineurin-Inhibitoren gehören sicher nicht zur Routinebehandlung der Alopecia areata.

Zytostatika Die lokale Aufbringung von Zyklosporin hat sich nicht bewährt.

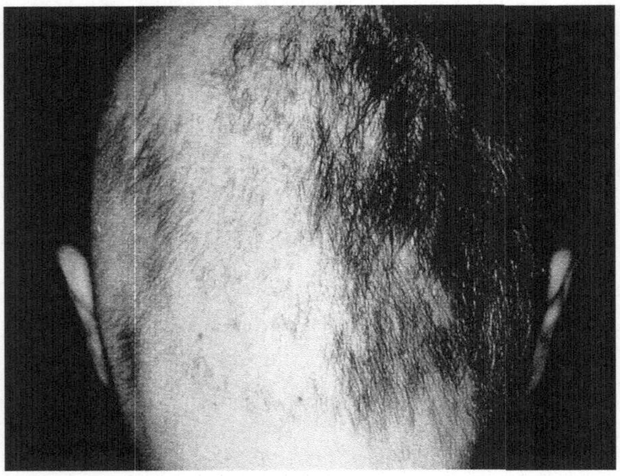

■ **Abb. 5.7** Therapie der Alopecia areata durch Auslösung eines allergischen Kontaktekzems (Seitenvergleich) (Mit freundlicher Genehmigung von Galderma/DermQuest.com)

Topische Immuntherapie Die Auslösung einer Kontaktallergie (Allergie vom Spättyp, Typ IV) wird als topische Immuntherapie bezeichnet. Diese Behandlungsvariante ist nur für größere, mindestens 25 % der Kopfhaut einnehmende Herde indiziert. Als Allergen wird heute Diphenylenzyklopropenon (Diphencypron, DCP) verwendet, früher waren es Dinitrochlorbenzol oder Quadratsäuredibutylester. Zunächst wird mit einer hoch konzentrierten Allergenlösung beim nichtsensibilisierten Patienten eine toxische Entzündung ausgelöst, die zu einer Sensibilisierung führt. Nach 3–4 Wochen lässt sich mit derselben Substanz in niedriger Konzentration ein allergisches Ekzem auslösen. DCP wird einmal pro Woche aufgetragen. In günstigen Fällen beginnen etwa 3 Monate nach Beginn der allergischen Kontaktreaktion auf den Herden pigmentlose Haare zu sprießen. Nach einigen Wochen erfolgt eine Pigmentierung der neuen Haare (■ Abb. 5.7). In seltenen Fällen wachsen ausschließlich weiße Haare nach, es unterbleibt die Pigmentierung, was das Bild der Poliose (■ Abb. 5.6) ergibt. Eine Behandlung der Poliose ist nicht möglich; hier bleiben nur Haarfärbungen als Abhilfe (► Abschn. 8.10). Die Erfolgsrate der topischen Immuntherapie bei Alopecia areata liegt bei etwa 80 %, die Dauererfolge erreichen allerdings nur 40 %, da bei fast jedem 2. Patienten ein Rezidiv eintritt. Dies schmälert die guten Anfangserfolge. Die Wirkung der topischen Immuntherapie dürfte in einer Immunmodulation bestehen: T-Zellen wandern aus den perifollikulären Regionen ab, das CD4/CD8-Verhältnis verschiebt sich, und möglicherweise tritt eine kompetitive Antigenhemmung ein.

PUVA-Behandlung Auf den Erkrankungsherd werden phototoxisch wirksame Psoralene aufgebracht, meist in Form einer 0,15 %igen Methoxalen-Lösung. 15 Minuten später wird mit UVA bestrahlt. Die aus der Behandlung der Psoriasis vulgaris bekannte Therapie verändert die T-Zell-Funktion, unterbindet die Antigenpräsentation und hemmt die immunologisch bedingte Schädigung der Haarfollikel. Die lokale PUVA-Behandlung ist ebenso erfolgreich wie die topische Immuntherapie, die Rezidivrate liegt allerdings weit höher. Vereinzelt wurde auch über eine erfolgreiche Kombination einer PUVA-Behandlung mit Glukokortikoiden berichtet.

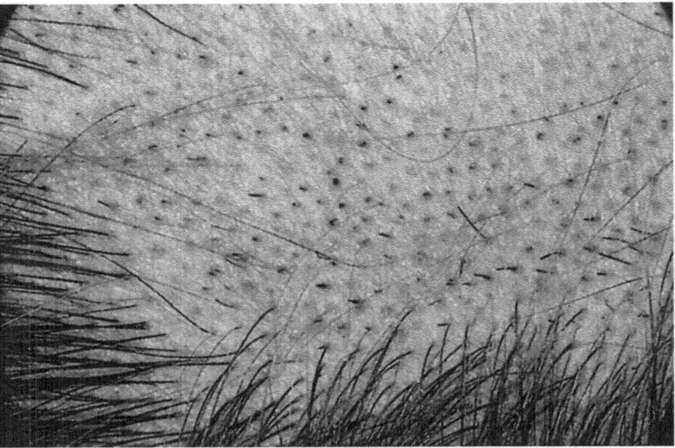

■ **Abb. 5.8** Alopecia areata. Pélade- und kadaverisierte Haare (Aus Braun-Falco et al. 1996)

Photothermolyse Die Einwirkung des intensiv gepulsten Lichts einer Xenonlampe verursacht eine gezielte thermische Schädigung bestimmter Strukturen in der Haut und erwies sich in Einzelbeobachtungen bei Alopecia areata als erfolgreich. Allerdings stehen Studien an größeren Patientenkollektiven noch aus. Eine abschließende Wertung ist deshalb nicht möglich.

Eine **photodynamische Therapie** bleibt wirkungslos, ebenso **Laser**- und **Infrarot**-Bestrahlungen.

5.3.2 Systemische Therapie

Möglichkeiten der systemischen Behandlung der Alopecia areata

- Orale Gabe von Glukokortikoiden
- Systemische PUVA-Behandlung
- Orale Gabe von Zink
- Zytostatika
- (Immunmodulatoren)
- (Prostaglandin-Analoga)
- (Biologika)
- Lipidsenker
- Arbeit in Selbsthilfegruppen

Glukokortikoide Die orale Gabe von Glukokortikoiden bringt in der überwiegenden Mehrzahl der Fälle ausgezeichnete Erfolge, allerdings verursachen die über Wochen und Monate notwendigen Dosen unerwünschte Effekte. Bei einer dann medizinisch unerlässlichen Dosisreduktion kommt es unweigerlich zu einem Rezidiv. Aus diesem Grund sollte mit der systemischen Gabe von Glukokortikoiden äußerste Zurückhaltung geübt werden. Diese Therapieform muss schweren, ausgedehnten Formen vorbehalten bleiben und bedarf exakter Kontrollen. Wenn eine Dosisreduktion erforderlich ist, muss die Behandlung auf Zytostatika umgestellt werden.

Systemische PUVA-Behandlung 60 Minuten nach oraler Gabe von Psoralenen (Methoxalen in einer Dosis von 1,5–2,0 mg/kg Körpergewicht) werden die haarlosen Herde mit 50 % der minimalen phototoxischen Dosis von UVA bestrahlt; eine vorsichtige Steigerung der Dosis ist möglich. Diese Form bringt keine Vorteile gegenüber der lokalen PUVA-Behandlung. Das Risiko für die Entstehung von Hautkarzinomen und eventuell sogar von Melanomen ist jedoch höher.

Zink Orale Gabe von Zink bringt nur selten Erfolge, sie ist allerdings risikofrei.

Zytostatika Die systemische Gabe von Zytostatika wie z. B. von **Zyklosporin**, ergibt bei 80 % der Patienten gute Behandlungserfolge, allerdings besteht auch hier eine hohe Rezidivrate. Außerdem gilt die gleiche Einschränkung wie bei der systemischen Gabe von Glukokortikoiden. Wegen der notwendigen hohen Dosen über unvorhersehbar lange Zeiträume sind Zytostatika wegen ihrer unerwünschten Wirkungen kein gangbarer Therapieweg bei der Alopecia areata, einer Erkrankung, deren Leidensdruck in den meisten Fällen »nur« erscheinungsmedizinischer Natur ist. Über den Einsatz von **Methotrexat** in Kombination mit einem Glukokortikoid liegen noch keine aussagefähigen Studien vor. Einzelanwendungen von **Bexaroten**, einem Antagonisten der Retinoid-Rezeptoren, brachten zum Teil gute Erfolge.

Immunmodulatoren Sulfone haben sich nicht bewährt; die Gabe von Sulfosalazin in Tagesdosen zwischen 2 g und 4 g war bei 25 % der Patienten erfolgreich. Die hohe Rezidivrate lässt **keine Empfehlung** dieser Behandlung zu.

Prostaglandin-Analoga Diese Wirkstoffgruppe, von der die Auslösung einer Hypertrichose bekannt ist (► Abschn. 7.5.2 und ► Abschn. 11.3.2, Glaukommittel), bringt bei Alopecia areata keinen Erfolg.

Biologika Biologika wurden bisher bei Alopecia areata nicht eingesetzt, obzwar aufgrund theoretischer Überlegungen gute Erfolge zu erwarten wären. Dies beruht auf den unerwünschten Wirkungen dieser Behandlung. Für eine letztlich nur erscheinungsmedizinische Störung ist das Risiko zu hoch. Anders liegen die Verhältnisse bei ausgedehnten Formen einer Psoriasis vulgaris.

Lipidsenker Vereinzelt wurde über ein Nachwachsen der Haare unter einer Behandlung mit Statinen wie Simvastin und mit Ezetimib, einem selektiven Hemmstoff der Cholesterinresorption im Darm berichtet; bei einem damit erfolgreich behandelten Patienten hatte sogar eine zuvor therapierefraktäre Alopecia areata unversalis bestanden. Simvastin allein bleibt ohne Wirkung. An dieser Stelle sei vermerkt, dass Lipidsenker mitunter diffusen Haarausfall verursachen.

Selbsthilfegruppen Überraschend hohe Erfolgsraten bringt die Teilnahme von Patienten mit Alopecia areata an Selbsthilfegruppen. Die Aufarbeitung des erscheinungsmedizinischen Defekts gemeinsam mit anderen betroffenen Menschen führt zu einer positiven Einstellung gegenüber dem eigenen Krankheitsbild. Für Kinder bringt die Teilnahme an solchen Selbsthilfegruppen oft bessere Resultate als jede Pharmakotherapie.

> **Wegen der nicht seltenen, zumindest für kürzere Perioden einsetzenden Spontanremission ist die Beurteilung eines Therapieerfolgs schwer. Liegt bereits eine (irreversible) Atrophie der Follikel vor, kann mit keiner der angeführten lokalen oder systemischen Behandlungen ein Erfolg erzielt werden.**

5.4 Alopecia areata atrophicans

Verschwindet bei der Alopecia areata die Follikelzeichnung, liegt ein bleibender Haarverlust vor. In diesem Fall wird oft von einer Alopecia areata maligna gesprochen, wobei der Ausdruck »**malign**« nur im Hinblick auf eine Restitution der Behaarung zu verstehen ist, nicht im Hinblick auf die Gefahr einer malignen Entartung (Karzinomentstehung). Korrekter und leichter verständlich wäre die Bezeichnung Alopecia areata atrophicans. Möglicherweise ist die kleinfleckige **Pseudopélade Brocq** eine Sonderform der zu einem irreversiblen Haarverlust führenden Alopecia areata. Als **Ophiasis** bezeichnet man ein von Ohr zu Ohr reichendes, schlangenförmiges, haarloses Band, welches sich bis zu den beiden Schläfen fortsetzt und bei dem nur in Ausnahmefällen ein neues Haarwachstum zu erreichen ist. Ob die Ophiasis wirklich als Sonderform der

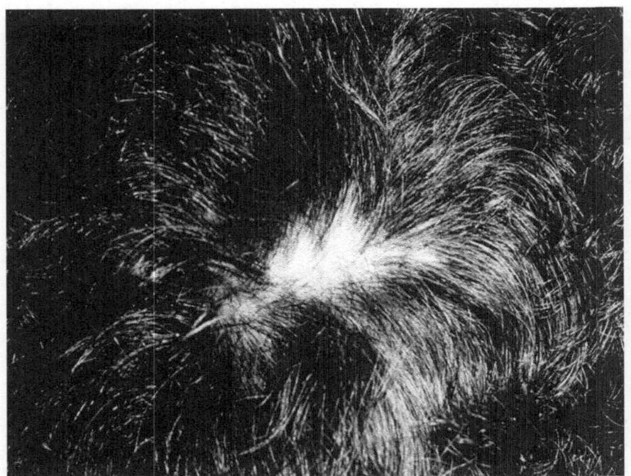

Abb. 5.9 Pseudopélade (Mit freundlicher Genehmigung von Galderma/DermQuest.com)

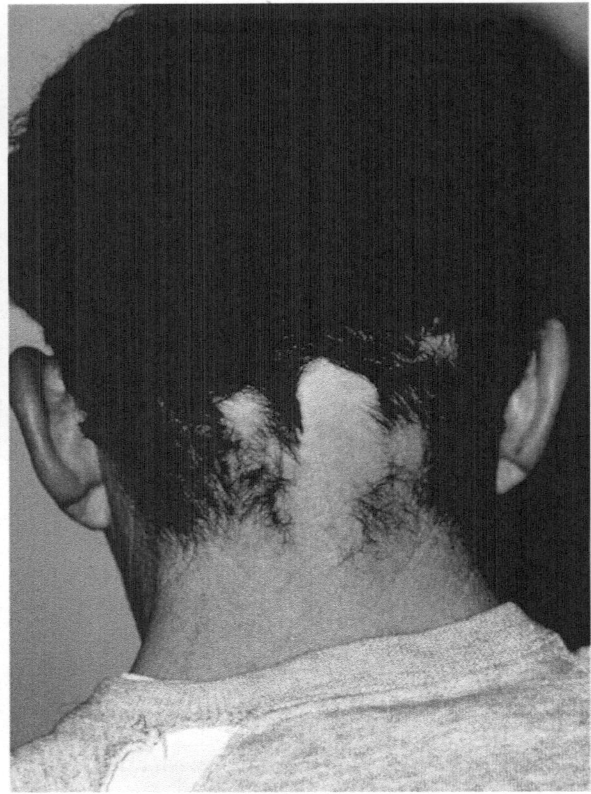

Abb. 5.10 Beginnende Ophiasis im Nackenbereich (Mit freundlicher Genehmigung von Galderma/DermQuest.com)

Alopecia areata angesprochen werden darf, ist ungeklärt (Abb. 5.8, Abb. 5.9 und Abb. 5.10).

Als nicht unumstrittene Sonderform einer Alopecia areata ist die Alopecia areata diffusa zu nennen. (»diffus« widerspricht der Eigenschaft »areata«!). Dieses Krankheitsbild wird in ► Abschn. 6.4.8 besprochen

5.5 Fazit für die Praxis

Ein haarloser, scharf begrenzter Fleck am Capillitium oder im Bartbereich beim Mann wird sofort zur Verdachtsdiagnose »Alopecia areata« führen. Fehlen Juckreiz, Entzündung und Schuppung kann die Diagnose mit Sicherheit gestellt werden. Die Haare sind im Bereich des Herdes leicht ausziehbar, bei Progredienz auch in den Randzonen. Schwierig zu beantworten sind die nur allzu gut verständlichen Fragen des Betroffenen:

- Wie lange wird diese haarlose Stelle noch bestehen?
- Ist eine Spontanheilung zu erwarten?
- Muss eine Behandlung begonnen werden?

Generell sollte zu einer Behandlung geraten werden, besonders wenn im Randbereich die Haare leicht ausziehbar sind, wenn also eine Progredienz des Herdes vorliegt oder wenn kadaverisierte Haare die Follikel verstopfen.

Je früher die Behandlung einer Alopecia areata beginnt, desto höher ist die Chance für eine Abheilung.

Von den Behandlungsmöglichkeiten, von denen im Ganzen genommen keine wirklich sicher wirkt, sollten nur solche eingesetzt werden, von denen keine unerwünschten Wirkungen zu erwarten sind. Dies gilt besonders bei der Behandlung von Kindern, bei denen in erster Linie persönliche Zuwendung und verständnisvolle Beratung empfohlen wird.

Bei Vorliegen einer Alopecia areata sollte nach anderen Autoimmunkrankheiten gesucht (Atopie, Vitiligo, Schilddrüsenstörungen, Anämien) und nach typischen Komorbiditäten gefragt werden (Depression).

Liegen Nagelveränderungen vor, sollte mit lokalen Maßnahmen (Feilen, Fräsen) versucht werden, den Zustand zu bessern. Ob hier in gleicher Weise wie bei der Nagel-Psoriasis eine möglichst rasch einsetzende Therapie mit Biologika indiziert ist, muss im Einzelfall entschieden werden. Die Möglichkeit unerwünschter Wirkungen und die hohen Kosten sind gegen die wahrscheinlich das ganze Leben bestehen bleibenden, erscheinungsmedizinisch äußerst störenden Veränderungen der Fingernägel abzuwägen.

Diffuser Haarausfall

6.1 Verifizierung des Haarausfalls

Haarerkrankungen beruhen in verschiedenen Lebensaltern auf unterschiedlichen Ursachen und führen zu verschiedenen klinischen und morphologischen Bildern (◘ Tab. 6.1).

Wenn ein Patient über diffusen Haarverlust klagt, muss zunächst einmal festgestellt werden, ob tatsächlich ein im medizinischen Sinn relevantes Effluvium vorliegt. Frauen mit langen Haaren suchen oft ihren Arzt auf und weisen einen gut gefüllten Briefumschlag mit teilweise verfilzten Haaren vor. Diese vielen Haare seien innerhalb eines Tages spontan beim Kämmen oder Bürsten ausgegangen. Als besonders stark wird der Haarausfall empfunden, wenn sich nach der Haarwäsche im Waschbecken viele Haare finden. Mit mitgebrachten Haaren kann der Arzt nichts anfangen, eine Beurteilung, ob überhaupt ein krankhaft gesteigerter Haarverlust vorliegt, ist nicht möglich. Wie bereits in ▶ Kap. 3 ausgeführt, lässt die mikroskopische Untersuchung eingetrockneter Haarwurzeln keinen Schluss auf die Art der vorliegenden Haarwachstumsstörung zu.

Die meisten Patienten sind erstaunt, vom Arzt zu erfahren, dass ein täglicher Haarausfall von bis zu ca. 80 Haaren den Normalzustand darstellt. Auch dass bei der Haarwäsche noch viel mehr Haare ausgehen, ist nicht besorgniserregend, da die meisten, für den Ausfall noch nicht ganz »reifen«, gelockerten, in der Ruhephase befindlichen Haare durch die mechanischen Manipulationen entfernt werden. Menschen mit dichtem, vollem Haar können an einem Tag auch weit über 100 Haare verlieren, ohne dass von einem krankhaften Haarausfall gesprochen werden dürfte, eine Verminderung des Haarbestands erfolgt nicht.

Um eine Maßzahl für den Umfang des Haarausfalls zu erhalten, sollte der Betroffene eine **Haarzählung** durchführen. Am 3. Tag nach der Haarwäsche werden alle ausgekämmten oder ausgebürsteten Haare gesammelt und glatt auf einen weißen Briefbogen gelegt. Dann wird die »Ernte« mit einem etwa 2 cm breiten, durchsichtigen Klebeband fixiert. Um eine Mehrfachzählung zu verhindern, sollte der Patient die am Rand des Klebebandes überstehenden Haare mit einer Schere abschneiden. Unter dem Klebeband erfolgt nun die Zählung der Haare. Oft sind dann die unter vermeintlich starkem Haarausfall leidenden Patienten selbst überrascht, wie wenige Haare sie tatsächlich pro Tag verlieren, besonders wenn eine Haartracht mit langen Haaren vorliegt. Die Haarzählung sollte alle 3 Wochen jeweils am 3. Tag nach der Haarwäsche durchgeführt werden. Damit erhält der Arzt eine verwertbare Maßzahl für die tatsächlich pro Tag ausgehenden Haare und kann beurteilen, ob wirklich ein verstärkter Haarausfall im medizinischen Sinn vorliegt.

> **Wenn täglich weniger als 80 Haare ausgehen, besteht kein verstärkter Haarausfall.**

Der Rat zu einer schonenden Haarpflege und einer Haarstärkung durch die Einnahme von Nahrungsergänzungsstoffen (◘ Tab. 6.5, ▶ Abschn. 6.5) wird meist gerne befolgt.

6.2 Diagnostik

Liegt aufgrund der Anzahl täglich ausfallender Haare ein diffuses Effluvium vor, muss geklärt werden, seit wann nach der Beobachtung der/des Betroffenen vermehrt Haare ausfallen und ob Blutsverwandte an Haarausfall leiden oder litten. Auch nach dem allgemeinen Gesundheitszustand ist zu fragen, ebenso wie nach der Einnahme von Medikamenten. Aus diesen Angaben lassen sich Hinweise auf genetisch bedingte Haarprobleme und auf Haarschädigungen verschiedenster Art gewinnen; auch erweckt eine positive Familienanamnese in erster Linie den Verdacht auf das Vorliegen einer androgenetischen Alopezie, selbst wenn das klinische Bild nicht eindeutig ist.

Bei nachgewiesenem diffusem Haarausfall werden zuerst klinische Tests durchgeführt.

Klinische Tests bei diffusem Haarausfall

- Klinischer Epilationstest: Haarzupftest, Prüfung auf die Festigkeit des Sitzes der Haare
- Phototrichogramm (Trichorrhizogramm): Photographische Dokumentierung des Haarwachstums an kleinen Arealen (▶ Abb. 3.3)
- TrichoScan: Beurteilung des Haarwachstums mithilfe einer speziellen Software

Dann erfolgt eine mikroskopische Untersuchung der ausfallenden Haare. Die Aussagekraft der verschiedenen Haar- und Haarbodenuntersuchungen ist in ◘ Tab. 6.2 zusammengestellt.

Eine grobe Orientierung über das Vorliegen eines Haarausfalls und über die Art desselben ermöglicht der **klinische Epilationstest**. Der Arzt greift ein Büschel Haare und zieht daran. Bleiben selbst nach mehrmaligem Ziehen – nicht Reißen! – keine Haare zwischen den Fingern, liegt ein Haarausfall von geringer Intensität vor – wenn überhaupt von einem ernst zu nehmendem Haarausfall gesprochen werden darf und nicht nur eine vorübergehende Vermehrung der ausfallenden Haare aus äußeren Gründen (hormonal, medikamentös) vorliegt.

Die Stellen, an denen der klinische Epilationstest durchgeführt wird, variieren je nach der Art des Haarausfalls:

- Bei diffusem Haarausfall erfolgt der Test am Scheitel.

Tab. 6.1 Die häufigsten Haarerkrankungen in verschiedenen Lebensaltern

Altersgruppe	Haarveränderungen
Kleinstkinder, Kinder im Vorschulalter	Genetisch bedingte Haarschaftanomalien wie Spindelhaare, Korkenzieherhaare (Pili torti) Trichoschisis (Aufspaltung der Haare in der Längsrichtung) Trichonodose (Knötchen im Haarschaft mit borstenpinselartiger Aufsplitterung) Bambushaare (teleskopartig ineinander geschobene Haarschäfte)
6.–10. Lebensjahr	Alopecia areata Trichotillomanie Loose-hair-Syndrom
11.–18. Lebensjahr	Alopecia areata Trichotillomanie Loose-hair-Syndrom Beginn der androgenetischen Alopezie bei Knaben, bei Mädchen nur bei Vorliegen hormonal aktiver Tumore
18.–50. Lebensjahr	Androgenetische Alopezie bei Männern
40.–50. Lebensjahr	Androgenetische Alopezie bei Frauen
Ab dem 50. Lebensjahr	Bei beiden Geschlechtern zunehmende altersbedingte Verringerung von Haarzahl, Haardichte, Haarlänge und Haarwachstum
In jedem Lebensalter	Haarausfall durch Mangelzustände Hormonale Störungen Erkrankungen Vergiftungen Stress Medikamente

Tab. 6.2 Haar- und Haarbodenuntersuchungen und ihre Aussagekraft

Untersuchungsmethode	Aussage
Haarzählung	Vorhandene oder vermeintliche Störung
Phototrichogramm/mikroskopische Untersuchung der Haarwurzeln	Verhältnis anagener zu telogenen Haaren Diagnose eines anagenen, telogenen oder dystrophischen Effluviums
Untersuchung des Haarschafts mit dem Licht- oder Rasterelektronenmikroskop	Schädigung der Cuticula Vorliegen von genetischen oder ernährungsbedingten Störungen Aufsplitterung oder Bildung von Knötchen durch falsche Haarkosmetik
Kopfhautbiopsie bei umschriebenem Haarausfall	Nachweis von vernarbenden Prozessen oder von Hautkrankheiten
Chemische Analyse der Haare	Nachweis einer Vergiftung, einer Einnahme von Rauschgift oder von Dopingmitteln; beim üblichen Effluvium wertlos

- Bei Alopecia areata wird er an den Rändern des Herdes durchgeführt und informiert über eine eventuelle Progredienz.
- Bei androgenetischer Alopezie werden die typischen Lokalisationen bei Mann und Frau untersucht, d. h. beim Mann an den Geheimratsecken und an der Tonsur, bei der Frau auf der Scheitelhöhe (▶ Abschn. 7.1 und ▶ Abschn. 8.2).

Die ausgezogenen Haare werden **sofort** unter das Mikroskop gelegt und untersucht. Nach ihrem Aussehen können die Haarwurzeln den verschiedenen Phasen des Haarzyklus zugeordnet werden. Das Verhältnis von Telogen- zu Anagenhaaren gibt Auskunft über die Veränderungen im Haarzyklus, das Vorhandensein dystrophischer und abgebrochener Haare weist auf innere oder äußere Haarschädigungen hin.

Bei **mikroskopischer Untersuchung** lassen sich 5 Haartypen differenzieren:

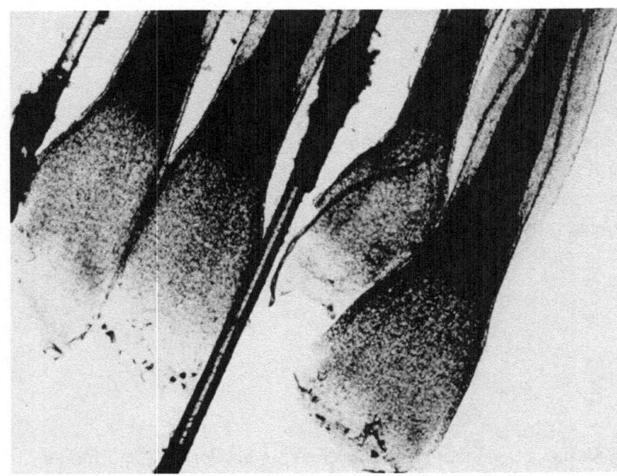

Abb. 6.1 Trichorrhizogramm. 4 Telogen- und 2 Anagenhaare (Mit freundlicher Genehmigung von Galderma)

Haartypen: mikroskopische Charakterisierung

- **Anagenhaare:** Haare in der aktiven Wachstumsphase. Der Abriss erfolgt in der Mitte der Haarzwiebel, die meisten Anagenhaare sind von ihren Wurzelscheiden umgeben
- **Telogenhaare:** Haare in der Ruhephase, Kolbenhaare ohne Wurzelscheiden, keine keratogenen Zonen
- **Katagenhaare:** Haare im Übergang vom Anagen in das Telogen, Haarwurzelkolben Wurzelscheiden und keratogene Zonen sind vorhanden
- **Dystrophische Haare:** Geschädigte Haare, Verdünnung des Haarschafts, Bruchlinien an den zugespitzten Enden, oft erfolgt der Haarbruch als Folge einer Versorgungsstörung bereits intrafollikulär
- **Abgebrochene Haare:** Glatte Bruchränder oft auch an Auftreibungsstellen, Folgen einer chemischen oder physikalischen Schädigung (▶ Kap. 4).

Die modernen diagnostischen Methoden bei Haarausfall – Trichorrhizogramm, Phototrichogramm und TrichoScan – wurden bereits in ▶ Kap. 3 besprochen.

Durch die Bestimmung des Haarwurzelmusters (**Trichorrhizogramm**, oft auch ungenau als Trichogramm bezeichnet) wird festgestellt, ob ein telogenes, ein anagenes oder ein dystrophisches Effluvium vorliegt (Abb. 6.1). Beim telogenen Effluvium ist der Prozentsatz telogener Haare erhöht, beim anagenen Effluvium findet sich ein erhöhter Prozentsatz anagener Haare, und beim dystrophischen Effluvium liegen krankhaft veränderte Haare vor. Werden die normalen Terminalhaare immer mehr durch feine, dünne Vellushaare ersetzt, handelt es sich fast immer um eine androgenetische Alopezie (▶ Kap. 7).

Bei gesundem Haarwachstum liegen 80% der Haare im Anagen vor, 20% im Telogen, 0,5–1% der Haare befinden sich im Katagen (Tab. 6.3). Erhöht sich der Prozentsatz telogener Haare über 20%, spricht man von einem telogenen Effluvium, das Haar beendet seine Wachstumsphase zu früh und tritt in die Ruhephase, das Telogen, über.

Nach den Ergebnissen des Trichorrhizogramms lassen sich 4 verschiedene Formen von diffusem Haarausfall unterscheiden:

Diffuser Haarausfall: Formen

1. **Telogenes Effluvium:**
   - Die Telogenhaare sind vermehrt.
   - Der Haarwechsel erfolgt beschleunigt.
   - Die Schädigung trat Monate vor dem Beginn des Haarausfalls ein.
   - Als Ursache ist auch an fehlprogrammierte Follikel bei androgenetischer Alopezie zu denken.
2. **Anagenes Effluvium:**
   - Es liegt eine Vermehrung der Haare im Anagen vor, bedingt durch eine verstärkte Nachbildung von Haaren, z. B. nach einer toxischen Schädigung.
3. **Dystrophisches Effluvium:**
   - Es liegen zahlreiche dystrophische Haare vor.
   - Die Haarschädigung erfolgte meist 1–2 Wochen vor Beginn des Haarausfalls.
4. **Gemischtes Effluvium:**
   - Es liegt eine Vermehrung der telogenen und der dystrophischen Haare vor.
   - Der Zeitpunkt der Schädigung ist schwer zu bestimmen, es können 3 Monate ebenso wie 8 Tage sein.

Die Diagnose einer physikalisch-chemischen Schädigung erfolgt durch den Nachweis der glatten Bruchstellen an den Haaren oder durch die aufgesplitterten Enden. Die Schädigung liegt Stunden bis Tage zurück.

Bei der Anamneseerhebung bei diffusem Haarausfall sollten mehrere Punkte berücksichtigt werden:

Diffuser Haarausfall: Wichtige Aspekte bei der Anamnese

- Ernährungsgewohnheiten, Diäten, Vitaminmangel
- Stoffwechselstörungen wie Diabetes mellitus (Zuckerkrankheit), Hyperurikämie (Gicht), Lipidstoffwechselstörungen, Lebererkrankungen, Funktionsstörungen der Schilddrüse, hormonale Störungen
- Derzeit bestehende oder vorangegangene Blutkrankheiten

Tab. 6.3 Die 5 Haartypen und ihr Vorkommen

Haar- bzw. Haarwurzeltyp	Normales Vorkommen	Interpretation
Anagenhaare	80%	Normales Wachstum Bei Vermehrung: Heilung eines Haarausfalls oder anagenes Effluvium
Telogenhaare	Maximal 20%	Bei Vermehrung: frühzeitige Beendigung des Haarwachstums, geringgradige Schädigung oder genetische Störung
Katagenhaare	1–2%	Übergangsphase vom Anagen zum Telogen, ohne pathologische Bedeutung
Dystrophische Haare	Maximal 2%	Vermehrung bei Haarschädigung
Abgebrochene Haare	Keine	Chemische oder mechanische Schädigung

- Eisenmangel, z. B. bei Vegetariern bzw. Veganern oder als Folge intestinaler Störungen
- Hormonale Störungen
- Medikamenteneinnahme (▶ Abschn. 6.4.11)
- Rauchgewohnheiten
- Kreislaufstörungen, Erschöpfungszustände, Schwindelanfälle, morgendliche Hypotonie, Konzentrationsstörungen, Schlafstörungen
- Nackenschmerzen, Kopfschmerzen
- Nagelwachstumsstörungen
- Vorliegen bzw. Verdacht auf Malignom
- Neurologisch-psychiatrische Erkrankungen wie Depression, Stress, Burn-out-Syndrom, Fatigue-Syndrom, Anorexie
- Altersbeschwerden, allgemeine Zeichen einer vorzeitigen Alterung
- Haarkosmetik, Dauerwellen, Haarfärbung

Am Rande erwähnt seien die kongenitalen, genetisch bedingten Haarwuchsstörungen wie z. B. die Progerie (◘ Abb. 6.2). Schon ab den ersten Lebensmonaten entwickelt sich neben anderen Störungen nur spärliches, früh ergrauendes und rasch ausfallendes Kopfhaar.

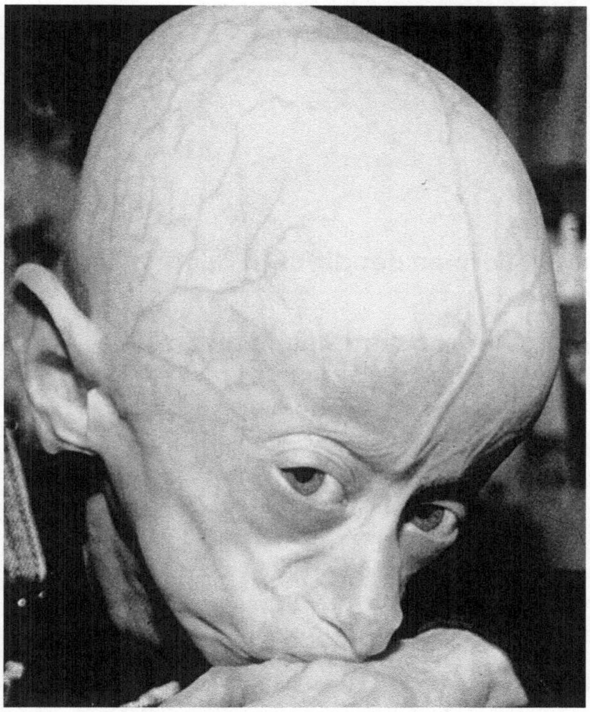

◘ **Abb. 6.2** Kind mit Progeria infantilis (kindliche Greisenkrankheit) (Mit freundlicher Genehmigung von Galderma)

6.3 Laboruntersuchungen

Verschiedene Mangelkrankheiten und Stoffwechselstörungen – an erster Stelle stehen hier Eisenmangel, Kalziummangel und Schilddrüsenerkrankungen – verursachen oft als einziges oder erstes Symptom einen Haarausfall, eine auffallende Verlangsamung des Haarwachstums und eine Verminderung der Haarqualität. Die Haare sind dünn und quellen in Alkalien stark auf. Auch Malignome und systemische Autoimmunkrankheiten sind oft von einem Effluvium begleitet. Kachektische Zustände, wie z. B. bei Kwashiorkor, AIDS oder Anorexie, verursachen Haarausfall, ebenso wie manche Formen der Enzephalitis und bestimmte Erythrodermien.

Bei diffusem Haarausfall unklarer Genese wird eine komplette klinische und klinisch-chemische Untersuchung empfohlen. Am Anfang stehen Bestimmungen der verschiedenen Parameter des Eisenstoffwechsels und Kontrollen der Morphologie und Zahl der Blutzellen, inklusive Messung des Hämoglobingehalts. Die wichtigsten bei Haarausfall zu erhebenden Laborwerte sind in der folgenden Übersicht zusammengestellt:

Laboruntersuchungen bei diffusem Haarausfall

- Komplettes Blutbild: rote und weiße Blutkörperchen, Blutplättchen, Hämoglobingehalt
- Serum-Eisen, Transferrin, Ferritin, lösliche Transferrin-Rezeptoren
- Leberfunktion: GOT (Glutamat-Oxalacetat-Transaminase), GPT (Glutamat-Pyruvat-Transaminase), Serum-Bilirubin
- Nierenfunktion: Serum-Kreatinin, BUN (*blood urea nitrogen*)
- Serum-Harnsäure
- Fettstoffwechsel: Gesamtlipide, Triglyzeride, HDL- und LDL-Cholesterin
- Serum-Glukose, HbA_1
- Schilddrüsenfunktionsparameter
- Zink, Kalzium
- Serumproteine (Elektrophorese), Serum-Folsäure
- Bei Frauen: Serumspiegel von Östrogen, Progesteron und Testosteron

6.4 Formen des diffusen Haarausfalls

6.4.1 Androgenetische Alopezie

Die androgenetische (androchronogenetische) Alopezie ist die bei Weitem häufigste Form des Haarausfalls beim Menschen. Dieses telogene Effluvium zeigt bei Frau und Mann ein ganz bestimmtes Muster. Mindestens 50% der Männer und 25% der Frauen leiden an dieser Form des Haarausfalls. Wegen ihrer Häufigkeit wird die androgenetische Alopezie in diesem Buch in gesonderten Kapiteln behandelt (► Kap. 7 und ► Abschn. 8.2).

Bei der androgenetischen Alopezie ist die Aussparung des Hinterhauptbereichs und der Schläfenregion hervorzuheben. Damit ist eine wichtige Unterscheidung gegen den Haarausfall bei Eisenmangel oder bei Schilddrüsenstörungen gegeben.

Die letztgenannten Veränderungen verursachen einen diffusen Haarausfall am gesamten Capillitium und – was beim Effluvium klimakterischer Frauen von besonderer differenzialdiagnostischer Bedeutung ist – nicht nur am Scheitel.

6.4.2 Progressive acquired kinking

Die Entwicklung zahlreicher gekräuselter Haare am Kopf ist eine selten auftretende Störung, wahrscheinlich genetischen Ursprungs. Die Haare werden rau, gedreht und glanzlos. Dem Patienten selbst fällt dies nur selten auf, was eine hohe Dunkelziffer vermuten lässt. Bei Männern können solche Veränderungen den Beginn einer androgenetischen Alopezie darstellen, möglicherweise trifft diese Annahme auch bei Frauen zu. Bei einem herdförmigen Auftreten dieser Störung liegt meistens ein Nävus vor.

6.4.3 Diffuser symptomatischer Haarausfall vom Spättyp

Jedes symptomatische Effluvium, sowohl das telogene als auch das anagene, betrifft ausschließlich die Kopfhaut. Haare an anderen Stellen des Körpers wie Augenbrauen, Bart, Achseln oder Genitalregion weisen geringere metabolische Aktivität auf und sind deshalb gegenüber den verschiedensten Noxen weit weniger empfindlich. Am Kopf befinden sich mindestens 80% der Haare im Anagenstadium, d. h., sie sind mitotisch aktiv und damit gegen Unterversorgung oder Stoffwechselgifte sehr empfindlich. An den übrigen behaarten Körperstellen befinden sich höchstens 20–30% der Haare im Anagen. Stoffwechselstörungen oder die Gabe von Zytostatika führen damit kaum zu einem merklichen Haarverlust. Deshalb verlieren Patienten unter Chemotherapie meist alle Haare am Kopf, aber deren Augenbrauen und Wimpern erfahren unter den meisten Chemotherapeutika praktisch keine Rarefizierung.

Der diffuse symptomatische Haarausfall vom Spättyp ist ein telogenes Effluvium. Im Trichorrhizogramm liegen eine massive Vermehrung der Telogen- und eine Verminderung der Anagenhaare vor. Als Ursachen sind verschiedene Hautkrankheiten, Allgemeinkrankheiten, Mangelzustände und Stoffwechselleiden zu nennen.

Diffuser symptomatischer Haarausfall vom Spättyp: Ursachen

- Innere Erkrankungen: Kachexie, Marasmus, Leberleiden
- Überstandene leichtgradige fieberhafte Infekte
- Resorptionsstörungen, falsche Diäten: Eisen-, Zink-, Selen-, Kalziummangel
- Vitaminmangel: Vitamine K, H, A und B
- Störungen des Coenzym- und/oder Energiestoffwechsels
- Atherosklerose oder Altersatrophie
- Nikotinabusus
- Endokrine Störungen
- Medikamenteneinnahme (► Abschn. 6.4.11)
- Bestimmte Vergiftungen (Thallium in Dosen <1 g, Bor)
- Psychische Belastungen wie Stress, Burn-out- oder Fatigue-Syndrom
- Immunkrankheiten: Akute, generalisierte Schmetterlingsflechte (akuter LE), Dermatomyositis

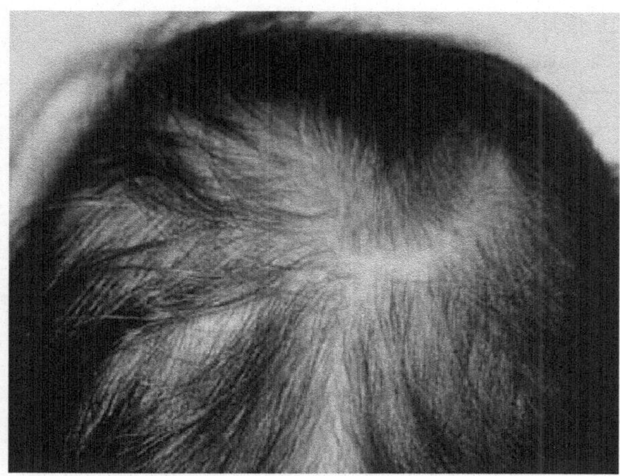

Abb. 6.3 Telogenes Effluvium vom Spättyp (Mit freundlicher Genehmigung von Galderma)

- Leberzirrhose
- Diabetes mellitus
- Infektionskrankheiten wie Grippe, Scharlach, Rotlauf, Typhus, Lues (»*Alopecia specifica*«) oder AIDS mit meist kleinfleckigem Haarausfall (»*Alopecia parvimaculata*«)
- Paraneoplastisches Syndrom bei Karzinomen der Eingeweide, Muzinose bei Lymphomen
- Alopecia senilis (Haarausfall in höherem Alter)
- Alopecia seborrhoica (▶ Kap. 10)
- Alopecia mucinosa (▶ Abschn. 4.10)
- Alopecia actinica (▶ Abschn. 6.4.9)
- Alopecia mechanica (Druck- und Zugalopezie)
- Alopecia traumatica bei Trichotillomanie, -temnomanie, -teiromanie und Artefakten (▶ Abschn. 4.4, ▶ Abschn. 6.4.9, ▶ Abschn. 8.9, ▶ Abschn. 9.12)

Einige Wochen nach einer geringgradigen Schädigung der Haarwurzeln fallen die vorzeitig in das Telogen übergetretenen Haare aus. Dies führte zur Namensgebung **diffuses, symptomatisches Effluvium vom Spättyp**. Die resultierenden Bilder sind uncharakteristisch, der Haarausfall befällt am stärksten die Scheitelgegend (Abb. 6.3). Gegen eine Diagnose einer androgenetischen Alopezie spricht die Art des Verteilungsmusters.

Ein chronisches telogenes Effluvium besteht bei Fortdauer des Haarausfalls über einen Zeitraum von 6 Monaten. Diese Form des Haarausfalls entwickelt sich bei Eisen-, Zink-, Protein- oder Vitaminmangel sowie bei verschiedenen endokrinen Störungen (der Schilddrüse, Epithelkörperchen, Hypophyse). Die Schädigung der Follikel führt zur Bildung dünnerer Haare und damit zu einer allgemeinen Verminderung des Haarbestands. Männer sind von dieser Form des Haarausfalls weit seltener betroffen als Frauen.

Ursachen eines chronischen telogenen Effluviums sind
- chronische Infekte,
- konsumierende Erkrankungen,
- Medikamenteneinnahmen,
- Mangelernährung, wie z. B. eine Radikaldiät zur Gewichtsabnahme.

Häufig sind junge Frauen betroffen. Täglich kann eine Patientin mit chronischem telogenen Haarausfall bis zu 200 Haare verlieren. Der stärkste Haarverlust entwickelt sich an der Stirn-Haar-Grenze und an der Schläfenregion.

Zu den Formen des chronischen telogenen Haarausfalls gehört auch das 3–5 Monate nach einer **Entbindung** auftretende Effluvium. Die hormonalen Umstellungen in der Schwangerschaft bedingen eine Verlängerung der Anagenphase im Haarzyklus. Mit der Normalisierung des Hormonhaushalts erfolgt etwa 2 Monate nach der Entbindung ein vermehrter Ausfall telogener Haare. Dieser Haarausfall hört nach einigen Wochen auf und hinterlässt keinen schütteren Haarwuchs. Die junge Mutter kann beruhigt werden. Nur in Ausnahmefällen entwickelt sich ein starker, zum Teil nicht mehr reversibler Haarverlust, der mit dem psychischen Stress der Geburt in Zusammenhang gebracht wird.

Ähnlich wie nach einer Entbindung kann auch nach dem Absetzen oraler Kontrazeptiva ein telogener Haarausfall auftreten.

Auch der physiologische Haarausfall des **Neugeborenen** ist telogener Natur. Vor der Geburt stehen alle Haare im Anagen, bei der Geburt treten die Haare in die Telogenphase ein, sie fallen binnen weniger Wochen aus. Besonders rasch erfolgt dieser Haarausfall am Hinterkopf, da die Säuglinge vorwiegend auf dem Rücken liegen. Druck und Reiben führen am Hinterkopf zu einem beschleunigten Ausgehen der Telogenhaare. Dies bewirkt dann die die Mütter oft beunruhigende Säuglingsglatze (Alopecia neonatorum). Dieses telogene Effluvium ist komplett reversibel, die Haare entwickeln sich danach normal. Nach dem 3. Lebensmonat beginnt beim Säugling der normale asynchrone Haarzyklus.

Das passagere telogene Effluvium tritt bei schweren fieberhaften Infektionen, bei hohem Blutverlust und nach Schockzuständen auf (Trauma, Operationen). Stress-Situationen können ebenfalls als Auslöser eines diffusen symptomatischen Haarausfalls vom Spättyp wirken. In solchen Fällen sieht das Capillitium aus wie von Mäusen angenagt und ähnelt dem luetischen Effluvium. Frauen sind von einem passageren telogenen Haarausfall öfter betroffen als Männer. Auch manche Medikamente können zu einem reversiblen telogenen Effluvium führen (▶ Abschn. 6.4.11).

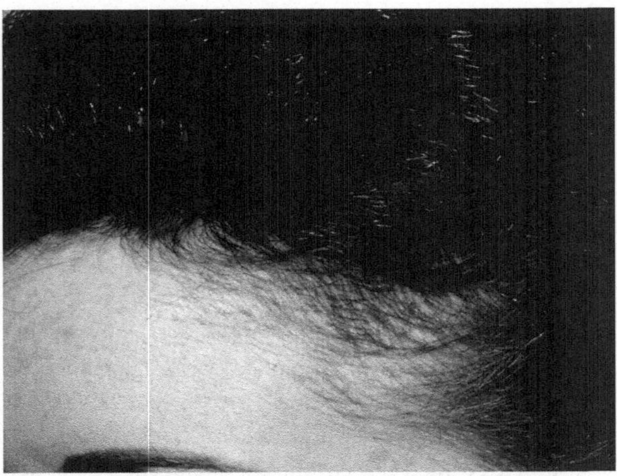

Abb. 6.4 Telogenes Effluvium vom Frühtyp an den »Geheimratsecken« einer Frau (Mit freundlicher Genehmigung von Galderma/DermQuest.com)

Im Alter entwickelt sich bei jedem Menschen das **senile Effluvium**, das ebenfalls die Charakteristika ein telogenen Effluviums aufweist. Mit zunehmendem Lebensalter fallen die Follikel sowie alle Gewebe und Strukturen der Atrophie anheim; Haarzahl, Haardichte und Haardicke nehmen ab. Das altersbedingte Dünner- und Schütterwerden der Haare geht auf ein verringertes Nährstoffangebot an die Haarwurzel zurück. Ob es auch zu einem »Abwürgen« der Haarfollikel durch Verhärtung des perifollikulären Bindegewebes kommt, ist umstritten. Bei postklimakterischen Frauen ist die Differenzierung des »normalen« altersbedingten Haarausfalls gegenüber einer androgenetischen Alopezie oft schwierig.

Die Alopecia (Atrichia) congenita ist durch ein anlagebedingtes Fehlen der Behaarung charakterisiert (▶ Kap. 9).

6.4.4 Diffuser symptomatischer Haarausfall vom Frühtyp

Erfolgt bei schweren Infektionen wie Typhus, Lues II oder AIDS, bei Vergiftungen oder bei zytostatischer Therapie eine massive Schädigung der Haarwurzel, setzt oft schon wenige Tage nach dem Einwirken der Noxe ein telogener Haarausfall ein; zu einem bestimmten Zeitpunkt erfolgt eine Schädigung der Haare. Erreichen diese Haare die Hautoberfläche, so brechen sie ab, die Haare gehen in Büscheln aus, in klassischer Weise im Rahmen einer Chemotherapie. Diese akute Form eines Effluviums wird als **diffuser, symptomatischer Haarausfall vom Frühtyp** bezeichnet, der bei Frauen oft nur geringfügig die Schläfenregion befällt (Abb. 6.4), allerdings nicht unter Zytostatika (Chemotherapie). Die Haare wachsen fast immer nach.

Haarausfall als Folge einer Chemotherapie ist für die Patienten eine sehr belastende Begleiterscheinung der Tumorbehandlung. Sie ist weiten Teilen der Bevölkerung bekannt und wird von Patienten und vielen Menschen im Umfeld als (ver)störendes Zeichen empfunden, einerseits weil es direkt mit der Diagnose »Krebs« konfrontiert, andererseits aus allgemein erscheinungsmedizinischen Gründen. Dass ein Patient oder eine Patientin eine chemotherapeutische Behandlung ablehnt, um ein diffuses Effluvium zu vermeiden, kommt sehr selten vor, denn dafür ist die Indikation zu gravierend. Die Anwendung von 2%igem Minoxidil über die Periode der Chemotherapie und noch über 4 Monate darüber hinaus verzögert den Eintritt des Haarausfalls und verkürzt die Zeit bis zum Nachwachsen der Haare. Auch durch die Kälteanwendungen wird das haarbildende System der Kopfhaut vor den Wirkungen der meisten Chemotherapeutika zumindest teilweise geschützt (▶ Abschn. 6.4.5).

Nicht nur körperliche, auch seelische Belastungen (Stress, Operationen) können einen diffusen Haarausfall vom Frühtyp verursachen. Hierher gehört auch der Haarausfall nach bestimmten Medikamenten und nach Hungerkuren.

6.4.5 Diffuser dystrophischer Haarausfall vom Frühtyp

Beim diffusen dystrophischem Haarausfall vom Frühtyp finden sich zahlreiche krankhaft veränderte anagene Haare. Der Haarausfall setzt meist schon wenige Tage nach Einwirken der Noxe ein.

Die dystrophischen Haare sind dünn und brechen leicht ab, meist schon im Follikelkanal. Die zugrunde gegangene Haarmatrix bildet zusammen mit Keratin und Melaninschollen ein den Follikel komedoartig verschließendes Degenerationsprodukt; man spricht hier von kadaverisierten Haaren wie bei der Alopecia areata (▶ Kap. 5). Die Alopezie ist reversibel, aus erhaltenen Matrixzellen können neue Haare aufgebaut werden. Die telogenen Haare sind beim diffusen symptomatischen Haarausfall vom Frühtyp in Form und Prozentsatz unverändert. Liegen jedoch besonders viele dystrophische Haare vor, kann auch der Prozentsatz telogener Haare sinken.

Dieses Bild weist auf eine schwere Schädigung der Haare hin, wie z. B.

- Einnahme von Zytostatika im Rahmen einer Chemotherapie,
- Gabe von Blockern der VEGF-Rezeptoren (z. B. Cetuximab),
- konsumierende Erkrankungen,
- schwere, lebensbedrohliche Infektionen (Typhus abdominalis, AIDS),
- Thalliumvergiftung,
- schwere Stress-Situationen, Burn-out-Syndrom.

Die Liste der Chemotherapeutika als Ursache von Haarausfall ist lang, im Folgenden sind die wichtigsten aufgeführt.

Wichtigste Chemotherapeutika, die Haarausfall verursachen

- Bleomycin
- Cyclophosphamid
- Cytarabin
- Rubicin-Derivate
- Fluorouracil
- Hydroxurea
- Mechlorethamid
- Methotrexat
- Mitomycin
- Paclitaxel und Docetaxel
- Thiotepa
- Vinblastin und Vincristin

Um bei einer Chemotherapie den Haarausfall möglichst gering zu halten, kann versucht werden, die Follikel durch eine 10 Minuten vor Injektionsbeginn einsetzende lokale Kältetherapie zu schützen. Die Wirkung der höchsten Konzentration des Chemotherapeutikums kann damit wesentlich gemildert werden. Auch topisches Minoxidil wird zur Verringerung des Haarverlusts bei bestimmten Chemotherapien erfolgreich angewendet. Wie wichtig das Haupthaar für Frauen ist, ergibt sich aus der Tatsache, dass der Haarausfall für jede zweite Frau die am stärksten belastende Wirkung der Chemotherapie darstellt. Laut Umfrage in der Allgemeinbevölkerung – nicht bei Tumorpatientinnen! – würden 8% der Frauen eine Chemotherapie aus Angst vor einem Haarverlust ablehnen.

6.4.6 Diffuser telogener Haarausfall bei beschleunigtem Haarzyklus

Bei einem beschleunigten Haarzyklus, wie er in seltenen Fällen genetisch bedingt auftritt, kommt es zu einem vermehrten Ausfall von telogenen Haaren. Eine merkliche Reduktion der Behaarung erfolgt nicht, die Ursache liegt in einem besonders starken Haarwachstum.

6.4.7 Diffuser anagener Haarausfall

Liegt im Trichorrhizogramm ein erhöhter Prozentsatz anagener Haare vor, weist dies auf ein verstärktes Nachwachsen der Haare nach Einwirkung einer schädigenden Noxe hin (■ Abb. 6.5), z. B. nach einer Chemotherapie (■ Abb. 6.6). Ein Haarverlust liegt hier nicht vor und steht auch nicht zu erwarten, im Gegenteil, es erfolgt eine Vermehrung des Haarbestands. Für den Betroffenen scheint es aber so, als gingen vermehrt Haare verloren.

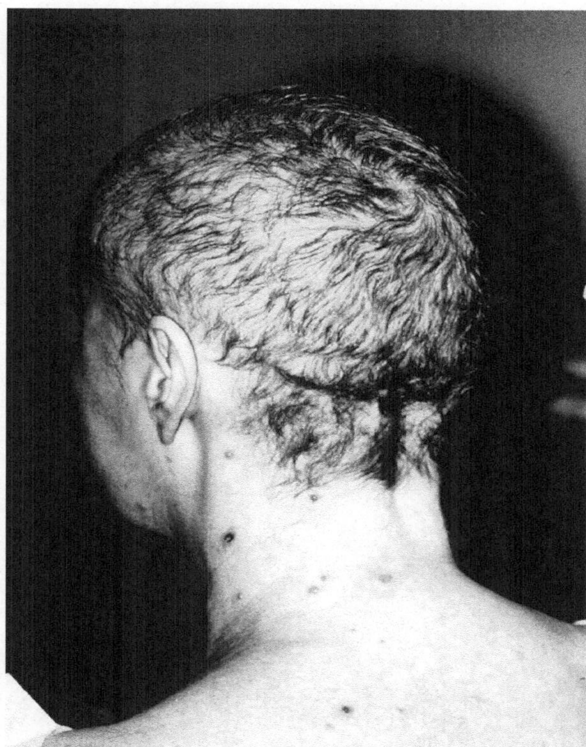

■ **Abb. 6.5** Anagenes Effluvium (Mit freundlicher Genehmigung von Galderma/DermQuest.com)

Als besonderer Befund ist die erhöhte Anzahl anagener Haare bei der kindlichen Trichotillomanie oder bei psychischen Störungen im Erwachsenenalter anzuführen (▶ Abschn. 8.7 und ▶ Abschn. 9.3.6). In beiden Fällen liegt ein Effluvium vor, und im Trichorrhizogramm findet sich eine starke Vermehrung der anagenen Haare. Dies geht darauf zurück, dass – im Gegensatz zum anagenen Haar – das Ausziehen telogener Haare kaum mit Schmerzen verbunden ist. Insbesondere von Kindern werden deshalb in erster Linie die telogenen Haare ausgezupft, die dann im Trichorrhizogramm fehlen. Die Zahl der anagenen Haare bleibt unverändert, der Prozentsatz der anagenen Haare steigt auf fast 100% an.

Das mitunter bei kleinen Mädchen auftretende Loose-anagen-hair-Syndrom wurde bereits in ▶ Abschn. 4.8 besprochen.

6.4.8 Alopecia areata diffusa

Wie schon in ▶ Kap. 5 bei Besprechung der Alopecia areata erwähnt, wird eine besondere Form eines diffusen, aber spontan reversiblen Haarausfalls unbekannter Genese als

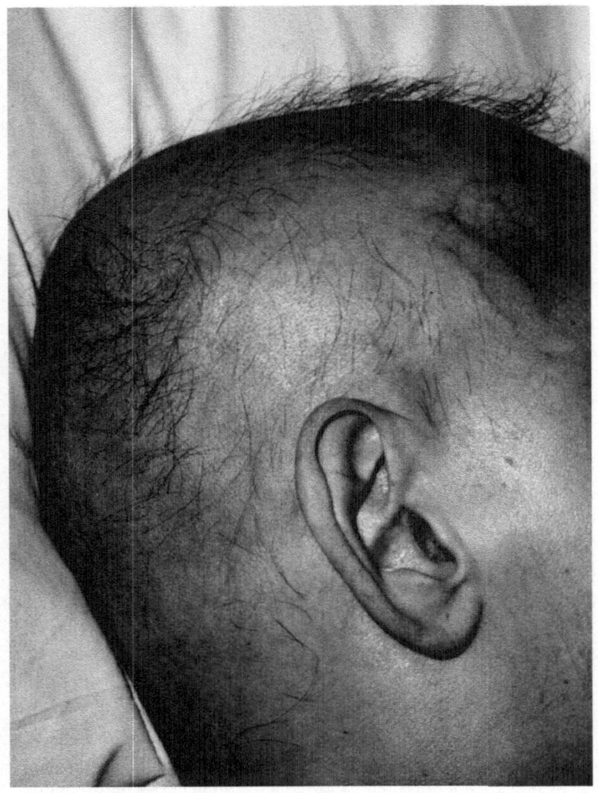

Abb. 6.6 Anagenes Effluvium unter Chemotherapie; die telogenen Haare sind unverändert (Mit freundlicher Genehmigung von Galderma/DermQuest.com)

Alopecia areata diffusa bezeichnet. Der Name ist unglücklich gewählt, da »*areata*« und »*diffusa*« krasse Gegensätze darstellen. Ein anfänglich diffuser Haarausfall schreitet rasch fort und führt binnen weniger Wochen zu einem totalen Haarverlust. Die Erkrankung tritt nur bei erwachsenen Frauen auf und unterscheidet sich damit deutlich von der klassischen Alopecia areata. Innerhalb von 6 Monaten kommt es hier zu einer spontanen Restitution des Haarkleids. Die Ursachen für die Alopecia areata diffusa sind nicht bekannt; dass hier eine Sonderform der Alopecia areata vorliegt, ist unwahrscheinlich.

6.4.9 Physikalisch-chemische Schädigung der Haare

Bei der Besprechung des umschriebenen Haarausfalls in ▶ Abschn. 4.4 wurde bereits ausgeführt, dass chemische oder physikalische Noxen ein Abbrechen der Haare verursachen. Je nach Ausdehnung der einwirkenden Schädigung kann der Haarausfall umschrieben oder diffus sein, also auch die gesamte Kopfhaut betreffen.

Das typische Zeichen für eine physikalische oder chemische Schädigung der Haare ist das Vorhandensein zahlreicher glatt abgebrochener Haare im Trichorrhizogramm.

Brechen die Haare knapp am Oberrand des Follikels oder noch tiefer ab, bietet sich das Bild eines diffusen Haarverlusts. Eine genaue Befragung des – meist der – Betroffenen nach seinen/ihren Haarpflegegewohnheiten ermöglicht es, die Art der vorliegenden Haarschädigung zu erkennen. Die häufigsten Ursachen für eine physikalisch-chemische Schädigung der Haare sind falsche Anwendungen von Dauerwellpräparaten oder von Färbe-, Blondierungs- oder Bleichmitteln. Auch fehlerhaftes Toupieren, zu langes oder zu heißes Fönen oder falsche, zu straffe und zu heiße Anwendung von Lockenwicklern verletzen die empfindliche Haarcuticula und schädigen damit die Haarstruktur; allerdings erfolgt dies meist nur in einem umschriebenen Bereich. Anders ist dies bei überreichlichem Gebrauch von Haarfestiger und Haarlack, der zu einer Versteifung des Haarschafts führt; die entstehenden Lackperlen verursachen ein Abbrechen der Haare an der gesamten Kopfhaut, allerdings in ungleichen Höhen. Damit unterscheidet sich das resultierende Bild von den oben erwähnten chemischen und physikalischen Schädigungen durch falsche oder falsch angewendete Haarkosmetik.

Wenn die Haare an den Stellen der Querbrüche aufgetrieben sind, liegt nur eine geringgradige Schädigung vor. Zu differenzieren ist ein solches Bild gegenüber einer Trichorrhexis nodosa, eine bei Kindern zu beobachtende genetische Störung der Haarentwicklung (▶ Abschn. 2.2 und ▶ Abschn. 9.3).

Druck- und Traktionsalopezien finden sich nur an umschriebenen Bereichen, eben an den Stellen, an denen ein Druck von außen oder ein massiver Zug an den Haaren durch die Frisur angreift. Am häufigsten sind ausgedehnte Traktionsalopezien als Folge einer zu straffen Anlegung von Lockenwicklern (▶ Abschn. 4.4).

Unter den physikalischen Schädigungen des Kopfhaars wird die Auswirkung von Sonnenstrahlen viel zu wenig beachtet. Ein Sonnenurlaub am Meer bedeutet Stress für die Haare. Ungeschütztes Haar zeigt danach verblasste Farbe, raue Struktur als Folge einer Schädigung der Cuticula und gespaltene Spitzen. Frauen mit langem Haar sollten deshalb am Strand einen Hut tragen oder ein Sonnenschutzspray anwenden; diese Sprays können auf nasses oder trockenes Haar aufgesprüht werden, die Schutzwirkung setzt sofort ein und nicht erst nach 30 Minuten wie bei den Sonnenschutzcremes, die sich erst in der Hornschicht der Haut verteilen müssen.

Meerwasser enthält Salzkristalle, die als Reflektoren die Strahlenwirkung der Sonne noch weiter verstärken. In Schwimmbädern und Hotel-Swimmingpools findet sich als – notweniges – Desinfektionsmittel Chlor, welches

Tab. 6.4 Haarwachstumsstörungen bei verschiedenen Mangelzuständen

Mangel an	Haarveränderungen
Eisen	Dünne, brüchige, langsam wachsende Haare
Zink, Selen	Diffuser Haarausfall
Kupfer (Menkes-Syndrom)	Kraushaar-Syndrom Pili torti
Kalzium	Diffuser Haarausfall Haarbruch
Biotin (Vitamin H)	Diffuser Haarausfall
Askorbinsäure (Vitamin C)	Korkenzieherhaare (Pili torti) Follikuläre Keratosen Perifollikuläre Blutungen
Zyanokobalamin, Folsäure	Entwicklung von dystrophischen, pigmentlosen Haaren
Eiweiß, Energie	Diffuser telogener Haarausfall Haarbruch – oft schon intrafollikulär Dünne Haare
Nährstoffe bei Anorexia nervosa	Umwandlung von Terminalhaaren zu Lanugohaaren
Essentielle Fettsäuren	Diffuser Haarausfall

dem Haar Feuchtigkeit entzieht und die Oberfläche denaturiert. Das Haar verliert seinen Glanz und bekommt ein strohiges Aussehen. Mit den in Apotheken und Drogerien angebotenen After-Sun-Shampoos, Packungen und Haarkuren lassen sich Salz- und Chlorreste aus dem Haar entfernen; außerdem wird dem Haar wieder Feuchtigkeit zugeführt und ein drohender Haarausfall gestoppt.

Abschließend noch ein Wort zum mangelnden Sonnenschutz der Kopfhaut bei Glatzenträgern: Als akute Wirkung ist der Sonnenbrand zu nennen, der bei Überschreitung der minimalen Erythemdosis (MED, Sonnenbrandschwelle) eintritt. Die MED liegt je nach Pigmentierungstyp bei 10–15 Minuten (keltischer Hauttyp) und bei 45–60 Minuten (mediterraner Hauttyp). Die Behandlung eines Sonnenbrands erfolgt am besten mit kühlen Umschlägen, beruhigenden Cremes, Lotionen oder Sprays, eventuell auch mit Acetylsalicylsäure oder Indomethacin oral.

Noch immer wird die Tatsache viel zu wenig beachtet, dass die Schwelle für das Ansparen auf den chronischen Sonnenschaden (Keratosen, Karzinome) nur zwei Drittel der minimalen Erythemdosis (MED) beträgt.

Glatzenträger werden häufig erst dann vorsichtig und tragen bei Sonnenexposition konsequent eine Kopfbedeckung, wenn derartige medizinisch bedenkliche und auch erscheinungsmedizinisch außerordentlich störende Veränderungen bereits vorliegen (► Abb. 1.7).

6.4.10 Diffuser Haarausfall bei Mineralstoff-, Coenzym-, Eiweiß- oder Energiemangel

Mangel an Eisen, Zink, Kalzium, essentiellen Fettsäuren oder Eiweiß verursacht diffusen Haarausfall, beim Kind noch häufiger als beim Erwachsenen. Eine Störung des Haarwachstums ist oft das erste Zeichen eines Eisenmangels oder des Fehlens wichtiger Komponenten für den Haaraufbau und sollte deshalb zu entsprechenden Untersuchungen veranlassen (Tab. 6.4).

Askorbinsäuremangel führt zu gedrehten Korkenzieherhaaren (Pili torti) als Folge des Fehlens einer ausreichenden Zahl von Disulfidbrücken zwischen den Keratinfasern. Bei Mangel an Zyanokobalamin entwickeln sich dystrophische, pigmentlose Haare. Überreichlicher Genuss von rohen Hühnereiern, eine heute kaum mehr übliche Ernährungsgewohnheit, kann einen durch Biotinmangel bedingten diffusen Haarverlust verursachen, da das in rohen Hühnereiern enthaltene Avidin zu einer irreversiblen Bindung des Biotins (Vitamin H) führt und damit dieses wichtige Coenzym für den Stoffwechsel der Haare blockiert. Kupfermangel (Menkes-Syndrom) und weitere wichtige Haarwuchsstörungen werden in ► Kap. 9 besprochen.

Im Rahmen von Hungerzuständen (z. B. Kwashiorkor, ► Kap. 9) oder bei Marasmus kommt es regelmäßig zu einem diffusen Haarausfall. Es entwickeln sich pigmentlose, dünne Haare, die schon im Follikelkanal abbrechen.

Tab. 6.5 Empfohlene Nahrungsergänzungsstoffe bei Haarausfall

Substanz	Tagesmenge
Eisen	10–15 mg
Zink	15–30 mg als Zink-Histidin
Jod	200 µg
Biotin	60–90 mg
Folsäure	600 µg
Eiweiß mit schwefelhaltigen Aminosäuren	1–1,2 g

Bei Haarausfall als Folge eines **vermuteten** Mangels an Coenzymen, Spurenelementen oder Proteinen wird von Ernährungswissenschaftlern eine spezielle Diät empfohlen (Tab. 6.5).

6.4.11 Diffuser Haarausfall durch Medikamente

Eine große Anzahl von Medikamenten wurde angeschuldigt, Ursache für diffusen symptomatischen Haarausfall vom Spättyp oder sogar für ein dystrophisches Effluvium zu sein. In gehäuftem Maß verursacht aber nur eine geringe Zahl von Pharmaka ein Effluvium. Ein Patient mit diffusem Haarausfall sollte aber auf jeden Fall nach der eventuellen Einnahme der im Folgenden aufgelisteten Medikamente befragt werden:

- Antikoagulanzien (Heparin, Warfarin, Marcumar),
- Analgetika/Antirheumatika (Hemmung der Prostaglandin-Endoperoxidase-Synthetase durch Acetylsalicysäure, Diclofenac, Indomethacin, Ibuprofen, Naproxen und andere nichtsteroidale Antiphlogistika) (► Abschn. 7.5.2),
- Thyreostatika,
- β-Rezeptorenblocker,
- Cetuximab und Panitumubab (monoklonale Antikörper gegen den Epidermal-growth-factor-Rezeptor EGFR) sowie Erlotinib und Lapatinib (Hemmstoffe der intrazellulären EGFR-Tyrosinkinase); der Haarausfall betrifft hier nicht nur das Kopfhaar, sondern auch Augenbrauen und Wimpern,
- Lipidsenker (Clofibrat, Fenofibrat oder Benzofibrat),
- Antiretrovirale Wirkstoffe (Indinavir, Didanosin),
- Methylphenidat (amphetaminähnlicher Wirkstoff zur Behandlung des Aufmerksamkeitsdefizit-Hyperaktivitätssyndroms (ADHS), insbesondere bei Kindern,
- Zytostatika (Auflistung in ► Abschn. 6.4.5); hier hängt es von der Dosis ab, ob ein telogenes Effluvium vom Spät- oder vom Frühtyp bzw. ein dystrophisches anagenes Effluvium einsetzt,
- Retinol (Vitamin A) in Tagesdosen > 50.000 E; Retinoide wie Isotretinoin und Etretinat verursachen nur sehr selten einen vorübergehenden Haarausfall; massive Überdosierungen von Vitamin C (Askorbinsäure) und Folsäure führen manchmal zu einem Effluvium,
- Eflornithin (Difluormethylornithin), ein trypanozider Wirkstoff zur Behandlung der Schlafkrankheit, wird heute in Epilationscremes eingesetzt (► Abschn. 12.9),
- Orale Kontrazeptiva der »alten« Generation, die in seltenen Fällen zu einem reversiblen Haarausfall führten,
- Aromatasehemmer, verordnet als Zusatzbehandlung des Mammakarzinoms bei Frauen nach den Wechseljahren, führen zu einem Dünnerwerden der Haare, aber nur selten zu Haarausfall (► Abschn. 8.6).

> **Tritt unter den genannten Medikationen Haarausfall ein, muss überlegt werden, ob ein Absetzen des Medikaments medizinisch möglich ist. In vielen Fällen, z. B. bei einer Chemotherapie, muss der Haarausfall vom Patienten in Kauf genommen werden.**

Am Rande sei noch auf schwere Arzneimittelreaktionen verwiesen, bei denen auch ein massiver Haarausfall erfolgt. Als Beispiel sei die **toxische epidermale Nekrolyse** (TEN, »Syndrom der verbrannten Haut«), angeführt, bei der als Folge der massiven Blasenbildung Gruppen von Haaren gewissermaßen »abschwimmen«. Die häufigsten medikamentösen Trigger-Faktoren für dieses Syndrom sind Sulfonamide und das Gichtmittel Allopurinol.

6.4.12 Diffuser Haarausfall bei Vergiftungen

In klassischer Weise kommt es bei Vergiftungen mit **Thallium** und **Arsen** zu Haarausfall. In beiden Fällen sind an den Nägeln die Meesschen Querstreifen, mehrere Millimeter breite Querstreifen in der Farbe der Lunula, zu sehen. Der Haarausfall bei einer Arsenvergiftung befällt das gesamte Capillitium, der Haarausfall bei einer Thalliumvergiftung lässt normal behaarte Stellen übrig (► Abschn. 9.3.8).

Bei starken Rauchern kommt es zu Schädigungen von Epidermis und Dermis. Dies geht einerseits auf Zellveränderungen durch reaktive Oxidanzien bei gleichzeitiger

Störung der antioxidativen Schutzsysteme und andererseits auf die durch die Inhaltsstoffe des Rauchs bedingte Durchblutungsstörung zurück. Haardichte, Haarlänge und Haarwachstum erfahren eine Verminderung wie bei normaler Alterung, nur tritt dieser Alterungseffekt 10–15 Jahre früher ein. Veränderungen der Haare nach Art einer Frühalterung gehören zum Bild des Rauchergesichts und der Zigarettenhaut.

6.4.13 Diffuser Haarausfall als Folge von psychischen Belastungen (Stress) oder neurologisch-psychiatrischen Störungen

Psychische Belastungen wie Stress und neurologische Störungen (Enzephalitis) können zu einem vorübergehenden, reversiblen Haarverlust führen. Eine bei Mann und Frau erfolgende stressbedingte Lichtung der Haare an den Geheimratsecken ist im Gegensatz zur androgenetischen Alopezie reversibel. Fatigue, eine weder durch Überanstrengung noch durch körperliche Erkrankungen hinlänglich erklärbare Müdigkeit, und Burn-out-Syndrom sind häufig von geringgradigem, diffusem Haarausfall begleitet.

Trichotillomanie, Trichotemnomanie und Trichoteiromanie, umschriebene Schädigungen des Haarkleids bei psychiatrischen Störungen, wurden schon in ► Abschn. 4.5 besprochen. Weitere Angaben hierzu finden sich in ► Abschn. 8.7 und in ► Abschn. 9.3.6.

6.5 Behandlungsmöglichkeiten

Haben die klinisch-chemischen und hormonalen Untersuchungen Anhaltspunkte für das Vorliegen spezieller Störungen ergeben, so muss zuerst die Behebung dieser Störungen erfolgen. Nimmt der von diffusem Haarausfall Betroffene ein Medikamente ein, das diese Störung höchstwahrscheinlich verursacht, ist zu überlegen, ob ein Weglassen dieser Substanz oder eine Änderung der Therapie medizinisch vertretbar ist – unter Würdigung der allerdings in manchen Fällen durchaus vernachlässigbaren unerwünschten Nebenwirkung »diffuser Haarausfall«.

> **In der Mehrzahl der Fälle von diffusem Haarausfall lassen sich erfahrungsgemäß keine spezifischen Allgemeinstörungen und auch keine typischen Noxen nachweisen.**

Altersbedingte Verringerung der Durchblutung, verminderte oder behinderte Resorption von für den Haaraufbau wichtigen Metaboliten, falsche Diäten wie die heute so modernen, oft völlig einseitigen Reduktionsdiäten, lokale Faktoren, die die Haarbildung beeinträchtigen, und andere, oft nicht exakt diagnostizierbare Störungen sind häufig die Ursachen für einen zunächst geringgradigen, diffusen Haarausfall und sollten deshalb zu rein symptomatischen Behandlungsmaßnahmen veranlassen.

In ► Abschn. 7.5 findet sich eine Zusammenstellung aller zur Behandlung der androgenetischen Alopezie bei Mann und Frau entwickelten Produkte und Maßnahmen. Wie bereits erwähnt, macht diese Alopezie 90% aller Fälle von Haarausfall aus.

6.5.1 Lokale äußere Anwendungen

Lokale Maßnahmen bei diffusem Haarausfall

- Schonende, milde, alkalifreie Haarwäsche in 5- bis 7-tägigen Intervallen
- Durchblutungsfördernde Maßnahmen wie Haarbodenmassagen mit ethanolischen Lösungen und Einreibungen mit verschiedenen Wirkstoffen
- Lokale Anwendungen von Minoxidil (2–5%)
  - Wirkungen von Minoxidil bei Haarausfall ► Abschn. 7.5.2
  - systemische Wirkungen des Blutdrucksenkers sind bei lokaler Anwendung auszuschließen
  - Minoxidil ist jedoch teuer und wirkt nicht in allen Fällen

In Apotheken und Reformhäusern werden zahlreiche Produkte zur lokalen Anwendung bei Haarausfall angeboten. Überlegungen, wie eine Besserung des Haarwachstums durch das angebotene Mittel erzielt werden könnte, werden von vielen Anbietern ausführlich angestellt, Beweise in Form von klinischen Studien nach den Richtlinien der modernen klinischen Pharmakologie (GMP, Good Manufacturing Practice) werden jedoch nicht vorgelegt. Und wenn Studien angeführt werden, ergibt sich immer die Frage, an welchem Patientenkollektiv und über welche Zeit die Prüfung erfolgt ist (Alter, Geschlecht, vorliegende Störung, Dauer der Anwendung usw.). Der Markt ist riesig, Haarausfall ist ein ernstes Problem. Die meisten Betroffenen sind bereit, für das Versprechen einer Behebung dieser Störung viel Geld auszugeben. In den USA beträgt die Gesamtsumme des jährlichen Umsatzes von Haarprodukten 3,5 Mrd. US$. Hier sei die Feststellung der *American Hair Loss Association* zitiert, wonach **99% dieser Produkte völlig wirkungslos** sind.

Eine Zusammenstellung der zur Lokalbehandlung eines diffusen Haarausfalls angebotenen Produkte bietet ◘ Tab. 6.6.

LYON'S KATHAIRON
"Lord bless me" your bald spots are all gone, and the hair growing splendid.
How sweet and clean this Kathairon keeps your head."Great stuff Sir! Have a bottle?"

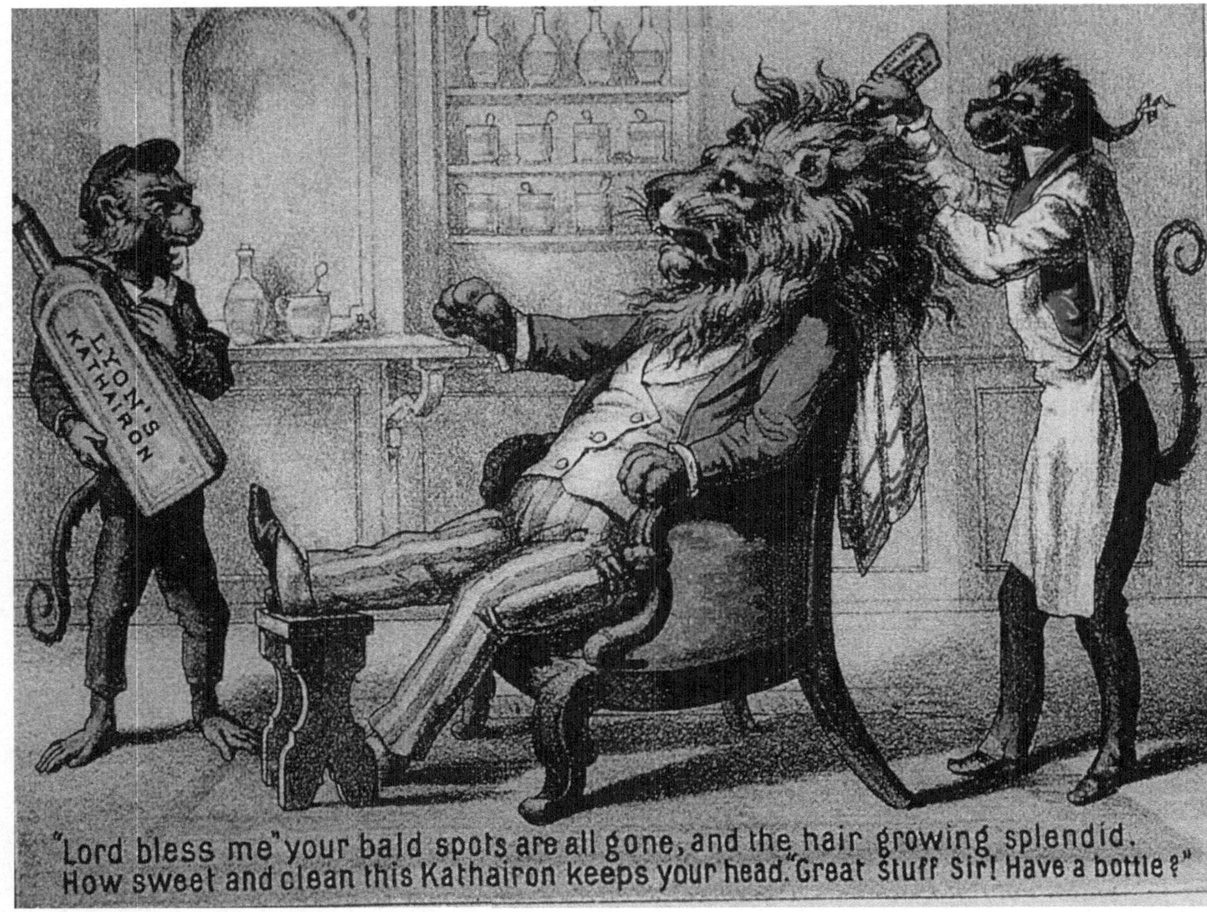

Abb. 6.7 Apotheken-Reklame für Haarprodukte (19. Jahrhundert, USA) (Aus Albert 2000)

6

Tab. 6.6 Zur lokalen Anwendung empfohlene Haarwuchsmittel

Name	Bemerkungen
Chronostim	Tag-Formel: Sabalextrakt und Laurinsäure Nacht-Formel: Mäusedornextrakt (Neoruscin), Stimulierung des vegetativen epithelialen Wachstumsfaktors (VEGF)
Crescina	Zystein, Lysin, Glykoprotein, Silizium, Zink
Crimax	Homöopathischer Haarverdichter
Dercos (Dercap)	Aminexil, Linolsäure-Glukose-Ester
Lygal	Natrium-Sukrose-Oktasulfat, Stimulierung und Schutz von Fibroblasten-Wachstumsfaktoren

Schon vor 150 Jahren gehörten haarwachstumsfördernde Tinkturen zur Angebotspalette in Apotheken und Drogerien. Diese historischen Mittel enthielten vegetabilische Extrakte zur Haarerneuerung und zur Ernährung der Haarwurzeln sowie Cantharidin, Bergamotte-Öl und Ethanol zur Durchblutungsförderung. Mittels Bleiazetat – aus toxikologischen Gründen schon sehr bald verboten – und Schwefel wurde eine Dunkelfärbung weißer Altershaare versucht. Anpreisungen lokal anzuwendender Haarwuchsmittel in den Apotheken in den USA zu Ende des 19. Jahrhunderts zeigen Abb. 6.7 und Abb. 6.8.

Heute werden bei diffusem Haarausfall außer lokalen Einreibungen auch orale Nahrungsergänzungsprodukte empfohlen:
- Mineralstoffe,
- verschiedenste Vitamine,
- schwefelhaltige Aminosäuren,
- Proteine,

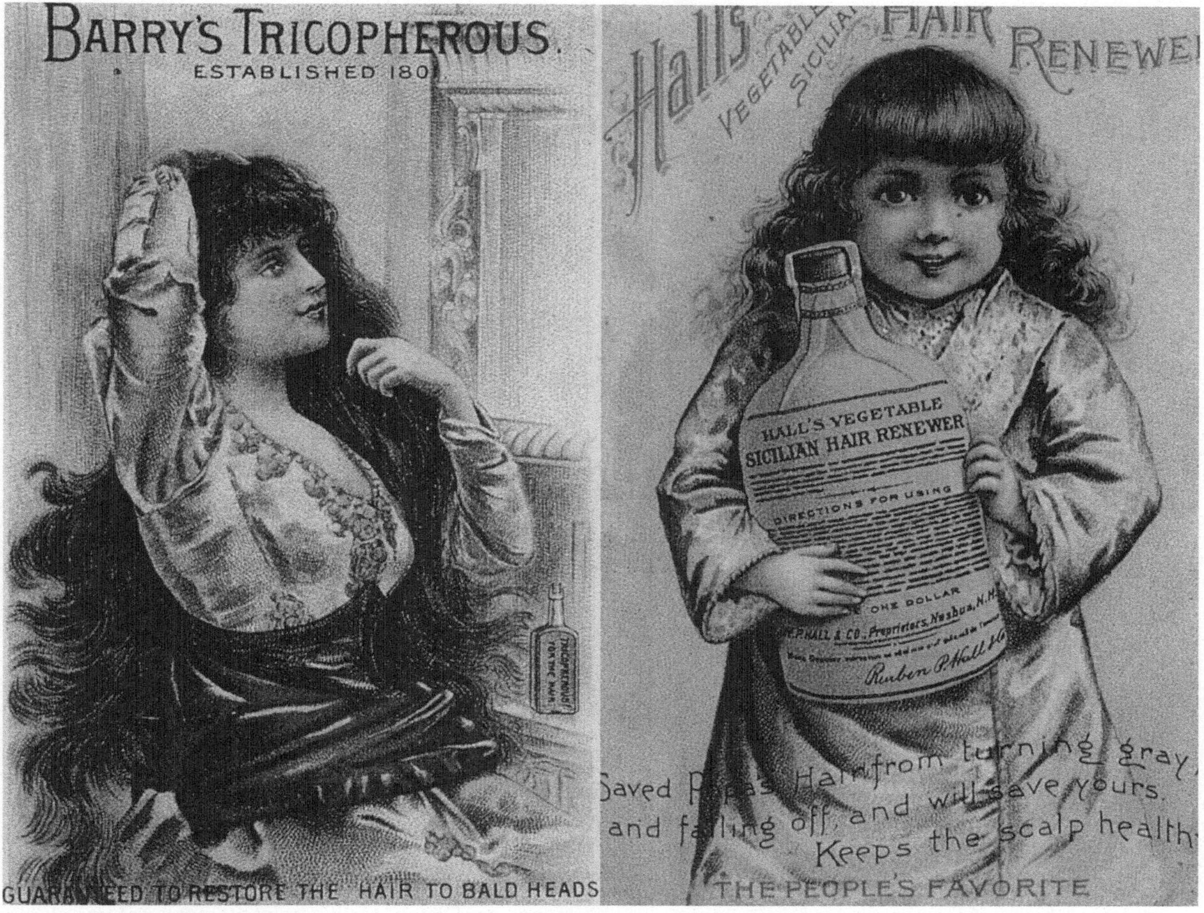

■ **Abb. 6.8** Apotheken-Ankündigung von Haarprodukten (19. Jahrhundert, USA) (Aus Albert 2000)

- biologische Extrakte,
- Medizinalhefe.

> **Bei der überwiegenden Zahl der am Markt befindlichen Produkte ist eine gewisse Skepsis angezeigt.**

Seriöse Hersteller legen die Ergebnisse von Prüfungen nach den strengen Richtlinien der evidenzbasierten Medizin vor. Gute Produkte zeichnen sich nicht nur durch dokumentierte therapeutische Erfolge bei Patienten mit Haarausfall aus, sondern auch durch eine experimentell bewiesene Verbesserung von Haarstruktur, Haardichte und Haarzustand. Eine Besserung des diffusen Haarausfalls ist bei genauer Überlegung nur bei denjenigen Patienten zu erwarten, bei denen ein Mangelzustand an Mineralstoffen, Eisen oder Vitaminen in der täglichen Nahrung besteht, und dies ist glücklicherweise in der breiten Bevölkerung nicht der Fall. Ausnahmen sind nur die Anwender gezielter Diäten, z. B. zur Gewichtsreduktion.

Die wichtigsten in Apotheken und Reformhäusern angebotenen, oral einzunehmenden Produkte zur Ankurbelung des Haarwachstums sind in alphabetischer Reihenfolge in ■ Tab. 6.7 angeführt. An der hohen Zahl lässt sich die Größe des Marktes erkennen.

Weitere bei Effluvium empfohlene Produkte enthalten Niacin, Cyancobalamin, Folsäure, Pyridoxin, Metallionen, Siliziumoxid, Grüntee-Extrakte mit Polyphenolen und Katechinen. Auch Extrakte aus chinesischen Wildrosen, Brennnesselwurzeln und Sägepalmenfrüchten und -samen werden angeboten, können sich aber mangels nachweisbarer Wirkung nicht durchsetzen, auch nicht bei der androgenetischen Alopezie (▶ Kap. 7).

Kontrollierte klinische und chemische Untersuchungen liegen mit Bioesse, Gelacet, Pantogar und Priorin vor. Beweise für eine Verbesserung der Haarqualität sind Veränderungen im Trichogramm, gesteigerte Haardicke, verringerte Quellung im alkalischen Milieu und rascheres Haarwachstum.

6.5.2 Lokale Injektionen (Mesotherapie)

Verständlicherweise fügt sich auch die Mesotherapie in das Spektrum der Behandlungsmöglichkeiten bei Haar-

Tab. 6.7 Zur Verbesserung des Haarwachstums angebotene oral einzunehmende Produkte

Name	Inhaltsstoffe
Bioesse[a]	Gelatine, Zystin, Sägepalmenextrakt (nur Italien)
Dr. Böhm »Haut-Haare-Nägel«	Kieselerde, Goldhirse, Biotin, Pantothensäure, Zink, Kupfer, Eisen, Selen, Methylsulfonylmethan (MSM)
Crimax »Haar-Vital-Tropfen«	Homöopathisches Komplexmittel
Curatin	Biotin
Gelacet[a]	Gelatine, Biotin
Hair Caps	Folsäure, Vitamine B_1, B_2, B_3, B_5, B_6, B_7, B_{12}, Zink, Methionin, Zystein, Koffein, Extrakte aus Kürbiskernen, grünem Tee und Sojabohnen
Inneov	Taurin (Aminoethanolsulfonsäure), Katechine aus grünem Tee und Traubenkernen, Zink
Pantogar[a] Pantovigar N	Zystin, Kalziumpantothenat Aminosäuren, Vitamine der B-Gruppe
Priorin[a]	Weizenkeimöl, Hirseextrakt, L-Zystin, Vitamine des B-Komplexes, Retinol, Askorbinsäure, Kieselsäure, zahlreiche Ionen, Eisen, Kalziumpantothenat
Viscaplus	Aminosäuren, Aminosaccharide aus Haifischknorpel, Metallionen, Coenzyme, Zytoprotektoren

[a] Es wurden kontrollierte Untersuchungen durchgeführt.

ausfall ein, obwohl diese Behandlungsform von zweifelhaftem Nutzen ist. Sie besteht in der subkutanen Injektion diverser Substanzen wie

- Pflanzenextrakte,
- homöopathische Agenzien,
- Vitamine,
- Vasodilatatoren,
- aber auch Minoxidil und Finasterid.

Eingeführt wurde die Methode von einem französischen Arzt, der seinen Patienten Analgetika subkutan injizierte. Bei Haarausfall werden bei der Mesotherapie Cocktails verschiedenster Substanzen unter die Haut gespritzt, bei umschriebenem Haarausfall direkt unter den Alopezie-Herd.

> **Die Wirkungen der Mesotherapie sind wenig erfreulich, trotz der positiven Meinung, die manche Patienten von dieser Behandlungsform haben mögen. Häufig treten Abszesse auf, hinzu kommen der sich oft entwickelnde massive, manchmal auch irreversible Haarverlust und Narbenbildungen.**

6.6 Fazit für die Praxis

Die erste Frage, die es zu beantworten gilt, wenn Patienten über diffusen Haarausfall klagen, ist die Frage, ob tatsächlich ein verstärktes Effluvium vorliegt. Wenn dem wirklich so ist, muss das Ausmaß des täglichen Haarverlusts eruiert werden. Durch den objektiven Befund (Art der Frisur, Haarzustand), durch die Erhebung einer gezielten Anamnese (Diäten, Medikamenteneinnahme) und durch entsprechende ergänzende Untersuchungen (Trichorrhizogramm, Hormonstatus, Blutbild, Stoffwechsel) soll versucht werden, die Ursache des Haarausfalls festzustellen. Dann kann mit der Ausschaltung der Ursache und mit einem Haaraufbau begonnen werden.

> **Wichtig ist die Überlegung, ob der vorliegende Haarausfall als Begleitsymptom eines noch nicht diagnostizierten inneren Karzinoms oder einer Leukämie aufgetreten ist. Dies ist durch entsprechende Untersuchungen zu prüfen.**

Bei massivem, dystrophischem Effluvium mit Verlust der Follikelzeichnung und Zerstörung der Haarwurzel, z. B. nach schweren bakteriellen Infekten, bleibt nur die Empfehlung einer Perücke. Ein Nachwachsen der Haare lässt sich nicht mehr erreichen. Erfreulicherweise führen die heute eingesetzten Formen der Chemotherapie in der Regel nur zu einem vorübergehenden Effluvium.

Männer werden nur bei stärkerem Haarausfall ärztlichen Rat suchen, z. B. bei Beginn einer androgenetischen Alopezie. Altersbedingter Haarausfall wird von den meisten Männern mit Bedauern zur Kenntnis genommen, Leidensdruck entsteht jedoch kaum. Die Umgebung nimmt dies in der Regel kommentarlos zur Kenntnis. Erst ein massives Effluvium wie z. B. bei Vergiftungen wird die Patienten zum Arzt führen. Ein bei Medikamenteneinnahme auftretender Haarausfall ist meist nur langsam progredient und wird dem Arzt erst bei längerem Bestehen zur Kenntnis gebracht. Haarausfall bei Chemotherapie ist allgemein bekannt und wird erwartet, er muss aus therapeutischen Gründen in Kauf genommen werden. Viele betroffene Männer tragen Kopfbedeckungen, um die Vollglatze zu verdecken, Perücken lohnen wegen des in der Regel nur passageren Haarverlusts weder den Aufwand noch die Kosten. Ein diätetisch bedingtes Effluvium kommt bei Männern selten vor, ebenso Haarausfall bei psychischen Erkrankungen. Relativ häufig hingegen ist vermindertes Haarwachstum bei gestressten Männern oder bei Männern mit Burn-out-Syndrom. In solchen Fällen wird der Arzt nur durch vorsichtiges und einfühlsames Fragen der Pathogenese näherkommen; entsprechende Ratschläge des Arztes werden von den meisten Patienten nicht angenommen.

Anders liegen die Verhältnisse bei **Frauen.** Frauen mit diffusem Haarausfall erweisen sich oft als äußerst schwierige Patientinnen, da der verminderte Haarbestand psychische Probleme schafft. Wird vom Arzt eine Ursache für den diffusen Haarausfall entdeckt (Diätfehler, Hormon- oder Stoffwechselstörungen, Infektionen), zeigen die Patientinnen meist Akzeptanz und arbeiten an der Behebung der Störung mit. Die wichtigste Maßnahme bei Frauen mit diffusem Haarausfall ist die Untersuchung des Eisenstoffwechsels; Hormonbestimmungen sind meist nicht vordringlich, da Hormonstörungen nur selten Ursache eines Effluviums sind. Im Klimakterium überschneiden sich oft androgenetische Alopezie und altersbedingte Verminderung von Haardichte und Haarzahl. Hier sind die Behandlungsmöglichkeiten beschränkt und generell nicht sehr erfolgreich. Liegt eine altersbedingte Alopezie vor, bestehen wenige Möglichkeiten zur Verbesserung der Situation. Diese Einsicht wird den Patientinnen schwer fallen, und sie werden den Arzt damit konfrontieren, dass die Journale mit Anpreisungen von Anti-Aging-Maßnahmen übervoll sind. Dass es kein Anti-Aging gibt, sondern nur Happy-Aging oder Well-Aging, muss als biologische Tatsache, die auch für die Haare Geltung hat, akzeptiert werden. Dies ist den betroffenen Patientinnen nahe zu bringen (▶ Kap. 8). Besonders groß ist die Unzufriedenheit üblicherweise bei Frauen mit einer Verminderung des Haarbestands im Rahmen von vorzeitiger Alterung, z. B. bei starken Raucherinnen. Die Patientinnen reagieren oft mit Unverständnis und hadern mit der Erkenntnis, dass es für eine Änderung der Lebensweise zur Erlangung der vorherigen Haarfülle zu spät ist. Psychische Störungen als Ursache von diffusem Haarausfall werden von den Betroffenen kaum akzeptiert; selbst vorsichtige Fragen des Arztes werden üblicherweise abgeblockt. Meist »wandern« solche Patientinnen von Arzt zu Arzt und können nicht einsehen, dass letztlich nur sie selbst sich helfen können, indem sie einer Psychotherapie zustimmen und am Behandlungserfolg mitarbeiten.

Androgenetische Alopezie

7.1 Klinik

Laut Definition der WHO liegt mit der androgenetischen Alopezie eine **Erkrankung** und **nicht nur eine erscheinungsmedizinische Störung** vor.

Bei mindestens jedem 2. Mann und bei jeder 5. Frau besteht eine genetische Veranlagung zur androgenetischen Alopezie. 25% der Männer im Alter von 25 Jahren weisen eine um 25% verminderte Haardichte auf; es liegt eine X-chromosomale Vererbung vor, an der 4 Gene beteiligt sind. Je mehr Gene gestört sind, umso früher beginnt die Alopezie und umso ausgeprägter wird sie im Endstadium. Bis zum 50. Lebensjahr zeigen 50%, bis zum 80. Lebensjahr 70–80% der eurasischen Männer Symptome einer derartigen Haarwachstumsstörung, für die das Zurückweichen der Stirn-Haar-Grenze und Haarausfall auf Scheitelhöhe charakteristisch sind. Asiaten und Afrikaner leiden seltener an androgenetischer Alopezie.

7.1.1 Ursachen

Für das Zustandekommen der androgenetischen (androchronogenetischen) Alopezie spielen 3 Faktoren eine kausale Rolle:

1. Genetik,
2. Androgene,
3. Alter.

Genetik

Eine der Hauptursachen für die Entstehung einer androgenetischen Alopezie – und wahrscheinlich einer der wichtigsten kausalen Faktoren überhaupt – ist die **genetisch bedingte Fehlprogrammierung** der Haarfollikel, die in einer gesteigerten Empfindlichkeit gegenüber Dihydroxytestosteron besteht. Diskutiert wird, ob bei den beiden im Follikel vorliegenden Androgenrezeptoren nur einer diese Fehlprogrammierung aufweist. Für das einsetzende Effluvium und für das Ausmaß der Alopezie ist ausschließlich die genetische Veranlagung verantwortlich und nicht die Höhe der Androgenspiegel (s. unten). Der Erbgang bei Alopezie ist unklar, die klinische Erfahrung lehrt allerdings, dass Söhne von Vätern mit androgenetischer Alopezie häufiger an dieser Erkrankung leiden als Söhne haargesunder Väter. Nur bei 20% der Patienten lässt sich in der Familienanamnese keine androgenetische Alopezie nachweisen, was in Anbetracht der Häufigkeit dieser Form einer Alopezie nicht verwundert.

Androgene

Den zweiten wichtigen Faktor für diese Form von Haarverlust stellen die **Androgene** dar. Schon Hippokrates, ein griechischer Arzt, der im 4. Jahrhundert v. Chr. lebte und lehrte (◘ Abb. 7.1), beobachtete, dass es bei Eunuchen niemals zur Glatzenbildung kommt. Müssen Männer nach Kastration aus medizinischen Gründen Androgene erhalten, kann auch bei ihnen – die entsprechende genetisch bedingte Fehlprogrammierung der Haarfollikel vorausgesetzt – eine androgenetische Alopezie auftreten.

Im Volksmund wird die männliche Glatze vielfach als sekundäres Geschlechtsmerkmal bezeichnet. Diese Ansicht ist falsch, denn der androgenetische Haarausfall beim Mann hat nichts mit der Höhe der Spiegel an männlichem Sexualhormon zu tun und ist nicht als sekundäres Geschlechtsmerkmal oder als Zeichen besonderer Männlichkeit anzusehen. Hierzu gibt es eine viel zitierte Anekdote aus dem Professorenkollegium der medizinischen Fakultät in Wien: Ein mit reichlich Haupthaar gesegneter Kollege hänselte den Professor für Dermatologie wegen seiner Glatze und monierte, dass nicht einmal er als Fachmann seine eigene androgenetische Alopezie behandeln bzw. verhindern könne. Der gehänselte Dermatologe stellte die männliche Glatze als ein Zeichen von besonderer Männlichkeit dar, der kahle Schädel sei gewissermaßen ein Geschlechtsmerkmal des Mannes. Diese unausgesprochene Kritik an seiner Männlichkeit aufgrund seiner guten Hauptbehaarung veranlasste den Kollegen zur Feststellung, dass er dieses Geschlechtsmerkmal nicht nötig habe, er verfüge über genügend andere.

Mitunter begegnet man der Ansicht, Männer mit starker Körperbehaarung litten vermehrt an androgenetischer Alopezie, die Wahrscheinlichkeit für diese Form des Haarausfalls steige also mit der Menge an Körperhaaren an. Möglicherweise fällt eine Glatzenbildung bei stark behaarten Männern mehr auf als bei Männern mit geringer Körperbehaarung. Ein medizinischer Zusammenhang zwischen androgenetischer Alopezie und dem Ausmaß der Körperbehaarung ließ sich in keiner Untersuchung feststellen. Es sei hier wiederholt, dass exzessiv hohe Testosteronspiegel für die Auslösung des Haarausfalls bei genetisch fehlprogrammierten Follikeln absolut nicht notwendig sind. Auch ein Zusammenhang mit einer Prostatahypertrophie besteht nicht.

Alter

Der dritte Faktor für die androgenetische Alopezie ist das **Lebensalter**. Bei Mann und Frau entwickelt sich diese Form des Haarverlusts zu ganz unterschiedlichen Lebenszeiten, beim Mann ab der Pubertät, bei der Frau im Präklimakterium. Beim Mann lösen die bei Eintreten der Geschlechtsreife produzierten Androgene den Haarausfall an den Geheimratsecken, an der Stirn-Haar-Grenze und auf Scheitelhöhe aus. Bei der Frau starten die im Klimakterium vermehrt zur Verfügung stehenden freien Androgene den Haarausfall auf Scheitelhöhe mit der Verbreiterung

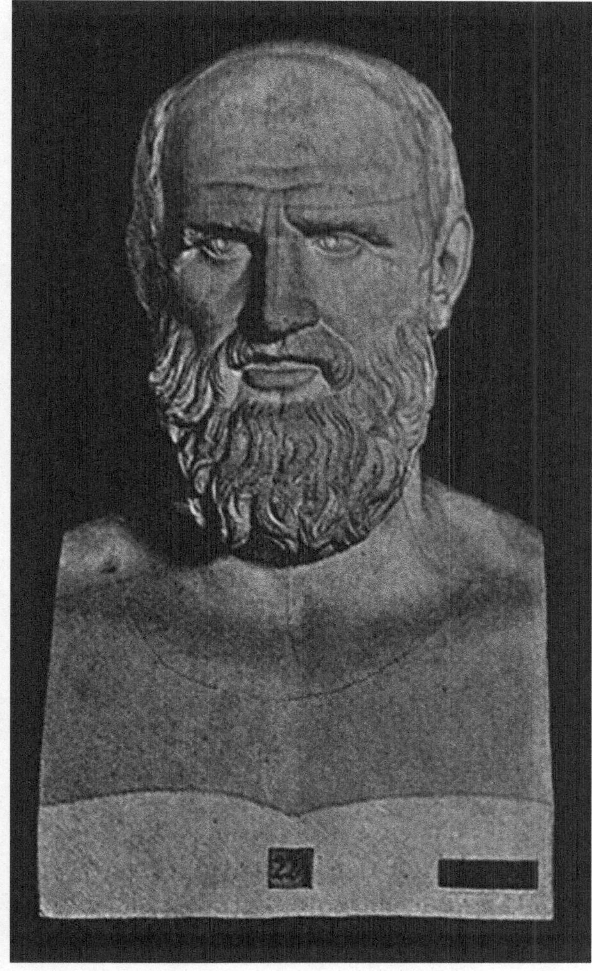

■ Abb. 7.1 Hippokrates (Aus Baumeister 1885/de.wikipedia.org)

des Scheitels (schematische Darstellung in ■ Abb. 7.2). Deshalb wird auch von einer androchronogenetischen Alopezie gesprochen, also von einem androgenbedingten, in einem typischen Lebensalter auftretenden genetisch bedingten Haarausfall.

7.1.2 Klinisches Bild

Bei beiden Geschlechtern weist die androgenetische Alopezie die gleichen charakteristischen Störungen im Haarzyklus auf.

Gestörter Haarzyklus bei androgenetischer Alopezie

- Progressive Verkürzung der Anagenphase
- Verlängerung der Latenzzeit zwischen dem Ende der Telogenphase und dem Neubeginn einer Anagenphase
- Zunehmende Verkleinerung der Follikel und regressive Bildung von feinen, dünnen Haaren (Vellushaaren) anstelle der dicken, pigmentierten Terminalhaare
- Im Endstadium Atrophie der Follikel und irreversibler Haarverlust

Bei der androgenetischen Alopezie kommt es zu keiner Schuppenbildung wie bei der Psoriasis vulgaris oder beim seborrhoischen Ekzem. Ein gleichzeitiges Bestehen von einer dieser beiden Kopfhauterkrankungen und einer androgenetischen Alopezie ist allerdings durchaus möglich, ein kausaler Zusammenhang besteht jedoch nicht. Verschiedene Untersuchungen weisen auch auf die vermehrte Präsenz von Mikroorganismen am Capillitium bei androgenetischer Alopezie hin, und zwar in erster Linie von *Malassezia*, einem auf der Kopfhaut regelmäßig nachweisbaren saprophytären Keim (▶ Kap. 10). Wahrscheinlich handelt es sich hier nur um zufällige Beobachtungen ohne kausale Bedeutung.

Androgenetische Alopezie beim Mann

Beim Mann starten die ab der Pubertät produzierten physiologischen Mengen an Androgenen die androgenetische Alopezie als **Alopecia praematura** (*male pattern hair loss*). Der Haarausfall beginnt typischerweise an der Stirn-Haar-Grenze (Geheimratsecken, Stirnglatze) und auf Scheitelhöhe (Tonsur). Bei fortschreitendem Krankheitsprozess bleibt nur noch die Behaarung am Hinterhaupt und an den unteren Schläfenanteilen bestehen. Die Entwicklung der androgenetischen Alopezie beim Mann ist in ■ Abb. 7.3 und ■ Abb. 7.4, dargestellt. Nur in seltenen Fällen gleicht das klinische Bild der androgenetischen Alopezie beim Mann dem der Frau (s. unten; ■ Abb. 7.5). Der Grund für eine derartige, von der Norm abweichende Verteilung der fehlprogrammierten Haarfollikel ist nicht bekannt.

Androgenetische Alopezie bei der Frau

Bei der Frau tritt die androgenetische Alopezie üblicherweise erst im Periklimakterium auf, sie beginnt auf Scheitelhöhe als zunehmende Verbreiterung des Scheitels und weitet sich langsam zur Seite hin aus (■ Abb. 7.6). Zur Stirn hin und am Hinterhaupt bleiben die Haare in normaler Dichte bestehen. Da die Rolle der Androgene bei der androgenetischen Alopezie der Frau nicht immer so gesichert ist wie beim Mann (▶ Abschn. 8.2), wird bei diesem Bild auch von einem Haarausfall vom weiblichen Typ gesprochen (*female pattern hair loss*).

Bei der androgenetischen Alopezie **periklimakterischer** Frauen besteht die Ursache in einer relativen Hyperandrogenämie. Die Produktion von Östrogenen lässt

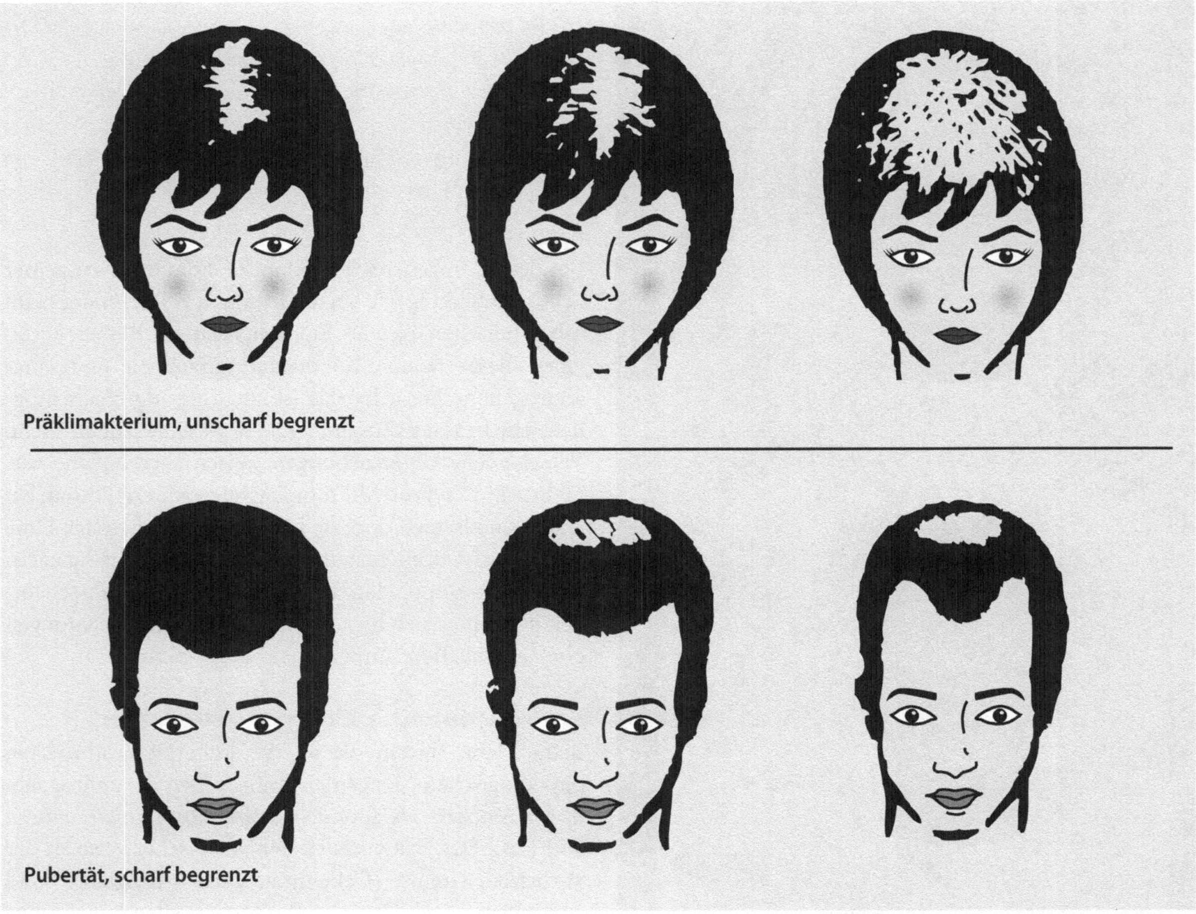

Präklimakterium, unscharf begrenzt

Pubertät, scharf begrenzt

Abb. 7.2 Androchronogenetische Alopezie bei Mann und Frau

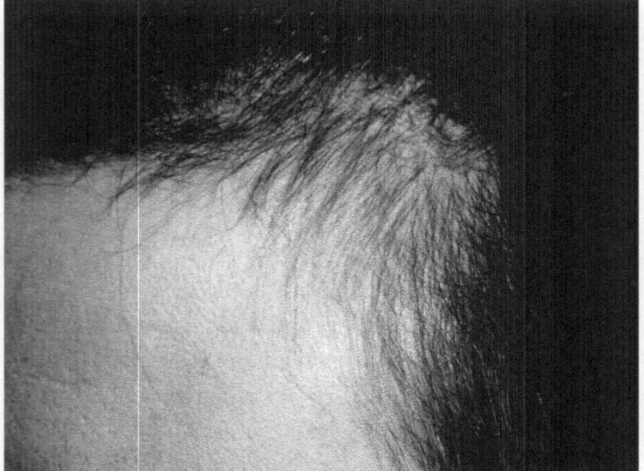

Abb. 7.3 Androgenetische Alopezie beim Mann: Geheimratsecke (Mit freundlicher Genehmigung von Galderma/DermQuest.com)

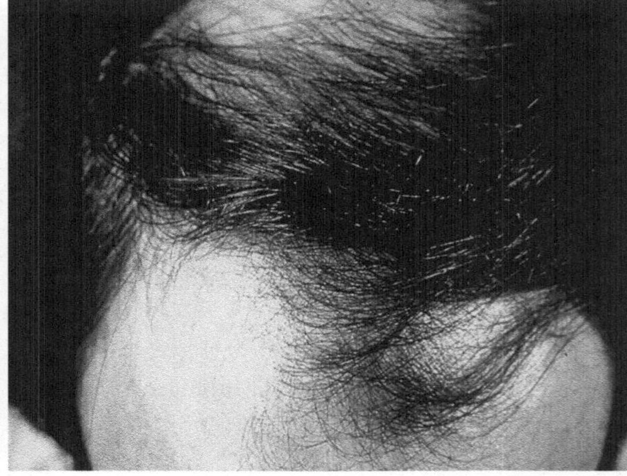

Abb. 7.4 Geheimratsecken und Tonsurglatze (Mit freundlicher Genehmigung von Galderma/DermQuest.com)

nach, ebenso die Bildung von androgentransportierenden Proteinen, wodurch mehr freies Testosteron im Plasma zirkuliert. Erst unter diesen Bedingungen führt die genetische Fehlprogrammierung der Haarfollikel im Scheitelbereich zur Alopezie, in jüngeren Jahren bleibt trotz der genetischen Fehlprogrammierung die normale Behaarung bestehen. Mit Einsetzen des **Klimakteriums** kommt es zum oben beschriebenen klassischen Bild der androgene-

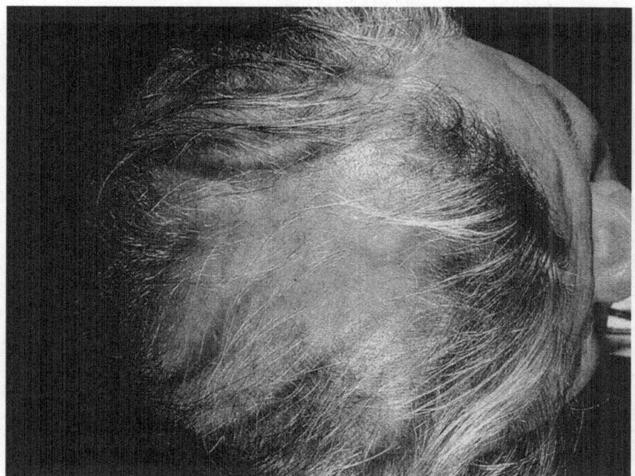

◘ **Abb. 7.5** Androgenetische Alopezie vom weiblichen Typ bei einem Mann (Mit freundlicher Genehmigung von Galderma/DermQuest.com)

tischen Alopezie der Frau. Dieses erlaubt die Abgrenzung der androgenetischen Alopezie gegen einen alters- oder stoffwechselbedingten oder durch Medikamente verursachten, das gesamte Capillitium diffus betreffenden Haarausfall.

Entwickelt sich bei einer **jungen Frau** eine androgenetische Alopezie, besteht immer der Verdacht auf das Vorliegen eines androgenproduzierenden Tumors der Eierstöcke oder der Nebennieren. In einem solchen Fall müssen sofort entsprechende Untersuchungen eingeleitet werden, um mit der Behandlung der hormonalen Störung unverzüglich beginnen zu können.

Vergleich der klinischen Bilder bei Mann und Frau

Die unterschiedlichen klinischen Bilder der androgenetischen Alopezie bei Männern und Frauen sind in ◘ Tab. 7.1 zusammengestellt (s. auch ◘ Abb. 7.2).

Je nach Ausdehnung und Schwere des Haarverlusts werden bei beiden Geschlechtern drei bzw. vier Stadien unterschieden (◘ Tab. 7.2), für die in der Literatur verschiedene Bezeichnungen angegeben werden. Nach Hamilton werden beim Mann die Stadien I–IV unterschieden. Bei Frauen mit androgenetischer Alopezie besteht die Ludwigsche Form in einem diffusen Ausfall auf Scheitelhöhe. Beim Haarverlust nach Olsen liegt eine Akzentuierung des Frontalbereichs mit tannenbaumartiger Verbreiterung der vorderen Scheitelabschnitte vor (▶ Abschn. 8.2). Allerdings differieren diese Bezeichnungen bei verschiedenen Autoren.

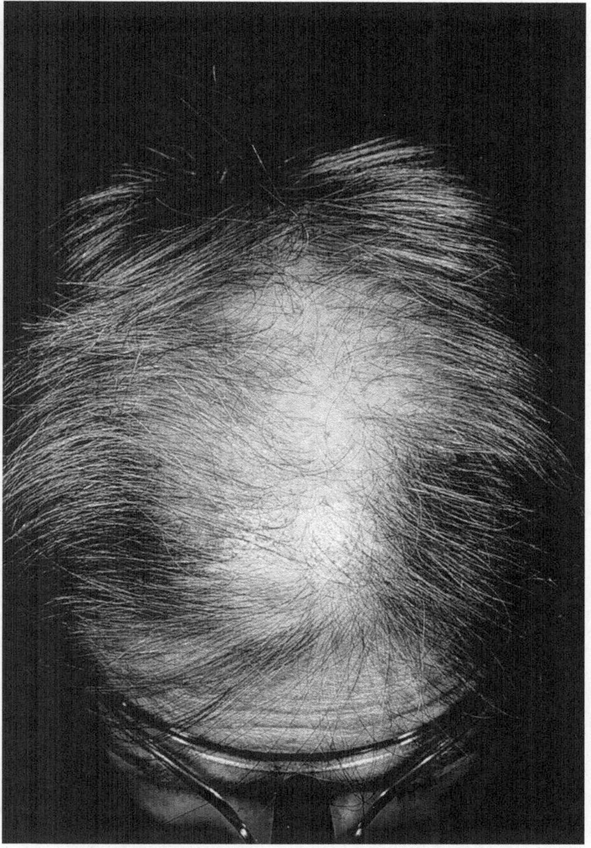

◘ **Abb. 7.6** Androgenetische Alopezie vom weiblichen Typ bei einer Frau: haarlose Scheitelregion, Stirn-Haar-Grenze gut behaart (Aus Burgdorf et al. 2009)

7.2 Pathogenese

Ohne Androgene gibt es keine androgenetische Alopezie. Die Störung beruht auf einer genetischen Fehlprogrammierung der Haarfollikel in bestimmten, geschlechtsbedingt unterschiedlichen Arealen des Kopfes.

Beim Mann besitzen die frontalen Haarfollikel 30% mehr Androgenrezeptoren als die Follikel im Okzipitalbereich; dies könnte das typische Muster der männlichen Glatze erklären. Diese Fehlprogrammierung, die nach modernen Erkenntnissen in einer Veränderung des genetischen Bauplans und in einer vermehrten Zahl der Androgenrezeptoren besteht, tritt in verschiedenen Lebensaltern zurzeit erhöhter Androgenspiegel zutage: beim Mann mit dem Einsetzen der Pubertät, bei der Frau mit dem Einsetzen des Klimakteriums (andro**chrono**genetische Alopezie). Neueste Forschungsergebnisse geben Anlass zu der Vermutung, dass sich bei androgenetischer Alopezie die Stammzellen nicht mehr weiter entwickeln und damit der weitere Haarwuchs ausbleibt.

7

Tab. 7.1 Androgenetische Alopezie: Unterschiede zwischen Mann und Frau

Merkmal	Mann	Frau
Beginn	Pubertät	Präklimakterium, vorher nur bei Vorliegen androgenproduzierender Tumore
Lokalisation	Beginn am Scheitel (Tonsur) und an den Geheimratsecken, Zusammenfließen zur Glatzenbildung	Scheitelregion, normale Behaarung an der Stirn-Haar-Grenze
Begrenzung	Scharf	Unscharf
Endstadium	Vollglatze	Schüttere Scheitelbehaarung
Pathogenese	Genetisch bedingte Endorganempfindlichkeit bei normalen Androgenspiegeln	Genetisch bedingte Endorganempfindlichkeit bei relativer oder absoluter Zunahme der Androgene

Tab. 7.2 Stadieneinteilung der androgenetischen Alopezie bei Mann und Frau

Stadium	Mann	Frau
0	Normales Behaarungsmuster	Normales Behaarungsmuster
I	Geheimratsecken an der Stirn-Schläfen-Grenze	Geringe Haarlichtung am Scheitel, 3 cm breiter normal behaarter Streifen an der Stirn-Haar-Grenze
II	Haarlichtung auf Scheitelhöhe	Deutliche Haarlichtung am Scheitel, oft als eine Verbreiterung des Haarscheitels beginnend, Haarlichtung an den Schläfen
III	Konfluenz von Tonsur und Geheimratsecken	Unscharf begrenzter Haarverlust an weiten Teilen der Scheitelregion bei bestehendem frontalem Haarsaum
IV	Calvities hippocratica: Reste der Behaarung als hufeisenförmiges Band von beiden Schläfen zum Hinterhaupt	–

Wie in ► Kap. 3 besprochen, stimulieren Androgene die Bart- und Körperhaare beim Mann (»Sexualhaar«); es ist nach wie vor schwer verständlich, dass dieselben Hormone bei entsprechender erblicher Disposition in bestimmten Bereichen der Kopfhaut zum Haarausfall führen. Eine Erklärung geben die festgestellten biochemischen Veränderungen in den Haarfollikeln. Die der Norm gegenüber abweichende Enzymausstattung der Haarfollikel bei androgenetischer Alopezie war Gegenstand zahlreicher biochemischer und histochemischer Untersuchungen. In Abb. 7.7 ist der Androgenmetabolismus am Haarfollikel mit den bei der androgenetischen Alopezie relevanten Veränderungen dargestellt.

Gesicherte Befunde biochemischer Untersuchungen bei androgenetischer Alopezie

- Die fehlprogrammierten Follikel weisen eine erhöhte Anzahl und Empfindlichkeit der Dihydrotestosteronrezeptoren auf.
- Die Aktivität des Isoenzyms II der Steroid-5α-Reduktase (Steroid-5α-Dehydrogenase) ist erhöht, was zu einer vermehrten Umwandlung von Testosteron in Dihydrotestosteron führt. Bei Männern mit androgenetischer Alopezie ist diese Enzymaktivität im Stirnbereich doppelt so hoch wie im Okzipitalbereich.
- Die Aromataseaktivität ist verringert. Dieses Enzym steuert die Umwandlung von Androgenen zu Östrogenen und vermindert damit das für die normale und für die krankhaft übersteigerte Stimulierung der Haarbildung zur Verfügung stehende Testosteron bzw. Dihydrotestosteron. Eine medikamentöse Hemmung der Aromatase kann bei Frauen eine androgenetische Alopezie auslösen (► Abschn. 8.6).

In Abb. 7.8 ist die Wirkung der Androgene auf das Haarwachstum schematisch dargestellt. Das Enzym Steroid-5α-Reduktase nimmt in der Pathogenese der androgenetischen Alopezie eine zentrale Stellung ein. Testosteron wird durch dieses Enzym zum physiologisch und – im Fall der

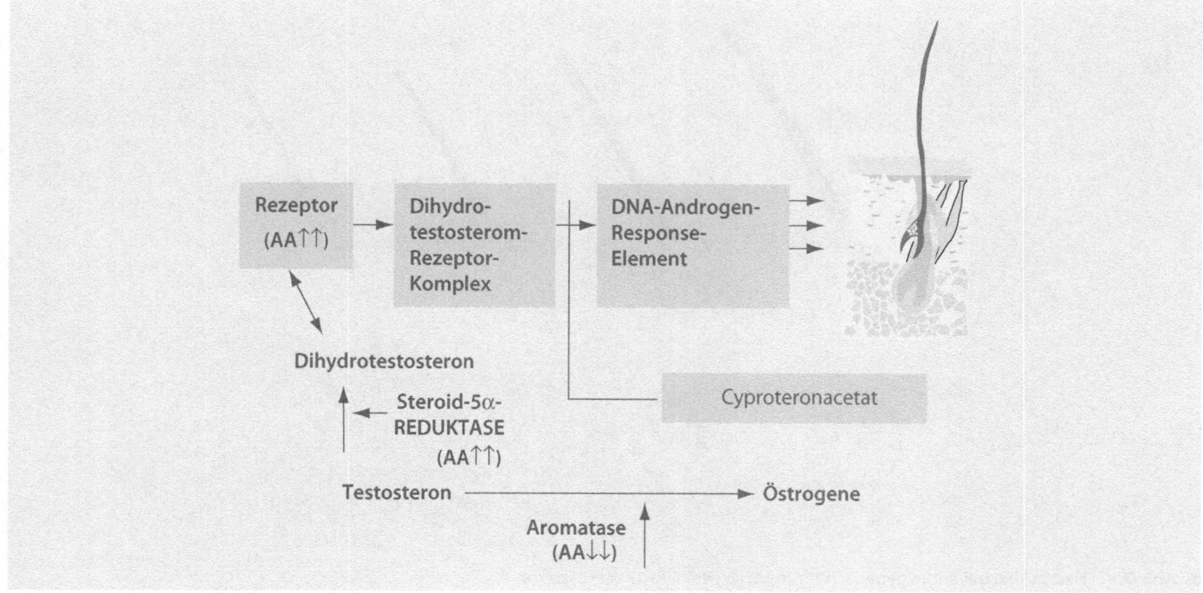

■ **Abb. 7.7** Androgenmetabolismus am Haarfollikel, Zunahme bzw. Vermehrung bei androgenetischer Alopezie (*AA*)

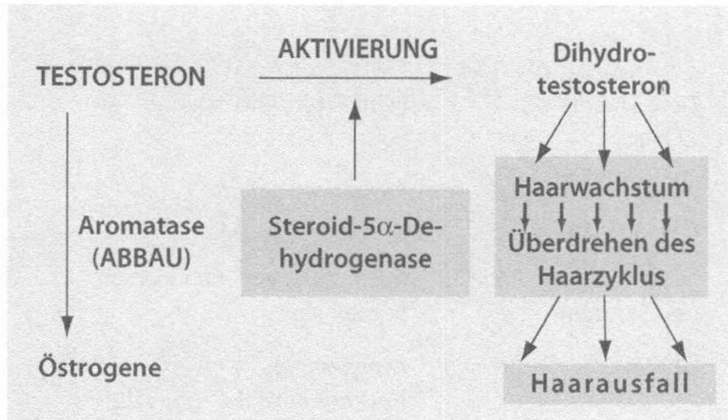

■ **Abb. 7.8** Androgenwirkungen auf die Haarwurzel

androgenetischen Alopezie – physiopathologisch an den Haarwurzeln aktiven Dihydrotestosteron umgewandelt (▶ Abschn. 7.3).

Dihydrotestosteron verursacht eine Reihe von Wirkungen, die bei androgenetischer Alopezie zum Haarausfall führen:

Dihydrotestosteronwirkungen

- Verkürzung des Haarzyklus durch die Übersteigerung der Haarbildung in den fehlprogrammierten Follikeln: Die Anagenphase wird kürzer, die Zahl der Anagenhaare nimmt ab, die Zahl der Telogenhaare steigt an (■ Abb. 7.9). Es erfolgt eine Verlängerung der Latenzzeit zwischen dem Ende der Telogenphase, also dem Ausfall des Haars, und dem Neustart einer Anagenphase im selben Follikel
- Verkleinerung der Haarfollikel
- Ersatz der Terminalhaare durch Vellushaare
- Abnahme der Haardichte, Zugrundegehen der Follikel und irreversibler Haarverlust

Im Trichorrhizogramm sind aufgrund ihrer unterschiedlichen Wurzeln anagene und telogene Haare leicht zu unterscheiden. ■ Abb. 7.10 zeigt ein Trichorrhizogramm bei androgenetischer Alopezie: zu erkennen ist eine große Anzahl von Haaren im Telogen, kenntlich an der kolbenartigen Wurzel. Die Follikel werden miniaturisiert, aus terminalhaartragenden Follikeln wachsen regressiv nur noch Vellushaare, und zum Schluss fällt der gesamte Follikel der Atrophie anheim. In diesem Zustand kann mit keiner Maßnahme das Haarwachstum restituiert werden.

Da es sich bei der androgenetischen Alopezie um eine genetisch determinierte Störung handelt, ist eine Heilung nicht möglich. Jede erfolgreiche Therapie kann nur suppressiv wirken und muss als Dauerbehandlung fortgesetzt werden, um Rezidive zu vermeiden.

Theoretisch ließe sich nur durch pharmakologische oder operative Kastration – eine Behandlung, die selbstverständlich obsolet ist – der Einfluss des aus Testosteron gebildeten Dihydrotestosterons auf die fehlprogrammierten Haarfollikel endgültig ausschalten.

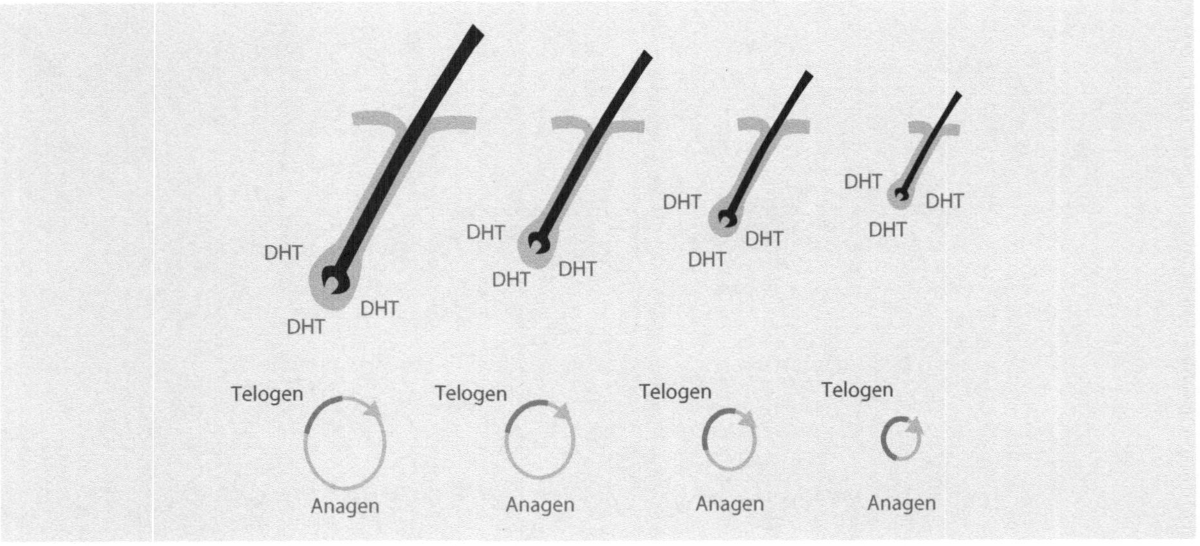

7

■ **Abb. 7.9** Haarzyklus bei androgenetischer Alopezie. *DHT* Dihydrotestosteron

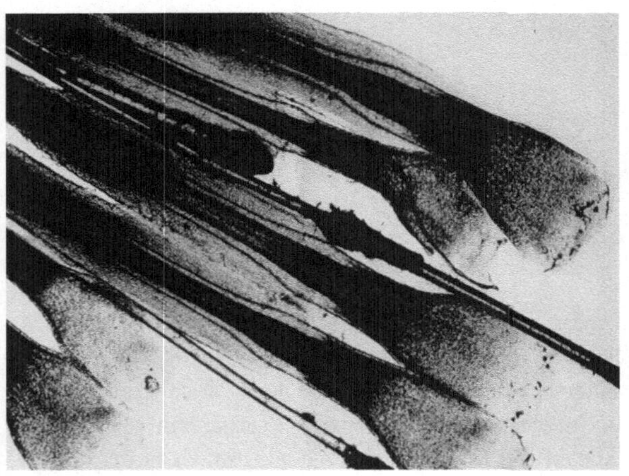

■ **Abb. 7.10** Trichorrhizogramm bei androgenetischer Alopezie, zu erkennen sind telogene Haare, kenntlich an der kolbenartigen Wurzel (Mit freundlicher Genehmigung von Galderma)

■ **Tab. 7.3** Die Wirkungen von Testosteron und Dihydrotestosteron beim Mann

Testosteron	Dihydrotestosteron
Tiefe Stimme	Beim Feten: Entwicklung des äußeren Genitale
Aufbau von Muskelmasse	Prostatawachstum
Ausbildung von Penis und Skrotum	Ausbildung von männlichem Sexualhaar
Libido	Acne vulgaris **Androgenetische Alopezie**

7.3 Die Wirkungen der Androgene beim Mann

Wie in ■ Tab. 7.3 zusammengestellt, zeigen die beiden Androgene Testosteron und Dihydrotestosteron (■ Abb. 7.11) unterschiedliche Wirkungen.

Für die Entstehung einer androgenetischen Alopezie ist ausschließlich Dihydrotestosteron verantwortlich, wie das folgende Beispiel zeigt: In der Dominikanischen Republik kommt bei Männern eine Genmutation vor, die charakterisiert ist durch das Fehlen der Steroid-Dehydrogenase Typ II. Mit dem Fehlen dieses Enzyms kann keine Umwandlung von Testosteron zu Dihydrotestosteron erfolgen. Dihydrotestosteron ist aber – unter anderem – für die Entwicklung des äußeren männlichen Genitale von entscheidender Bedeutung (■ Tab. 7.3). Knaben mit dieser genetischen Störung (Pseudohermaphroditismus masculinus) werden als Mädchen aufgezogen, bis in der Pubertät mit steigendem Testosteronspiegel die Stimme tiefer wird und die Ausbildung eines männlichen Genitale erfolgt. Im Volksmund wird diese Störung als »Hoden mit 12« bezeichnet. Bei Männern mit dieser Genmutation kommt es nie zur androgenetischen Alopezie, da das für die Stimulierung der Haarfollikel und für die Übersteigerung des Haarzyklus verantwortliche Dihydrotestosteron fehlt.

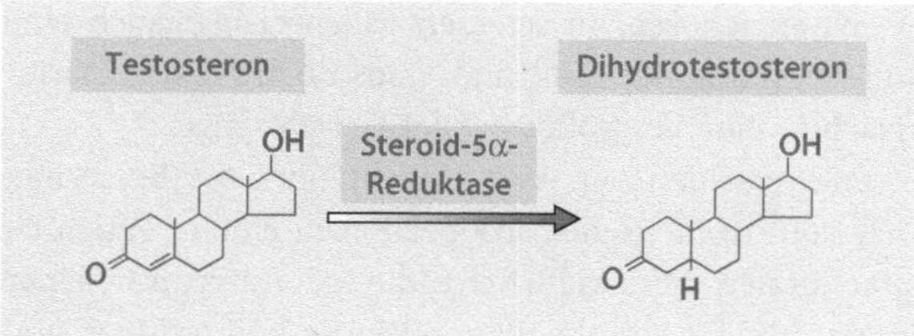

Abb. 7.11 Umwandlung von Testosteron in Dihydrotestosteron durch die Steroid-5α-Reduktase

7.4 Psychische Konsequenzen der androgenetischen Alopezie beim Mann

Für den Betroffenen hat die androgenetische Alopezie – abgesehen von der fehlenden Schutzfunktion der Haare – in erster Linie psychische Auswirkungen. Am stärksten ausgeprägt ist das Empfinden der erscheinungsmedizinischen Störung zu Beginn in der Pubertät, wenn sich beim jungen Mann Stirn- und Tonsurglatze ausbilden. Der mangelnde Sonnenschutz und das Fehlen des Reflexes bei Berührung eines Hindernisses gewinnen erst in späteren Jahren an Bedeutung, wenn die Alopezie die gesamte Kopfhaut ergriffen hat. In psychologischer Hinsicht steht die Wirkung auf andere Menschen an erster Stelle (Fremdbild).

Junge Männer der Altersgruppe bis 26 Jahre sind nach den Ergebnissen breit angelegter psychologischer Studien durch ihre Glatzenbildung besonders stark beeinträchtigt. Der Beginn einer Glatzenbildung verunsichert den Betroffenen, reduziert sein Selbstwertgefühl und seine Selbstsicherheit, außerdem entwickelt sich oft ein Ängstlichkeitssyndrom. Das Erstauftreten erfolgt in dem wichtigsten Lebensabschnitt für die Persönlichkeitsentwicklung, die Partnerfindung und die berufliche Karriere. Das gestörte Selbstbild führt zu psychischen Problemen, zu einer Verminderung des Selbstbewusstseins, zur Überzeugung, unattraktiv zu sein, und schlimmstenfalls zu Depressionen. Diese negative Selbsteinschätzung stört bei sozialen Kontakten, der beruflichen Entwicklung und der Partnerwahl. Die Lebensqualität von Männern mit androgenetischer Alopezie ist deutlich vermindert.

Der Arzt muss seinen Patienten ernst nehmen und daran denken, dass die androgenetische Alopezie von der WHO als Erkrankung und nicht als erscheinungsmedizinische Störung klassifiziert wird.

Männer mit androgenetischer Alopezie wirken oft älter und intelligenter, weniger dominant, weniger maskulin (!) und weniger dynamisch als ihre Altersgenossen. Umgekehrt werden aber bei der Jobsuche angeblich Männer mit vollem Haar gegenüber Männern mit androgenetischer Alopezie von den verantwortlichen Personalchefs deutlich bevorzugt – zumindest hegen die Betroffenen den Verdacht. Höchstens für manche Berufe mit Öffentlichkeitsarbeit mag das vielleicht auch stimmen.

7.5 Behandlung der androgenetischen Alopezie des Mannes

7.5.1 Vorbemerkungen

Schon vor 4000 Jahren gab es im Alten Ägypten eine Tinktur zur Einreibung bei Haarausfall; hergestellt wurde diese aus gemahlenen, gebratenen Hundepfoten und Eselshufen. In erster Linie sollte dieses Mittel zur Behandlung der androgenetischen Alopezie dienen. Von Alopezie befallene Männer versuchten also schon damals, ihre erscheinungsmedizinische Störung bzw. ihr Leiden zu bekämpfen.

Wie häufig und wie störend sich die androgenetische Alopezie beim Mann darstellt, ist aus der großen Zahl der empfohlenen topisch oder systemisch anzuwendenden Heilmittel zu erkennen. Bevor jedoch eine Behandlung eingeleitet wird, muss ausgeschlossen werden, dass der Patient androgen wirksame Steroide oder Anabolika – bei Sportlern nicht allzu selten – einnimmt, da dadurch der Haarverlust massiv verstärkt wird. Wenn klinisch kein eindeutiges Bild für eine androgenetische Alopezie vorliegt, ist auch an einen Eisenmangel als Ursache des Haarausfalls zu denken, insbesondere bei Vegetariern und Veganern (▶ Kap. 6). Sicherheitshalber werden auch Untersuchungen der Schilddrüse und anderer Stoffwechselwege empfohlen, besonders wenn der Haarverlust diffus ist und nicht exakt dem Verteilungsbild der androgenetischen Alopezie entspricht. Eine Kombination von androgenetischer Alopezie und stoffwechselbedingtem Effluvium ist durchaus möglich.

Bei jeder Therapie, ob topisch oder systemisch, ist die konsequente Mitarbeit des Patienten wesentlich. Wird eine erfolgreiche Behandlung abgebrochen, sei es mit Minoxidil oder mit Finasterid, gehen alle »geretteten« Haare verloren. Der Haarverlust erreicht rasch das Ausmaß, zu dem es ohne Behandlung gekommen wäre.

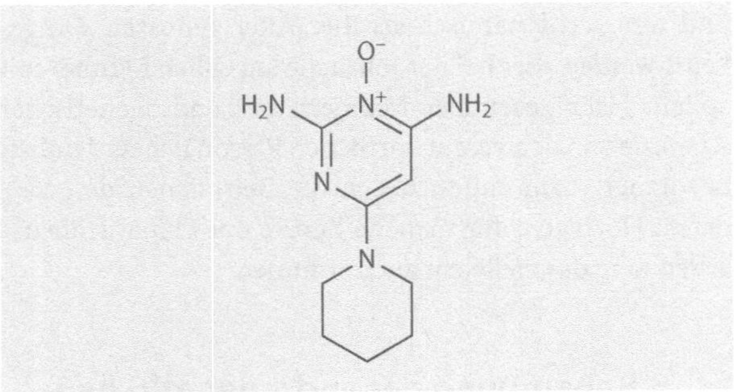

■ **Abb. 7.12** Chemische Struktur von Minoxidil

7.5.2 Topische Behandlungen

Unter den vielen versuchten und als erfolgreich empfohlenen lokalen Maßnahmen bringt nach dem heutigen Wissensstand nur die Anwendung von Minoxidil einen signifikanten Erfolg. Allerdings ist dieses Pharmakon nur **unspezifisch** im Sinne einer allgemeinen Anregung des Haarwachstums und einer damit verbundenen Antagonisierung der drohenden Verkleinerung und Atrophie der Follikel wirksam.

Minoxidil

Minoxidil, chemisch ein Piperidinopyrimidin-Derivat (Formelbild in ■ Abb. 7.12), entfaltet starke gefäßerweiternde Wirkungen und wird deshalb seit 1970 bei therapieresistentem Bluthochdruck als systemisches Antihypertonikum eingesetzt. Die übliche Tagesdosis beträgt 2 × 5 mg bis 2 × 10 mg, aber auch Dosen bis zu 60 mg wurden verabreicht. Minoxidil öffnet zelluläre Kaliumkanäle. Dadurch wird vasodilatativ wirksames Stickstoffmonoxid (NO) freigesetzt. Dies löst eine Hyperpolarisierung der glatten Muskulatur von arteriellen Gefäßen aus, die Arteriolen erschlaffen, und der Blutdruck sinkt. Minoxidil wird aus dem Darmtrakt gut resorbiert. Als Nebenwirkung ergibt sich bei den meisten Anwendern eine Verstärkung der Körperbehaarung, wobei Frauen in dieser Hinsicht stärker reagieren als Männer und schon mit vergleichsweise niedrigen Dosen von Minoxidil eine ästhetisch störende Behaarung im Gesicht und am Körper entwickeln. Bei Kindern tritt der Effekt häufiger ein als bei Erwachsenen.

Die erste Beschreibung einer durch Minoxidil induzierten Hypertrichose in der dermatologischen Literatur erfolgte überraschenderweise erst im Jahre 1979, also 9 Jahre nach Einführung dieses Wirkstoffs. ■ Abb. 7.13 zeigt die ersten, jetzt schon über 40 Jahre alten Abbildungen von Frauen mit Hypertrichose unter Minoxidil, aus denen ersichtlich ist, warum manche Frauen diese Art der Hypertoniebehandlung aus ästhetischen Gründen ablehnten. Auch heute noch leiden die meisten Frauen, denen Minoxidil als Hypotensivum oral verabreicht wird, an Hypertrichosen. In seltenen Fällen erfolgt auch eine Dunkelfärbung der Haut und – aus noch nicht geklärter Ursache – eine Vergröberung der Gesichtszüge.

1980 erschien der erste Bericht über die Besserung einer androgenetischen Alopezie bei einem Patienten unter oraler Minoxidil-Behandlung. Aufgrund seiner starken blutdrucksenkenden Wirkung kommt aber oral verabreichtes Minoxidil für die Behandlung der androgenetischen Alopezie nicht infrage, weder beim Mann noch bei der Frau.

Die Beobachtung des Eintritts einer Hypertrichose nach systemischer Gabe von Minoxidil führte zu Versuchen, Minoxidil in topischer Applikation zur Behandlung des Haarausfalls einzusetzen. Zunächst wurde in einzelnen Apotheken und Laboratorien begonnen Minoxidil-Tabletten in pulverisierter Form in eine alkoholische Lösung einzubringen, um mit dieser Lösung die Kopfhaut einzureiben. Diese Versuche schlugen mehrheitlich fehl. Minoxidil ist schwer in Lösung zu bringen und schwer in Lösung zu halten. Fällt Minoxidil in der Haartinktur aus, unterbleibt jede therapeutische Einwirkung auf die Haare. Ferner ergibt sich bei der magistralen Herstellung das Problem der Bioverfügbarkeit; vielfach fehlte bei (ungeprüften) Lösungen die anregende Wirkung auf das Haarwachstum. Umgekehrt ergab sich die Frage, ob bei zu guter Resorption systemische Wirkungen eintreten.

Der Hersteller und Patentinhaber von Minoxidil – damals die Firma Upjohn – nahm sich dieser Fragen an und entwickelte 2 Rezepturen für die lokale Anwendung bei Haarwuchsstörungen, eine mit 2% und eine mit 5% Minoxidil. 1988 wurde Minoxidil in den beiden genannten Formen von der FDA für die topische Behandlung der androgenetischen Alopezie zugelassen. Vor wenigen Jahren wurde zusätzlich zu den Lösungen noch eine 5%ige Schaumpräparation entwickelt, die sich an der Hautoberfläche gut verteilt (»der Schaum schmilzt«), gut in die Follikel penetriert und damit besonders wirksam und verträglich ist.

Für die drei genannten Minoxidil-Rezepturen gilt:

- Sie sind bei Haarausfall, insbesondere der androgenetischen Alopezie, nachweislich wirksam.
- Sie verursachen keine systemischen Effekte (s. unten).

Eine Gel-Rezeptur blieb ohne größere Bedeutung.

Die Resorption von Minoxidil erfolgt in erster Linie durch die Haarfollikel, was die erwünschte Wirkung bei Haarausfall ergibt. Nach lokaler Applikation des Wirkstoffs in 5%iger Lösung kommt es zur Resorption von durchschnittlich 1,7%. Von 1 ml Lösung werden also 0,85 mg Minoxidil in den Organismus aufgenommen.

Bei der androgenetischen Alopezie zeigt die 5%ige Minoxidil-Lösung – verständlicherweise – eine bessere und rascher einsetzende therapeutische Wirkung als die

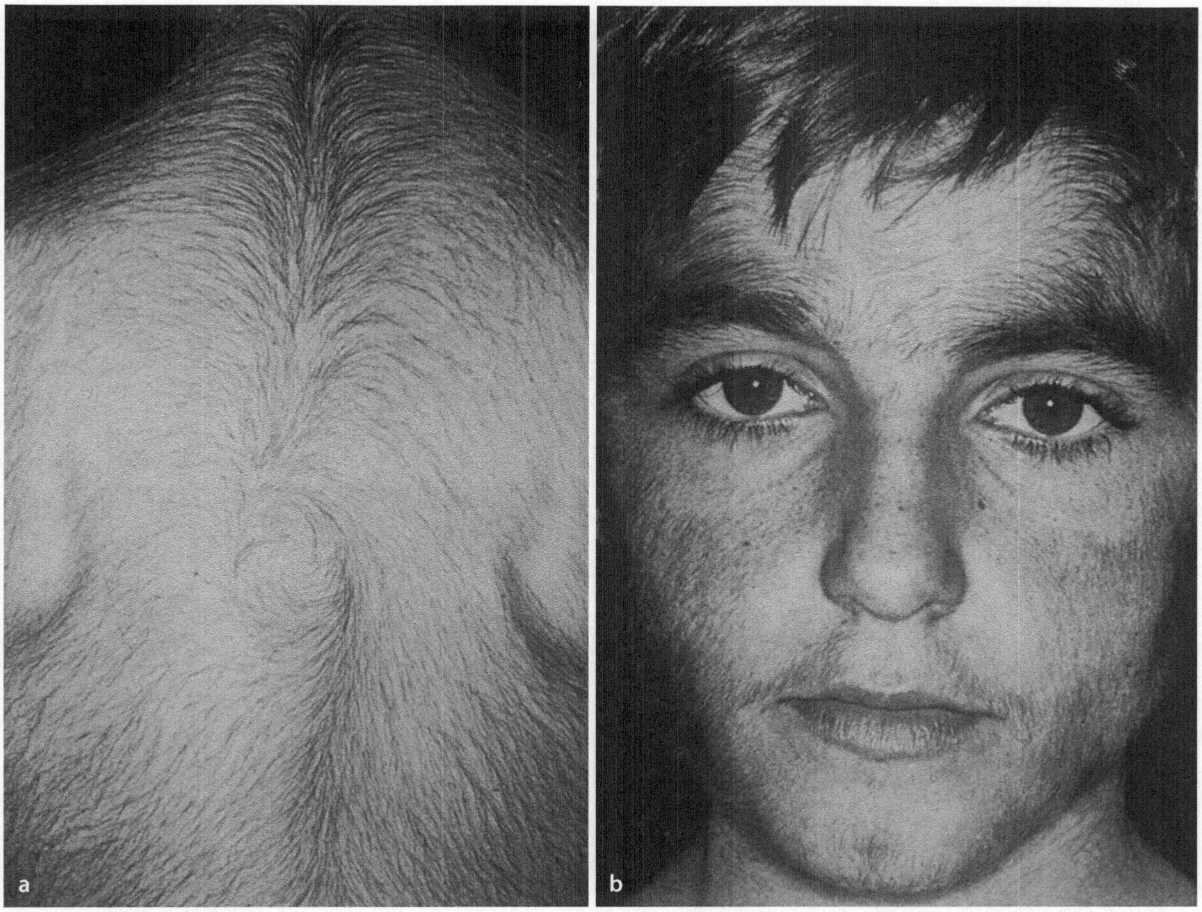

◘ **Abb. 7.13** Hypertrichose nach oraler Gabe von Minoxidil. Hypertrichose am Rücken **(a)**, Zusammenwachsen von Brauen und Kopfhaar **(b)** (Mit freundlicher Genehmigung von Galderma/Pfizer (Deutschland GmbH))

2%ige. In manchen Ländern besteht für die 5%ige Lösung Rezeptpflicht. Für die Dauerbehandlung genügt durchaus die 2%ige Lösung. Üblicherweise wird zumindest für den Beginn der Behandlung für Männer die 5%ige Lösung und für die auf Minoxidil stärker reagierenden Frauen die 2%ige Lösung verordnet, allerdings meist zur 2-maligen Anwendung pro Tag.

In klinisch-pharmakologischen Vergleichsstudien konnte die signifikante Zunahme der Terminalhaare unter einer lokalen Minoxidil-Behandlung nach modernen Methoden der klinischen Pharmakologie bewiesen werden (◘ Abb. 7.14). Die Zahl der Terminalhaare nimmt zu, die Zahl der feinen Vellushaare ab. Haardicke und Haargewicht steigen an. Die gesamte Haarzahl steigt nur bei solchen Patienten, bei denen noch genügend Vellushaare für eine progressive Umwandlung vorhanden sind.

Aus atrophischen Follikeln kann auch Minoxidil keine Haare hervorlocken. Deshalb ist ein frühzeitiger Behandlungsbeginn besonders wichtig, bevor noch viele Follikel irreversibel atrophisiert sind.

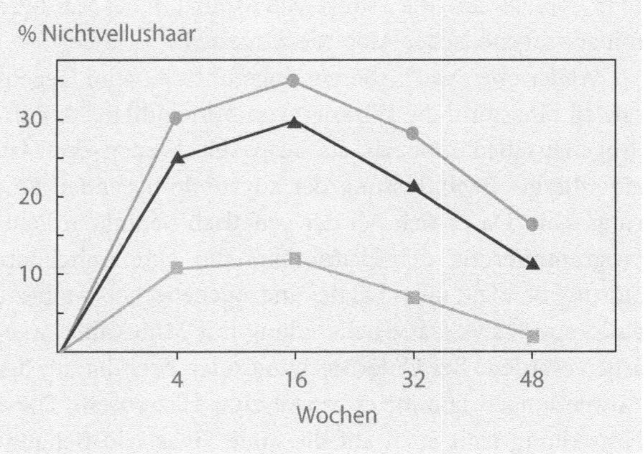

◘ **Abb. 7.14** Klinische Untersuchungsergebnisse nach topischer Minoxidil-Gabe bei 321 Männern: mittlere Zunahme von Nichtvellushaar gegenüber dem Ausgangswert. 5% Minoxidil (*gelb*), 2% Minoxidil (*rot*), Plazebo (*grün*)

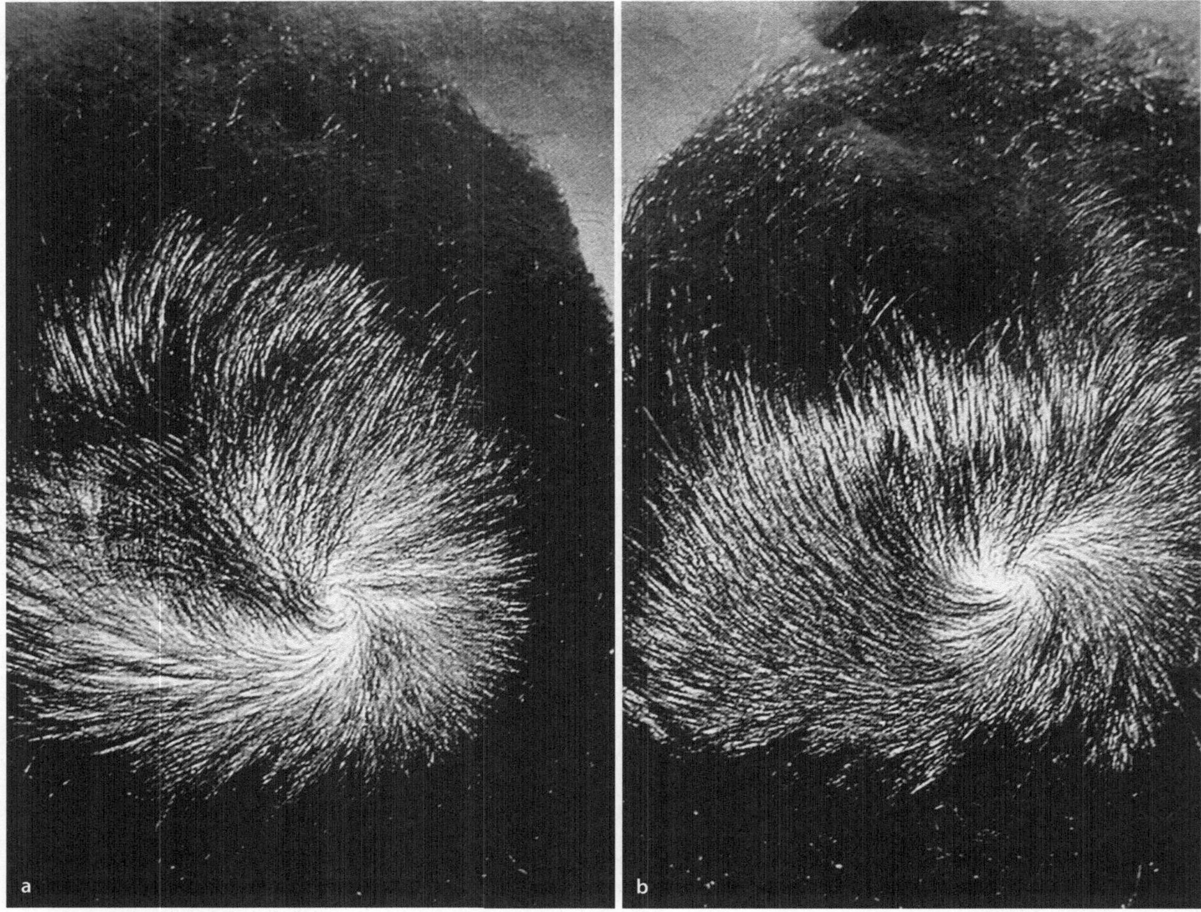

Abb. 7.15 Gabe von Minoxidil 2% 1 × täglich über 6 Monate bei einem Mann mit androgenetischer Alopezie, Bild bei Behandlungsbeginn (a), Bild bei Behandlungsende (b) (Mit freundlicher Genehmigung von Galderma/DermQuest.com)

In Abb. 7.15 sind die Erfolge von Minoxidil bei Männern mit androgenetischer Alopezie dargestellt.

Weiter oben wurde bereits angeführt, dass im Gegensatz zu Finasterid die Wirkung von Minoxidil bei der androgenetischen Alopezie als unspezifisch anzusehen ist, eine direkte Beeinflussung der zugrunde liegenden Störung fehlt. Da es sich bei der genetisch bedingten Fehlprogrammierung der Haarfollikel um eine unheilbare Störung handelt, muss bei der androgenetischen Alopezie eine suppressive Dauerbehandlung mit Minoxidil vorgesehen werden. Bei Unterbrechung oder Beendigung der Anwendungen kommt es erneut zum Haarausfall. Diese Feststellung trifft auch auf die orale Finasterid-Behandlung zu, die direkt die Pathogenese des Haarausfalls beeinflusst (► Abschn. 7.5.3).

Biochemische Untersuchungen ergaben, dass die eigentlich aktive Substanz nicht Minoxidil selbst, sondern sein Sulfat ist. Dieser aktive Metabolit entsteht unter der Einwirkung von Sulfotransferasen, die in den unteren Anteilen der äußeren Wurzelscheide vorliegen. Die individuell unterschiedlichen Ansprechraten auf Minoxidil bei der androgenetischen Alopezie wurden mit den individuell verschieden hohen Aktivitäten von Sulfotransferasen im Haarfollikel in Zusammenhang gebracht. Hohe Aktivitäten dieses Enzyms ergeben bessere Therapieeffekte.

Letztendlich ist aber das Zustandekommen der positiven Effekte von Minoxidil noch nicht ganz klar. Auffallend ist die besonders gute Wirkung bei der androgenetischen Alopezie des Mannes und die etwas geringere Wirkung bei der Frau.

Der haarwachstumsfördernde Effekt lokaler Minoxidil-Anwendungen lässt sich zwar bei praktisch allen Formen von Haarausfall ausnutzen (Alopecia areata, Effluvium nach Chemotherapie, drohendes Effluvium nach Haartransplantationen, »unspezifischer« Haarausfall unklarer Genese), aber die überzeugendsten Erfolge wurden bei der androgenetischen Alopezie des Mannes erzielt. Hierüber liegt ein reichhaltiges Schrifttum vor. Im klinischen Experiment konnte unter Verwendung der TrichoScan-Methode die Wirkung lokaler Applikationen von Minoxidil objektiviert werden. Die 5%ige Lösung wirkt rascher und besser als die 2%ige. Bei Männern lässt sich in

20–80% der Fälle ein Sistieren des Haarausfalls erreichen, in 10–20% der Fälle wachsen wieder Terminalhaare, die Behaarung wirkt zunehmend dichter.

Auch bei Frauen sind lokale Minoxidil-Anwendungen wirksam: innerhalb von 6 Monaten stellt sich bei vielen Frauen mit androgenetischer Alopezie eine statistisch signifikante Erhöhung der Anzahl terminaler Haare (Rückumwandlung von Vellushaaren) und der Haardicke ein. Unterschiede in der Haarwachstumsförderung zwischen den beiden Konzentrationen sind nicht signifikant; bei Verwendung der 5%igen Lösung – wie in den ersten Untersuchungen – steigen Juckreiz und Irritation, weshalb eine 2 × tägliche Applikation der 2%igen Lösung empfohlen wird. Mindestens genauso gut wirkt eine 1 × tägliche Applikation des 5%igen Schaums, der überdies in der Anwendung angenehmer ist.

Angeführt werden soll hier noch die Anwendungsbeobachtung von 5%igem Minoxidil bei 144 deutschen Ärzten mit androgenetischer Alopezie (◘ Tab. 7.4): 90% der Anwender bestätigten die haarwachstumsfördernde Wirksamkeit des Präparats, 70% beabsichtigten eine Fortführung der Behandlung nach dem Ende der Beobachtungszeit (nach Worret u. Jeßberger 2002).

◘ Tab. 7.4 Anwendungsbeobachtung unter 5%igem Minoxidil bei 144 deutschen Ärzten mit androgenetischer Alopezie[a]

Aussage	Prozentsatz
Generell erfolgreich	90%
Deutliches Nachwachsen von Haaren	60%
Verbesserte Haarqualität	50%
Unwirksam	10%
Geplante Fortsetzung der Behandlung	**70%**

Angaben aus: Worret WI, Jeßberger B (2002) Wirksamkeit von topischem 5%igem Minoxidil bei androgenetischer Alopezie. Ästhet Dermatol 3: 18–20.

Bei der topischen Behandlung der androgenetischen Alopezie mit Minoxidil ist zu berücksichtigen, dass ein Erfolg oder Misserfolg erst nach einjähriger Anwendung beurteilt werden kann, obwohl bei vielen Patienten schon nach einigen Monaten eine deutliche Besserung des Haarwachstums eintritt (dickere, rascher wachsende Haare, Aufhören des krankhaften Haarausfalls).

> **Auf die möglicherweise lange Latenzzeit bis zum Erfolg sind die Anwender von ihrem Arzt auch im Hinblick auf die entstehenden Kosten hinzuweisen. Ebenso muss die Notwendigkeit einer Weiterbehandlung über Jahre oder sogar Jahrzehnte mit dem Patienten besprochen werden.**

Aus den Verkaufszahlen lässt sich schließen, dass es sich bei weit mehr als der Hälfte der Käufer um Stammkunden handeln dürfte, also um motivierte Patienten, die kontinuierlich zur Bekämpfung ihres Haarausfalls Minoxidil einsetzen. Auch muss der Patient vom behandelnden Arzt bzw. vom empfehlenden Apotheker darauf hingewiesen werden, dass bei Beendigung der Behandlung binnen weniger Wochen erneut ein starker Haarausfall einsetzen wird. Minoxidil wirkt rein suppressiv.

Ein möglichst frühzeitiger Behandlungsbeginn, also noch bevor viele Follikel verkleinert oder sogar atrophisiert sind, erhöht die Erfolgsaussichten. Zugrundegegangene Haarfollikel können nicht mehr »wiederbelebt« werden. Die den Patienten erfreuende »Vermehrung« seiner Haare beruht bei keiner Behandlungsart auf einer tatsächlichen Haarbildung in bereits atrophisch gewordenen Follikeln, sondern geht auf eine Umwandlung von Vellushaaren (den bereits in der Phase der Rückbildung befindlichen feinen Haaren) zu Terminalhaaren zurück.

Die lokale Anwendung von Minoxidil in 2%iger oder 5%iger Konzentration wird in der Regel gut vertragen. Übertrieben starke Einreibungen können als Folge der normalerweise kaum störenden, leicht hyperämisierenden Wirkung des Lösungsmittels bei empfindlichen Anwendern zu einer lokalen Irritation führen. Unverträglichkeitsreaktionen wie Juckreiz und Schuppenbildung durch Propylenglykol sind selten, ebenso Kontaktallergien gegen dieses Lösungsmittel. Minoxidil-Allergien wurden bisher noch nicht beobachtet.

> **Auf die Kopfhaut aufgetragenes Minoxidil kann bei Frauen eine Hypertrichose an der Stirn und an den Wangen verursachen, bedingt durch ein Verrinnen der Wirkstofflösung.**

In seltenen Fällen führt die Anwendung der alkoholischen Lösung zur Verschlechterung einer seborrhoischen Dermatitis. Die Schaumpräparation wird besser vertragen, da sie kein Propylenglykol enthält.

Minoxidil ist bei lokaler, widmungsgerechter Anwendung **frei von unerwünschten systemischen Wirkungen**. Dies konnte durch Untersuchungen der Serumspiegel bei 1088 Männern zweifelsfrei festgestellt werden (◘ Tab. 7.5). Eine blutdrucksenkende Wirkung bringt Minoxidil erst ab einer Serumkonzentration von 21,7 ng/ml – ein Wert, der nach lokaler Anwendung von 5%igem Minoxidil nicht erreicht werden konnte. Auch bei der Anwendung des 5%igen Schaums gelangen im Hinblick auf den Blutdruck nur irrelevante Mengen des Wirkstoffs in das Serum.

Ähnliche Ergebnisse ergab die Anwendungsbeobachtung von 2%igem Minoxidil bei Frauen: Hier lag bei einer einzigen von 1024 Probandinnen die Serumkonzentration von Minoxidil bei 10 ng/ml, die übrigen Probandinnen zeigten nach einer Behandlungszeit von 32–48 Wochen

Tab. 7.5 Minoxidil-Konzentrationen im Serum von 1088 männlichen Probanden nach 2 × täglicher lokaler Anwendung von 5% Minoxidil über 32–96 Wochen

Minoxidil-Konzentration im Serum (ng/ml)	Probenzahl
< 0,1	149
0,1–2,0	651
2,1–5,0	243
5,1–10,0	38
10,1–16,5	7
> 16,5	0

Tab. 7.6 Minoxidil-Konzentrationen im Serum von 1024 weiblichen Probanden nach 2 × täglicher lokaler Anwendung von 2% Minoxidil über einem Zeitraum von 32–48 Wochen

Minoxidil-Konzentration im Serum (ng/ml)	Probenzahl
< 0,1	390
0,1–2,0	580
2,1–5,0	49
5,1–10,0	1
> 10,0	0

deutlich niedrigere Werte (Tab. 7.6). Wie bereits erwähnt, sprechen Frauen generell auf Minoxidil-Anwendungen besser an als Männer, sodass die niedrigere Konzentration in den meisten Fällen ausreicht.

Äußere Faktoren können die Resorption von Minoxidil und damit die Wirkung auf den Haarwuchs beeinflussen (Tab. 7.7):

- Ohne Einfluss bleiben Fönen, das Tragen einer Kopfbedeckung und leichte Sonnenerytheme.
- Eine verringerte Resorption ergibt sich bei topischer Behandlung mit fluorierten Glukokortikoiden oder bei Entfernung (Abwaschen) der Lösung innerhalb von 4 Stunden.
- Eine gesteigerte Resorption lässt sich an Stellen einer geschädigten Hautbarriere nachweisen, also z. B. nach Anwendung von Tretinoin oder auf frisch rasierten Kopfhautarealen.

Ob der Zusatz von 0,01%igen Tretinoin zu 5%igem Minoxidil eine Verbesserung der therapeutischen Wirkung bei androgenetischer Alopezie bringt, ist noch umstritten. Zweifellos erfolgt eine Steigerung der Resorption auf das 3-Fache, was aber nicht unbedingt erwünscht ist. In einer Studie konnte die Wirkung einer 2 × täglichen Applikation von 5%igem Minoxidil durch die 1 × tägliche Anwendung einer Kombination mit 0,01%igem Tretinoin erreicht werden. Dass eine Erhöhung der Dosis oder eine Steigerung der Applikationshäufigkeit die Resorption von Minoxidil erhöhen, steht außer Zweifel, ob auch die erwünschte Wirkung steigt, ist allerdings fraglich.

Bei Patienten mit androgenetischer Alopezie, die sich einer Haartransplantation unterziehen, erweist sich eine Vor- und eine Nachbehandlung mit Minoxidil als günstig. In der Abstoßungsperiode gehen weniger transplantierte Haare verloren. 2–3 Tage vor der Transplantation muss die Minoxidil-Behandlung beendet werden, um eine verstärkte Blutungsneigung aufgrund der vasodilatierenden Wirkung auszuschließen.

Bei der kongenitalen epidermalen Dysplasie (Clouston-Syndrom) entwickelt sich die Alopezie als Folge einer verminderten Anzahl und einer gestörten Entwicklung der Haarfollikel. Die Gabe von Minoxidil zusammen mit Tretinoin – hier zur Resorptionsförderung – führt zu einer wesentlichen Besserung der Alopezie.

Topische Minoxidil-Anwendungen (unspezifisch bei androgenetischer Alopezie) können mit systemischen Finasterid-Gaben (spezifisch in die Pathogenese der androgenetischen Alopezie eingreifend) **kombiniert** werden. Erwähnenswert ist der Befund, dass auch bei Versagen von Finasterid lokale Minoxidil-Anwendungen erfolgreich eingesetzt werden können.

Nach dem heutigen Wissensstand dürfte die Verbesserung des Haarwachstums durch Minoxidil über eine Reihe von verschiedenen pharmakologischen Effekten zustande kommen:

- **Stimulation des Blutstroms an den Anwendungsstellen und Aktivierung der perifollikulären Gefäßbildung (Angiogenese):**
  Die Hautdurchblutung nimmt zu, wie mittels Laser-Doppler-Durchströmungsmessung bewiesen werden konnte, egal ob 1%iges, 2%iges oder 5%iges Minoxidil appliziert worden war. Nach äußerlicher Anwendung von Minoxidil setzt die gesteigerte Durchblutung innerhalb von 15 Minuten ein und bleibt bis zu einer Stunde bestehen. Die Fensterung der perifollikulären Kapillarwände wird verstärkt, was über eine vermehrte Bildung von VEGF *(vascular endothelial growth factor)* erfolgen dürfte. Diese Effekte regen die Stammzellen des Haars zu vermehrter Teilung an.
- **Beschleunigung der Differenzierung der Haarzellen:**
  Die Aufnahme von Tritium-markiertem Minoxidil erfolgt in Follikelzellen rascher als in epidermalen und dermalen Zellen.

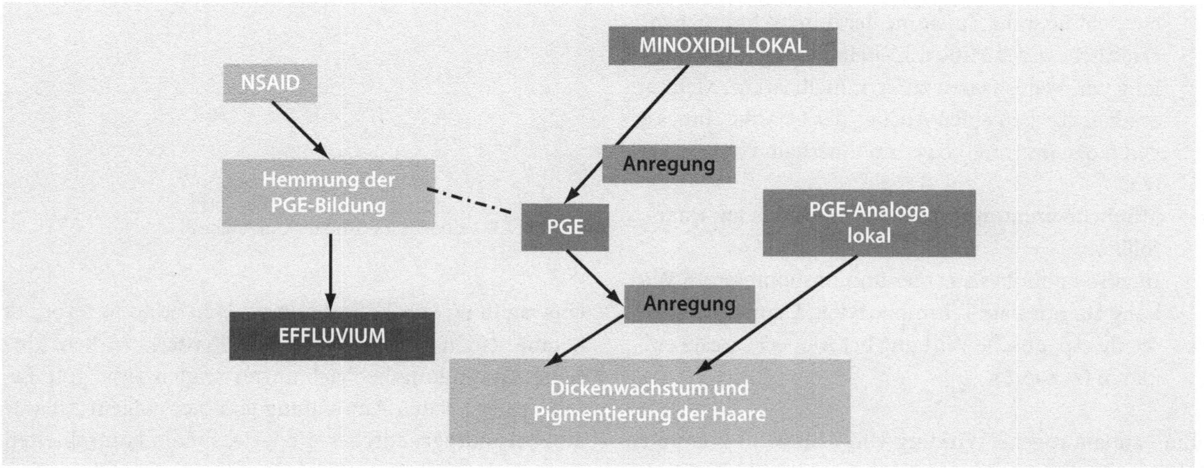

Abb. 7.16 Zusammenhang zwischen Haarwachstum und Prostaglandinen (*PGE*). Ankurbelung des Haarwachstums durch gesteigerte Prostaglandin-Bildung (Minoxidil) oder durch Einwirkung von Prostaglandin-Analoga, Abschwächung des Haarwachstums durch Hemmung der Prostaglandin-Synthese z. B. durch nichtsteroidale Antiphlogistika (*NSAID*)

Tab. 7.7 Beeinflussung der perkutanen Resorption von Minoxidil

Unverändert	Verringert	Verstärkt
Fönen	Glukokortikoide	Dosiserhöhung
Feuchtigkeitscreme, Haarpflegemittel	Anwendung am Rücken oder am Unterarm	Erhöhung der täglichen Applikationszahl
Anwendung auf der Brust	Entfernen der Minoxidil-Lösung innerhalb von 4 Stunden	Anwendung auf einer frisch rasierten Kopfhautstelle
Tragen von Kappe oder Hut	–	Tretinoin-Creme oder Dithranol(= Anthralin)-Creme
Leichter Sonnenbrand	–	–
Anwendung auf einer größeren Fläche	–	–

- **Verstärkung der DNS-Synthese in Zellkultur in den Zellen von Haarfollikel und Haarpapille, nicht aber in den Keratinozyten:**
  Die Überlebenszeit von Epidermiszellen in Kultur steigt in Anwesenheit von Minoxidil; eine analoge Wirkung übt auch der epidermale Wachstumsfaktor aus.
- **Stimulation von dermalen Fibroblasten der Haarpapille, was möglicherweise über das Zyklooxygenase-System zustande kommt:**
  Bekanntlich kann die Hemmung der Prostaglandin-Endoperoxidase-Synthase durch nichtsteroidale antiinflammatorische Substanzen (Indomethacin, Ibuprofen, Naproxen, Piroxicam) zu Haarausfall führen. Umgekehrt führt die Aktivierung der Prostaglandin-Endoperoxidase-Synthase zu erhöhten Prostaglandin-E2-Spiegeln (PGE2) im Gewebe. Wie klinische Beobachtungen zeigten, kann dies zu einer Steigerung der Behaarung führen. Die äußerliche Anwendung von Prostaglandin-Analoga (Latanoprost, Bimatoprost) verursacht verstärktes Haarwachstum. Die genannten Pharmaka werden am Auge zur Senkung des intraokularen Drucks eingesetzt; als Begleitwirkung kommt es zu einem verstärkten Wachstum von Wimpern und Brauen, außerdem tritt eine Verdickung dieser Haare mit deutlich verstärkter Pigmentierung ein. Somit dürfte zumindest ein wichtiger therapeutischer Effekt von Minoxidil in einer Ankurbelung der Prostaglandin-Synthese liegen (Abb. 7.16).
- **Einfluss auf den Haarzyklus:**
  Ob Minoxidil die Anagenphase im Haarzyklus verlängert oder nur die Telogenphase verkürzt, ist noch nicht geklärt. Im Tierversuch (Ratte) ergab sich eine »Rückkehr« von Haarfollikeln aus der Telogen- in die Anagenphase, welche jedoch selbst nicht verlängert wurde. Klinisch zeigte sich beim Menschen ein Anstieg der Anagen-Telogen-Relation. Einigkeit

herrscht über die Zunahme der durchschnittlichen Haardicke unter Minoxidil-Behandlung (Umwandlung von Vellushaaren zu Terminalhaaren). Mehrere Studien ergaben einen Anstieg des Haardurchmessers von 0,029 mm auf 0,043 mm innerhalb von 3 Monaten.

- **Mögliche immunregulatorische Effekte am Haarfollikel:**
  In vitro kommt es zu einer immunsuppressiven Wirkung auf normale T-Lymphozyten. Damit ließe sich die therapeutische Wirkung bei Alopecia areata erklären (► Kap. 5).

Eine antiandrogene Wirkung von Minoxidil konnte zumindest im Tierversuch (am Flankenorgan des syrischen Goldhamsters) nicht nachgewiesen werden, auch im klinischen Experiment gibt es keine Anhaltspunkte für Minoxidil-Wirkungen auf hormonale Systeme.

In vitro zeigte Minoxidil in einigen Versuchsanordnungen eine Hemmung der Lysylhydroxylase, der Kollagensynthese und der Fibroblastenproliferation, was im perifollikulären Gewebe zur Erweiterung eines verengten Haarfollikels und zu einer Festigung der Haarverankerung führen könnte. Allerdings gibt es keinerlei Hinweise, dass die androgenetische Alopezie durch eine Lockerung der Haare in den Follikeln bedingt ist oder zumindest mit verursacht wird.

Im Handel wird eine Kombination von Minoxidil, Retinol und Aminexil zur Behandlung des Haarausfalls angeboten. Retinol und Aminexil bleiben als Monosubstanzen ohne Wirkung, und so dürfte ihr Zusatz zu Minoxidil keine wesentlichen Vorteile bringen.

Empfehlung: Bei Männern in den ersten Behandlungswochen 1 × täglich Applikation von 5%igem Minoxidil, dann Umstellung auf die 2%ige Lösung. Bei Frauen genügt die 2%ige Lösung, bei Therapiebeginn 2 × täglich, oder der 5%ige Schaum 1 × pro Tag. Die Behandlung muss so lange fortgesetzt werden, wie der Haarausfall verhindert werden soll.

Weitere lokal eingesetzte Wirkstoffe bei androgenetischer Alopezie

ß-Östradiol Das klassische Östrogen ß-Östradiol hemmt zwar den Haarausfall bei androgenetischer Alopezie, ist aber bei dieser Indikation wegen der unerwünschten Nebenwirkungen – Gynäkomastie beim Mann, Zyklusstörungen bei der Frau – **kontraindiziert**.

Alfatradiol Alfatradiol, früher als α-Östradiol bezeichnet, ist das hormonal inaktive Enantiomer des physiologischen Östrogens ß-Östradiol und hemmt im Tierversuch die

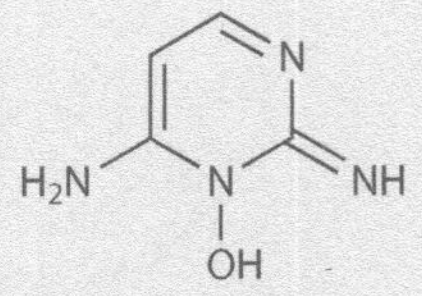

Abb. 7.17 Chemische Struktur von Aminexil

Umwandlung von Testosteron zu Dihydrotestosteron; es könnte also in gleicher Weise wie Finasterid wirken. Einzelne Anwendungsbeobachtungen zeigten zwar gute Erfolge einer lokalen Anwendung von 0,025%igem Alfatradiol bei androgenetischer Alopezie, aber in kontrollierten Untersuchungen ergab sich keine signifikante Überlegenheit gegenüber Plazebo.

Aminexil Aminexil (2,4-Diaminopyrimidin-3-oxid, Formelbild Abb. 7.17) wirkt als Hemmstoff der Lysylhydroxylase, der eine Rolle bei der Entstehung einer perifollikulären Fibrose zugeschrieben wird. Auch Minoxidil hemmt dieses Enzym. Die Blockade der Lysylhydroxylase soll die Bindegewebsbildung im perifollikulären Gewebe vermindern, die Haarfollikel damit besser verankern und damit den Haarausfall stoppen. Allerdings entbehren diese Vermutungen jeglicher physiopathologischen Grundlage. Untersuchungen nach den Richtlinien der evidenzbasierten Medizin fehlen. Zahlreiche kosmetische Produkte, die Aminexil enthalten, werden zur Behandlung der androgenetischen Alopezie angeboten. In der Werbung wird die chemische Ähnlichkeit von Aminexil mit Minoxidil hervorgehoben, was aber keinerlei Relevanz besitzt, da es ja viele Pyrimidinderivate mit den unterschiedlichsten pharmakologischen Wirkungen gibt.

Sabalextrakte Die Extrakte aus Sägepalmenfrüchten oder -samen sollen die Steroid-5α-Reduktase hemmen. Sie haben sich aber zur Behandlung der androgenetischen Alopezie nicht bewährt. Ein Gemisch aus α-Linolensäure, γ-Linolensäure, Linolsäure, Azelainsäure, Vitamin B_6, Zink, Prozyanin-Oligomeren und Extrakten von Sägepalmenfrüchten brachte ebenfalls keine Erfolge.

Zinksalze und Kupferpeptide Es lässt sich keine Wirkung dieser Substanzen nachweisen.

Extrakte aus Traubensilberkerzen chinesischen Wildrosen, Brennnesselwurzeln Diese Extrakte erwiesen sich als wirkungslos.

Tricomin Tricomin-Shampoo und extern anzuwendende Tricomin-Präparationen (Triamino-Kupfer-Komplex) entfalten keine Wirkung.

Tab. 7.8 Veränderungen der Dihydrotestosteron- und Testosteron-Spiegel nach Gabe von Finasterid oder Dutasterid

Spiegel in Kopfhaut bzw. Serum	Finasterid	Dutasterid
DHT in der Kopfhaut	Abnahme	Abnahme
Testosteron in der Kopfhaut	Anstieg	Anstieg
DHT im Serum	Abnahme	Starke Abnahme
Testosteron im Serum	Unverändert	Starker Anstieg
DHT Dihydrotestosteron.		

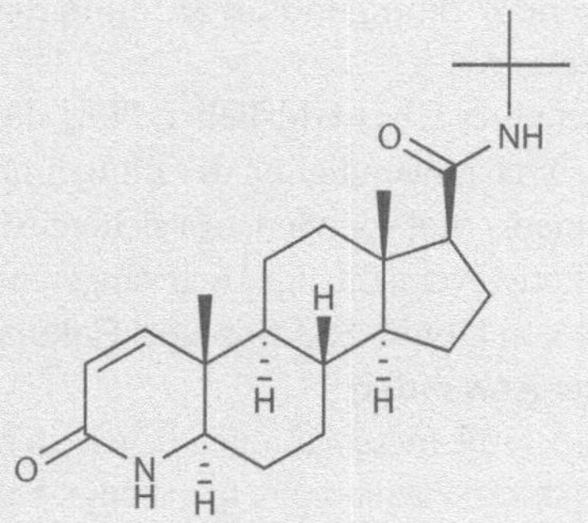

Abb. 7.18 Chemische Struktur von Finasterid

Nioxin Es soll überschießenden Talg (mit seinem Gehalt an Dihydrotestosteron?) entfernen und gewährleistet eine gute Haarpflege, bleibt aber ohne Wirkung auf den Haarausfall bei androgenetischer Alopezie.

7.5.3 Systemische Behandlungen

Finasterid

Das rezeptpflichtige Finasterid ist in erster Linie ein Hemmstoff der Steroid-5α-Reduktase Typ II und wird seit vielen Jahren in Tagesdosen von 5 mg erfolgreich zur Behandlung der Prostatahypertrophie eingesetzt (Formelbild Abb. 7.18). Beide Isoenzyme, Typ I und Typ II, hemmen die Umwandlung von Testosteron in Dihydrotestosteron. Typ I findet sich in der Haut – auch in der Kopfhaut –, Typ II liegt in erster Linie in den Haarfollikeln und in der Prostata vor. Die orale Gabe von Hemmstoffen der Steroid-5α-Reduktase bewirkt eine Abnahme von Dihydrotestosteron und eine Zunahme von Testosteron in der Kopfhaut (Tab. 7.8). Im Serum erfolgt ein Absinken des Dihydrotestosteronspiegels, der Testosteronspiegel bleibt nach der Einnahme von Finasterid unverändert, steigt aber nach Gabe von Dutasterid stark an. An dieser Stelle sei nochmals die bereits verschiedentlich geäußerte Vermutung erwähnt, dass Patienten mit Prostatahypertrophie häufiger und stärker an androgenetischer Alopezie erkranken als Patienten ohne Prostatahypertrophie. Wie bereits in ▶ Abschn. 7.3 ausgeführt, konnte in breiten Untersuchungen aber kein signifikanter Zusammenhang festgestellt werden.

Stellen der Kopfhaut, die von androgenetischer Alopezie befallen sind, weisen einen erhöhten Gehalt an Dihydrotestosteron auf, die Testosteronspiegel zeigen keinen Unterschied gegenüber gesunden Kopfhautstellen. Nach Gabe von Finasterid sinkt der Dihydrotestosteronspiegel an Stellen der androgenetischen Alopezie auf 50% des Ausgangswerts, die Testosteronspiegel steigen an. Schon Tagesdosen von 0,2 mg lösen diesen Effekt aus. Bei Patienten mit Prostatahypertrophie unter Finasterid in Tagesdosen von 5 mg fiel ein verbessertes Haarwachstum auf. Dies führte zu Studien über eine mögliche Besserung der androgenetischen Alopezie durch Finasterid. In kontrollierten Untersuchungen konnte die optimale Tagesdosis zur Behandlung der androgenetischen Alopezie des Mannes mit 1 mg festgestellt werden.

In Tagesdosen von 1 mg hemmt Finasterid bei 80% der Probanden die Progredienz des Haarausfalls bei androgenetischer Alopezie und führt bei 60% zu einem Nachwachsen der Haare, also zur Ausbildung von Terminalhaaren aus Vellushaaren. So ergab sich in einer Langzeitstudie über 4 Jahre ein Anstieg des Haargewichts um 15%, während sich in der Vergleichsgruppe »Plazebo« das durchschnittliche Haargewicht um 20% verminderte. In einer Crossover-Studie konnte die Wirkung von Finasterid gegenüber Plazebo eindrucksvoll bestätigt werden (Abb. 7.19). Im Trichogramm lässt sich die Abnahme der telogenen und die Zunahme der anagenen Haare deutlich feststellen. Während Haardicke und Haargewicht ansteigen, erfährt die Haarzahl praktisch keine Zunahme. Die vorgetäuschte »Vermehrung« der Haare beruht, ebenso wie nach lokaler Anwendung von Minoxidil, auf der Bildung dicker Terminalhaare aus dünnen, bereits regressiv veränderten Vellushaaren. Solange eine Hemmung der Steroid-5α-Reduktase erfolgt, reagieren die Haarfollikel mit einer Verlängerung der Anagenphase. Diese Tatsache unterstreicht deutlich die Notwendigkeit eines möglichst frühzeitigen Behandlungsbeginns bei androgenetischer

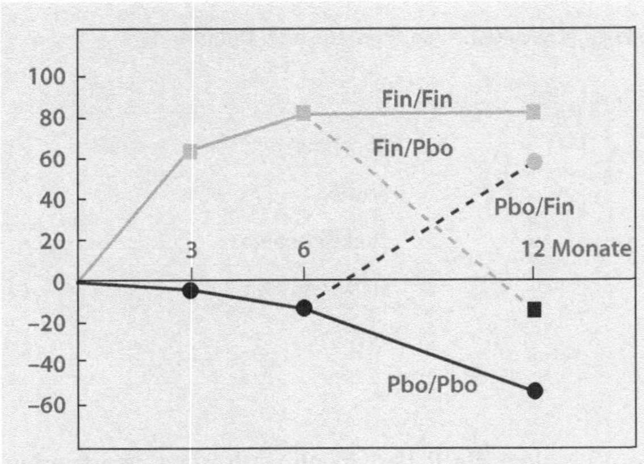

Abb. 7.19 Klinische Erfolge der Finasterid-Behandlung von 1553 Männern über 2 Jahre. Veränderungen der Anagenhaare in% gegenüber den Ausgangswerten (Plazebo, *Pbo*), Crossover nach einem Jahr von Finasterid (*Fin*) auf Plazebo (*grün*) bzw. von Plazebo auf Finasterid (*rot*). (Adaptiert nach Kaufmann et al 1998)

Alopezie, wenn erst wenige irreversibel zugrunde gegangene Follikel vorliegen. Die Besserung der androgenetischen Alopezie unter Finasterid hält bei Fortführung der Behandlung viele Jahre an, der deutlichste Effekt findet sich nach 2 Jahren.

Die Verringerung des Haarausfalls und die Besserung der Haarqualität erfolgt meist erst nach 3 Monaten, einige Therapeuten empfehlen, bis zu einer endgültigen Beurteilung 6–9 Monate zuzuwarten.

Die Anwendung von Finasterid einen Monat vor und ein Jahr nach einer Haartransplantation verbessert die Erfolge des chirurgischen Eingriffs.

Die tägliche Einnahme einer Tablette wird von vielen Patienten als weit angenehmer empfunden als tägliche lokale Wirkstoffapplikationen.

> **Die Gabe von Finasterid ist aber ein Eingriff in den Hormonhaushalt und muss deshalb ärztlicherseits genau überlegt werden, zumal – wie oben ausgeführt – eine möglicherweise über Jahrzehnte dauernde Behandlung notwendig und berechtigt ist.**

Bei Absetzen bzw. Unterbrechung der Finasterid-Medikation tritt der Haarausfall sofort wieder auf, genauso wie nach Beendigung einer Minoxidil-Anwendung.

Finasterid wird in der Leber metabolisiert, bei Patienten mit bekannten Lebererkrankungen ist Finasterid deshalb nur unter entsprechenden Kontrollen anzuwenden. Zwar ist sowohl das Zustandekommen einer Leberbelastung als auch die Verstärkung von Depressionen unter Finasterid umstritten, trotzdem sollte bei Leberkranken und bei Patienten mit depressiver Stimmungslage die Verordnung von Finasterid besonders gut überlegt werden. Arzneimittelinteraktionen von Finasterid sind nicht bekannt.

Ein Einfluss von Finasterid in Tagesdosen von 1 mg auf das Prostatakarzinom lässt sich ausschließen, es erfolgt weder eine Promotion noch eine Prävention.

> **Die Spiegel an prostataspezifischem Antigen (PSA) sinken unter einer Finasterid-Behandlung. Um verwertbare Aussagen zu erhalten, müssten die PSA-Grenzwerte für eine Erkennung des Prostatakarzinoms verdoppelt werden.**

Gegen den Einsatz von Finasterid zur Behandlung der androgenetischen Alopezie des Mannes wurden wiederholt Bedenken folgende geäußert:

- **Teratogene Wirkung und Gefährdung des männlichen Feten:**
  Patienten unter Finasterid-Behandlung dürfen erst 2 Wochen nach Beendigung der Einnahme dieses Medikaments Blut spenden, um sicherzustellen, dass die Blutkonserve nicht einer Schwangeren schadet.
- **Störung von Libido, Erektion und Ejakulation bei 1–4% der Anwender:**
  Nach neueren Untersuchungen liegen diese Werte im Bereich der Plazeborate. In seltenen Fällen tritt eine Verminderung der Motilität und Anzahl der Spermien ein, diese Effekte sind aber nach einem Jahr reversibel. Bei Kinderwunsch sollte der Patient besser auf die Einnahme von Finasterid verzichten.
- **Hervorrufen von Gynäkomastie (Vergrößerung der Brustdrüsen) beim Mann, Verkleinerung der Prostata, Spärlicherwerden der Sexualhaare am Körper:**
  Diese Effekte entbehren einer klinischen Relevanz.
- **Wirkung nur bei Männern < 40 Jahre**
- Bei manchen Patienten wird in erster Linie der Haarausfall am Scheitel (Tonsur) gebessert, die Stirn-Haar-Grenze weicht langsam trotzdem weiter zurück.
- **Eingriff in den Hormonhaushalt:**
  Auswirkungen auf Sexualität, Psyche und Persönlichkeit sind bei der über Jahre und Jahrzehnte notwendigen Einnahme nicht auszuschließen.

Finasterid war bis 2008 für Leistungssportler verboten, da es den Nachweis von Dopingmitteln im Serum erschwert. Mit den heute zur Verfügung stehenden verfeinerten Nachweismethoden ist die Einnahme des Haarwuchsmittels Finasterid für Teilnehmer an Wettkämpfen wieder zugelassen.

Da Patienten vor Beginn einer Finasterid-Behandlung über die o. g. Nebenwirkungen aufgeklärt werden müssen, ist auf mögliche »Nozeboeffekte« zu achten, wie sie von Patienten unter medikamentöser Therapie ihrer Prostatahypertrophie bekannt sind. Die Information über mögliche unerwünschte Wirkungen auf dem höchst diffizilen Gebiet der Sexualität dürfte die Ursache für die Auslösung unerwünschter Effekte sein, die mit dem Pharmakon als

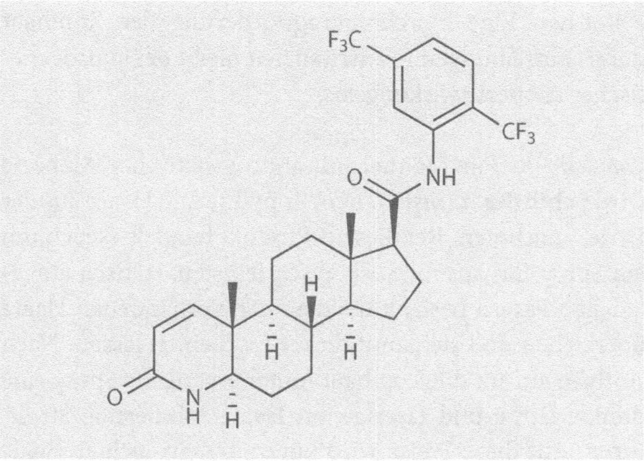

■ **Abb. 7.20** Chemische Struktur von Dutasterid

solchem nichts zu tun haben. An dieser Stelle ist anzuführen, dass die Halbwertszeit von Finasterid nur 6–8 Stunden beträgt.

> **Die Gabe von Finasterid an Frauen im gebärfähigen Alter ist wegen der teratogenen Wirkung kontraindiziert.**

Laut FDA sollen Frauen im gebärfähigen Alter jeden Hautkontakt mit zerbrochenen Tabletten meiden; diese Vorsichtsmaßregel ist nicht unumstritten und wird von den meisten Ärzten als übertrieben angesehen. Männer unter Finasterid-Behandlung können Kinder zeugen, ohne dass bei einer schwangeren Partnerin teratogene Wirkungen zu befürchten sind. Bei Frauen im Klimakterium ist Finasterid unwirksam, es erfolgt kein Sistieren des Haarverlusts. Eine Ausnahme besteht nur bei nachgewiesenem Vorliegen einer Hyperandrogenämie. In dieser Konstellation führte Finasterid in einigen Fällen zu einer Besserung der androgenetischen Alopezie der Frau (► Abschn. 8.2).

> **Aufgrund seiner nicht unproblematischen Anwendung sollte Finasterid nur solchen Männern mit androgenetischer Alopezie verordnet werden, bei denen ein Haarverlust mit beruflichen (Schauspieler!) oder schweren persönlichen, psychisch bedingten Nachteilen verbunden ist.**

1%iges Finasterid-Gel wurde zur Behandlung der androgenetischen Alopezie des Mannes zum Teil mit angeblich guten Erfolgen eingesetzt. Die äußerliche Anwendung von Finasterid ist jedoch weit unangenehmer als die einmal tägliche Einnahme einer Tablette und in ihrer therapeutischen Wirksamkeit umstritten.

Dutasterid

Dutasterid wirkt ähnlich wie Finasterid, hemmt signifikant aber **beide** Isoenzyme der 5α-Reduktase (Formelbild ■ Abb. 7.20). Im Hinblick auf die Hemmung des Typ-II-Isoenzyms zeigt Dutasterid eine 3-mal stärkere Wirkung als Finasterid, im Hinblick auf das Typ-I-Isoenzym eine 100-mal stärkere. Strukturell besteht eine weitgehende Ähnlichkeit zwischen Finasterid und Dutasterid, der größte Unterschied liegt in den Nebenketten am Steroidgerüst: ein Trifluorophenylrest bei Dutasterid, ein tertiärer Oxobutylrest bei Finasterid (■ Abb. 7.18). Dutasterid ist in Tagesdosen von 0,5 mg nur zur Behandlung der benignen Prostatahypertrophie zugelassen, in den USA seit 2001 und in den Ländern der Europäischen Union seit 2004.

Die tägliche Einnahme von 0,5 mg Dutasterid verringert den Dihydrotestosterongehalt der Kopfhaut weit stärker als die Einnahme von 1 mg Finasterid. Die Testosteronspiegel in der Kopfhaut steigen in stärkerem Maß als unter Finasterid; Gleiches gilt für die Serumspiegel, der Spiegel von Testosteron im Serum wird durch Dutasterid nicht beeinflusst (■ Tab. 7.8).

Die Halbwertszeit von Dutasterid beträgt 5 Wochen, nicht nur 5–8 Stunden wie bei Finasterid, weshalb auf unerwünschte Wirkungen besonders zu achten ist. Männer unter Dutasterid dürfen erst 6 Monate nach Beendigung der Behandlung Blut spenden, um zu verhindern, dass über eine Bluttransfusion eine Schwangere das stark teratogene Agens erhält. Da Dutasterid über das P-450-Enzymsystem in der Leber abgebaut wird, können Interaktionen mit bestimmten Antibiotika (Gyrasehemmer, Eythromycin, Itraconazol), Kardiaka und Antihistaminika (die heute obsoleten Wirkstoffe Astemizol, Terfenadin) erfolgen.

> **Unerwünschte Wirkungen treten unter Dutasterid häufiger und stärker auf als unter Finasterid, da eine stärkere Reduktion der Dihydrotestosteronspiegel im Plasma erfolgt. Es kommt zu einer gewissen »Verweiblichung«.**

Unerwünschte Wirkungen unter Dutasterid

- Erektile Dysfunktion bei 6,0% der Patienten
- Verminderte Libido bei 3,7% der Patienten
- Ejakulationsstörungen bei 1,8% der Patienten
- Gynäkomastie bei 1,3% der Patienten
- Absinken der Spermienzahl und des Ejakulatvolumens auf ein Viertel der Ausgangswerte bei 85% der Patienten, sogar noch 6 Monate nach Beendigung der Finasterid-Gabe

Die Morphologie der Spermien erfährt unter Dutasterid keine Veränderung.

Aufgrund seiner unerwünschten Wirkungen ist Dutasterid derzeit zur Behandlung der androgenetischen Alopezie des Mannes weder in Österreich noch in

Deutschland noch in der Schweiz zugelassen; es erfolgt nur ein Off-label-Gebrauch. Eine bereits abgeschlossene kontrollierte Studie über 6 Monate ergab bei der androgenetischen Alopezie des Mannes mit 0,5 mg/Tag Dutasterid gleich gute Ergebnisse wie mit 1 mg/Tag Finasterid.

An weiteren Hemmstoffen der Steroid-5α-Reduktase sind Episterid und Turosterid anzuführen. Über die Wirkungen dieser beiden Substanzen bei der androgenetischen Alopezie des Mannes liegen noch keine für die Praxis verwertbaren Ergebnisse vor.

Weitere systemische Behandlungen

Andere oral zu verabreichende Hemmstoffe der Steroiddehydrogenase zur Behandlung der androgenetischen Alopezie des Mannes sind bis heute über das Stadium der Erprobung nicht hinausgekommen. **Ketoconazol**, ein Antimyzetikum aus der Imidazolgruppe, hemmt nicht nur die Synthese von androgenen Steroiden, sondern auch von Glukokortikoiden und ist deshalb für die Langzeitbehandlung der androgenetischen Alopezie ungeeignet. Lokale Anwendungen bewähren sich bei gleichzeitigem Bestehen einer seborrhoischen Dermatitis (▶ Kap. 10).

Bei Frauen wurden Antiandrogene wie Spironolakton, Cyproteronazetat, Chlormadinonazetat oder Flutamid erprobt, allerdings weitgehend erfolglos (▶ Abschn. 8.2).

Unspezifische Behandlungsmaßnahmen wie die orale Verabreichung von Mineralstoffen, Vitaminen, Aminosäuren (z. B. L-Carnithin-L-Tartrat), Bäckerhefe und biologischen Extrakten können zwar im Einzelfall die Haare stärken, bleiben aber ohne signifikante Wirkung auf die Progredienz der androgenetischen Alopezie. Für Zink wird eine hemmende Wirkung auf die Steroid-5α-Reduktase angenommen, trotzdem bringen orale Gaben von Zinksalzen keine Besserung des Haarausfalls bei androgenetischer Alopezie.

7.5.4 Weitere Maßnahmen bei androgenetischer Alopezie

Low-level-light-Therapie In den USA wird Männern mit androgenetischer Alopezie die Verwendung eines **Laserkamms** empfohlen, der bei 2 × täglicher Anwendung mit der emittierten Lichtenergie das Haarwachstum fördern soll. Von der FDA wurde die Low-level-light-Therapie (LLLT) genehmigt. Sie besteht in 20 Minuten dauernden Bestrahlungen 2 × pro Woche über 6 Monate. Wenn Minoxidil und Finasterid versagen, könnte an diese Behandlungsform gedacht werden, zunächst sollte aber eine Bestätigung erster Ergebnisse bei einer größeren Patientenzahl abgewartet werden.

Irritanzien Eine Durchblutungsförderung der Kopfhaut durch Einreibungen mit Irritanzien bleibt bei androgenetischer Alopezie wirkungslos.

Camouflage Für Männer mit androgenetischer Alopezie wird **Schütthaar** (*instant hair*, Toppik), d. h. Haare aus der Dose, angeboten. Bei diesem Produkt handelt es sich um ein Spray, das aus mikroskopisch feinsten, statisch aufgeladenen Fasern besteht, die die noch vorhandenen Haare überziehen und sie damit dicker erscheinen lassen. Nach Aufbringen auf die Kopfhaut hinterlässt dieses Spray eine dunkle Farbe und faserige, an Haare erinnernde Strukturen. Auf diese Weise wird kurzzeitig ein dichter Haarwuchs vorgetäuscht. Auch durch die Verwendung eines eingewebten Haarteils (**Hairweaving**) oder durch Tragen einer guten **Perücke** lässt sich nach Meinung vieler Betroffener das gestörte Erscheinungsbild verbessern. Toupets und Perücken werden in ▶ Abschn. 8.12 besprochen. Auch für Männer ist es oft wichtig, Perücken mit Haaren in verschiedenen Längen anzuschaffen. Ein Wechsel der Perücken von kurz auf lang oder umgekehrt ermöglicht es, ein Haarwachstum vorzutäuschen oder einen stattgefundenen Friseurbesuch mit Haarschnitt zu simulieren.

7.5.5 Chirurgische Maßnahmen

Die Transplantation von Mini- oder Mikrografts aus dem von der genetischen Fehlprogrammierung der Follikel nicht betroffenen Okzipitalbereich kann bei jungen Männern eine wesentliche Verbesserung des Erscheinungsbildes bringen. Die Follikel nehmen dann ihre genetische Information gewissermaßen mit und entwickeln an den transplantierten Arealen keine androgenetische Alopezie. Man spricht hier von **Donordominanz.** Vor übertriebenem Optimismus muss jedoch gewarnt werden.

> **Nur erfahrene Operateure können hier richtig beraten bzw. behandeln und die für den Patienten geeignete Technik einsetzen.**

Besonders schwierig ist die Schaffung einer neuen Stirn-Haar-Grenze (◘ Abb. 7.21). Kein Patient sollte sich einem unerfahrenen Chirurgen anvertrauen. Spezialisierte Teams transplantieren in einer Sitzung bis zu 1500 Haare. Praktisch wird so vorgegangen, dass ein in Lokalanästhesie am Hinterkopf entnommener behaarter Hautstreifen unter der Lupe präpariert und je nach Größe in Mini- und Mikrografts aufgeteilt wird. An der Empfängerstelle bohrt der Operateur in Lokalanästhesie kleine Kanäle, in die die Grafts eingesetzt werden. Stichinzisionen für die Einbringung der Grafts sind zwar technisch einfacher als »Bohrlöcher«, haben aber den Nachteil des »Palmeneffekts«, durch den die Haare durch die Epidermis zusammengepresst

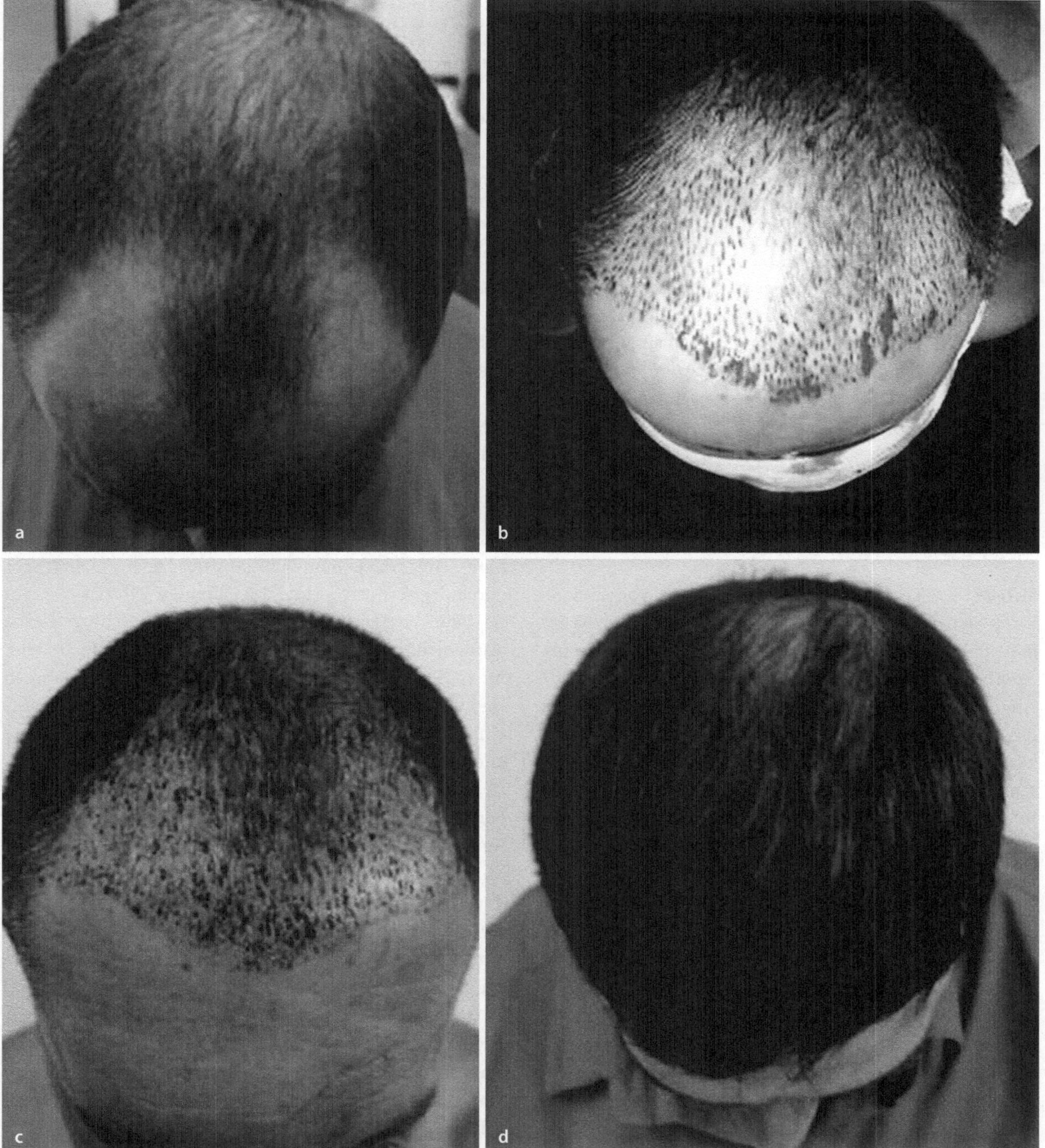

Abb. 7.21 Transplantation von Mikrografts bei androgenetischer Alopezie. (a) vor dem Eingriff, (b) nach der Transplantation, (c) Beginn der Heilung, (d) Erfolg (Aus Worret u. Gehring 2008)

werden und an der Oberfläche büschelartig auseinander fallen. Mit dem Hohlbohrer wird dies vermieden, da eine Entfernung der Epidermis erfolgt. Die Grafts stehen dann nicht unter seitlichem Druck.

Als psychologische Komplikation ist anzuführen, dass erfahrungsgemäß viele Patienten nach Haartransplantationen unter der ständigen Angst leben, ihre Haare wieder zu verlieren.

Ob die operative Haarmultiplikation und die Vermehrung der transplantierten Haare durch Follikelteilung tatsächlich halten, was einige Prospekte versprechen, ist mit äußerster Skepsis zu beurteilen.

Eine Durchtrennung der in die Kopfhautschwarte (Galea) einstrahlenden Muskeln zur Verminderung der dort vorliegenden Spannung (»Glatzenoperation«) bleibt nachweislich ohne Wirkung auf die Progredienz der androgenetischen Alopezie.

7.5.6 Abschließende Bewertung

Die androgenetische Alopezie ist bei Männern weit verbreitet. Besonders junge Männer suchen nach Abhilfe und sind auch bereit, Unannehmlichkeiten in Kauf zu nehmen und viel Geld auszugeben, um ihre Haupthaar zu erhalten. Dementsprechend werden zahlreiche Produkte zur lokalen und systemischen Behandlung der androgenetischen Alopezie angeboten.

Nur zwei Produkte halten den strengen Kriterien der modernen klinischen Pharmakologie stand: topisch angewendetes Minoxidil und oral verabreichtes Finasterid.

Sichere Erfolge versprechende Prüfungen von anderen Produkten nach den strengen Regeln der evidenzbasierten Medizin konnten nicht vorgelegt werden. Ärzte und Apotheker müssen ihre Patienten bzw. Kunden über die eingeschränkten Behandlungsmöglichkeiten informieren. Bei den komplizierten Verhältnissen eines Effluviums können aber selbst in vielen Studien nachweislich wirksame Produkte im Einzelfall durchaus zu Enttäuschungen führen. In ◘ Tab. 7.9 sind die zur Behandlung der androgenetischen Alopezie des Mannes angebotenen Mittel und Maßnahmen zusammengestellt:

Mit Ausnahme von Minoxidil gilt für alle angebotenen Produkte zur Lokalbehandlung der androgenetischen Alopezie die Feststellung der *American Hair Loss Association*: **»zu 99% wirkungslos«**. Eine gewisse Skepsis ist auch gegenüber den von zahlreichen Herstellern im Internet angebotenen Nachfolgeprodukten von Minoxidil angebracht. Dass diese Produkte etwas billiger sind, sollte bei fehlenden Wirknachweisen kein Grund sein, sie zu kaufen.

Die Kosten einer Behandlung der androgenetischen Alopezie mit Minoxidil betragen pro Monat ungefähr 15–20 €. Preiswerter wird die Behandlung beim Erwerb von Kombinationspackungen für 3, 6 oder 12 Monate. Generika, die z. T. auch im Internet angeboten werden, sind etwas günstiger als die Originalprodukte. In Österreich (Schaum noch nicht erhältlich) kosten in Apotheken 60 ml der 5%igen Lösung 48,90 €, 3 × 60 ml 114,55 €. Die Kosten einer Finasterid-Behandlung belaufen sich auf ca. 70 € pro Monat. Hinzu kommen noch die Arztkosten, da Finasterid der Rezeptpflicht unterliegt. Für Haartransplantationen sind 1500–3000 € zu veranschlagen.

7.6 Androgenetische Alopezie der Frau

Die androgenetische Alopezie der Frau wird detailliert in ► Kap. 8 behandelt. Dort werden auch die speziellen Therapiemaßnahmen erörtert.

7.7 Androgenetische Alopezie des Mannes: Fazit für die Praxis

Männer der Altersgruppen zwischen 15 und 25 Jahren suchen nicht selten ihren Arzt auf, um die Möglichkeit einer Behandlung ihrer androgenetischen Alopezie zu besprechen. Meist erfolgt der Arztbesuch auf Anregung des Umfelds. Es fällt den meisten jungen Männern schwer, einem Fremden gegenüber auszusprechen, dass sie der Haarausfall massiv stört und er ihre Selbstsicherheit beeinträchtigt. Betroffene reden sich oft zu Recht oder zu Unrecht ein, Berufskarriere und Partnerfindung würden möglicherweise durch die beginnende Glatzenbildung gestört. In erster Linie erfolgt die Beeinträchtigung der Lebensqualität aber durch die Verunsicherung des Patienten selbst.

Beim Arztgespräch muss zuerst darauf hingewiesen werden, dass eine erbliche unheilbare Störung besteht. Auch Erfolg versprechende Behandlungsmaßnahmen sind als unterdrückende, den Ausfall der Haare nur aufschiebende Therapien zu sehen und müssen über Jahre und vielleicht sogar Jahrzehnte fortgeführt werden. Der Abbruch der Behandlung führt rasch wieder zu einem Fortschreiten des Haarausfalls, oft sogar in stärkerem Ausmaß als zuvor. Jede erfolgreiche Behandlung, ob mit Minoxidil oder mit Finasterid, ist mit einem nicht unbeträchtlichen Kostenaufwand verbunden. Erschwerend für die Motivation des Patienten zu einer regelmäßigen Anwendung der Therapie ist auch die Tatsache, dass erst nach einigen Monaten ein Erfolg festgestellt werden kann. Dies ist unbedingt anzusprechen. Ob dem Patienten Minoxidil lokal oder Finasterid systemisch verordnet wird, bleibt dem beratenden Arzt vorbehalten. Für die Entscheidung muss eruiert werden, ob der Leidensdruck beim Patienten groß genug ist, um eine verlässliche, konsequente Behandlung zu erwarten, ohne die der Erfolg sicherlich ausbleiben würde. Oft wird eine tägliche Tabletteneinnahme mehr Aussicht auf Erfolg haben als tägliche Einreibungen. Manchmal ist es auch umgekehrt, wenn der Patient eine Belastung des Gesamtorganismus durch Tabletteneinnahme vermeiden möchte.

Vom Arzt darf die beginnende Glatzenbildung bei jungen Männern keinesfalls bagatellisiert werden, auch wenn der Arzt selbst unter Haarausfall leidet. Dies würde das Vertrauen des Patienten massiv stören. Auf der anderen Seite sollte aber vonseiten des Arztes unbedingt darauf hingewiesen werden, dass das Erscheinungsbild und die

■ **Tab. 7.9** Vorschläge zur Behandlung der androgenetischen Alopezie des Mannes

Behandlung	Bewertung
Orale spezifische Behandlung (Hemmung der Steroid-5α-Reduktase)	
Finasterid 1 mg/Tag	Weltweit zugelassen[a]
Dutasterid, Episterid, Turosterid	In Erprobung, noch nicht zugelassen
Lokale Maßnahmen	
Versuche zur Hemmung der Steroid-5α-Reduktase	
Alfatradiol	Obsolet
Sabalextrakte	Wirksamkeit fraglich
Kupfer in Form eines Triaminkomplexes	Wirksamkeit fraglich
α-Linolensäure, γ-Linolensäure, Linolsäure	Wirksamkeit fraglich
Zinksulfat, Azelainsäure, Pyridoxin	Wirksamkeit fraglich
Östradiol	Zu starke unerwünschte Effekte, deshalb nicht anwendbar
Unspezifische Wirkung – Anregung des Haarwachstums	
Minoxidil 2% und 5%	Nachweislich wirksam, in Österreich, in Deutschland und in der Schweiz zugelassen[a]
Low-level-light-Therapie (LLTT), evtl. mit Laserkamm	Wirksamkeit fraglich
Laserbürsten unter Verwendung der Vibrationstechnologie mit abnehmbaren, austauschbaren Bürsten, Energieversorgung mittels Kabel oder Akku	Wirksamkeit fraglich
Procyanidin-Oligomere	Wirksamkeit fraglich
Keshraksha-Öl und -Creme	Wirksamkeit fraglich
Pflanzenextrakte	Wirksamkeit fraglich
Irritanzien	Unwirksam
Hemmung der Lysylhydroxylase	
Aminexil	Wirksamkeit fraglich
Camouflage	
Anfärbung des Haarbodens	Kurzfristige Besserung des Erscheinungsbildes
Verdickung der Haare durch Aufsprühen keratinartiger Mikrofasern (*instant hair*)	Wie Anfärbung des Haarbodens
Hairweaving – Befestigung eines Haarteils an den unveränderten Haaren der seitlichen und okzipitalen Anteile des Capillitiums	Kompensation der erscheinungsmedizinischen Störung durch ein gutes und gut sitzendes Haarteil, in privaten Situationen oft unangenehm
Tragen einer Perücke	Wie Hairweaving
Chirurgische Maßnahmen	
Transplantation von Mini- oder Mikrografts	Aufwändig, unsichere Ergebnisse

[a] Wirksam nach den Prüfungsmethoden der evidenzbasierten Medizin.

Akzeptanz eines Menschen nicht in erster Linie vom Ausmaß seiner Kopfbehaarung abhängen muss. Auch wenn die androgenetische Alopezie als Krankheit klassifiziert wird, so liegt doch für den Betroffenen der Haupteffekt der Störung im erscheinungsmedizinischen, kosmetischen Bereich.

Als moderne Kombinationstherapie können Anwendungen der LLLT alle 3 Tage, orale Finasterid-Gabe und tägliche Einreibungen mit 2%igem Minoxidil vorgeschlagen werden. Zur Haarwäsche empfiehlt sich ein Ketoconazol-Shampoo. Die Nahrung sollte genügend Eisen, Aminosäuren und Vitamine enthalten.

Auch die Möglichkeiten einer Camouflage sollten im Arztgespräch erwähnt werden, ebenso hat eine kritische Besprechung der problematischen chirurgischen Maßnahmen zu erfolgen, von denen sich viele junge Männer eine Lösung ihres Problems versprechen.

Zur Behandlung der androgenetischen Alopezie des Mannes wird Minoxidil heute außer vom Originalhersteller auch von zahlreichen anderen Firmen als Generikum angeboten. Gleiches gilt für Finasterid.

Vor Internet-Bestellungen sei gewarnt!

Haarausfall bei Frauen

8.1 Allgemeines

Dichtes, schönes, gepflegtes Haar ist für die meisten Frauen besonders wichtig. Es weist auf Jugendlichkeit und Gesundheit hin, dokumentiert Lebensstil und gibt die Sicherheit, dem Umfeld und im Besonderen dem Partner zu gefallen. Langes Haar ist und war bei Frauen generell »in«. Hier sei nochmals das historische Vorbild für die Bedeutung von schönem, dichtem, langem Haar angeführt: Sissi, Kaiserin von Österreich, war auf ihre Haare fast schon krankhaft stolz (■ Abb. 1.3).

Für Frauen steht bei pathologischen Veränderungen des Haarbestands noch viel mehr als bei Männern die Störung des Erscheinungsbildes an erster Stelle. Eine merkliche Verringerung des Haupthaars bedeutet für Frauen in der Regel eine Katastrophe. Beim Mann wird eine derartige Störung von der Allgemeinheit durchaus akzeptiert – die Betroffenen selbst tun dies bei Beginn des Haarausfalls wahrscheinlich weniger.

Frauen mit Haarverlust leiden durch die Störung sehr häufig unter einem stark verminderten Selbstwertgefühl und suchen mit allen Mitteln nach Abhilfe. Friseur, Arzt und Apotheker werden um Rat gefragt, wobei aus praktischen Gründen der Friseur an erster Stelle steht (■ Tab. 8.1, nach Angaben von Prof. R. M. Trüeb). Jede 6. Frau mit Haarverlust wendet sich an ihren Apotheker. Unter den Ärzten vertrauen die Frauen dem Dermatologen mit seinem Spezialwissen über Haut und Haare mehr als dem Allgemeinmediziner. Wie ■ Tab. 8.1 zu entnehmen ist, wendet sich jede Frau an einen Fachmann, der ihrer Ansicht nach helfen kann.

Ursachen von Haarausfall bei Frauen (geordnet nach Häufigkeit)

- Androgenetische Alopezie
- Psychische Belastungen
- Mangelernährung
- Störungen des hormonalen Gleichgewichts

An erster Stelle steht bei den definierten Formen des Haarausfalls bei Frauen die androgenetische Alopezie. Hier ist die Ursache klar: eine Fehlprogrammierung der Haarfollikel am Scheitel und absolute oder relative Hyperandrogenämie (▶ Abschn. 8.2). 30% aller Frauen leiden an diesem Effluvium mit resultierendem Schütterwerden der Haare und sich zur Stirn zu auffällig verbreiterndem, meist tannenbaumähnlichen Scheitel (▶ Abb. 7.5 und 7.6). Die verschiedenen, bei beiden Geschlechtern auftretenden Formen des diffusen Haarausfalls wurden schon in ▶ Kap. 6 abgehandelt. Auffallend ist, dass Frauen mit solchen Beschwerden viel häufiger den Arzt aufsuchen als Männer. Dies dürfte bei der Mehrzahl der Männer mit dem als Folge der androgenetischen Alopezie bereits rarefizierten Haarbestand zusammenhängen, denn ab dem 40. Lebensjahr wird eine weitere Verschlechterung kaum mehr wahrgenommen oder zumindest nicht Thema einer ärztlichen Konsultation.

Als zweithäufigste Ursache für diffusen Haarausfall sind unter den modernen westlichen Lebensbedingungen psychische Belastungen wie Stress, Burn-out-Syndrom, Anorexie, Depressionen und Trauer anzuführen.

Auch Fälle einer Verminderung des Haarbestands durch Mangelernährung sind in Zunahme begriffen; viele Diäten zur Reduzierung des Körpergewichts nehmen keine Rücksicht auf den Nährstoffbedarf für das Haarwachstum.

An vierter Stelle stehen hormonale Störungen, die Einnahme oraler Kontrazeptiva, Schwangerschaft oder Verschiebungen des Gleichgewichts zwischen Östrogenen und Androgenen in den Wechseljahren. Auch Schilddrüsenstörungen sind hier anzuführen.

Des Weiteren können chronische und akute Infektionen diffusen Haarausfall verursachen, besonders wenn durch lange Bettlägerigkeit eine zusätzliche traumatische Belastung der Haare am Hinterkopf besteht. Auch verschiedene Malignome sind von Haarverlust begleitet. Gleiches gilt für Autoimmunkrankheiten (Anämien, Lupus erythematodes, Dermatomyositis).

Liegt bei einer Frau ein relevanter Haarausfall vor (zur Haarzählung ▶ Abschn. 6.1), muss zunächst eine genaue Anamnese erhoben werden. Berufsbedingte Vergiftungen durch Schwermetalle, Farben, Lacke, organische Lösungsmittel und Kleber müssen ebenso wie häufiger Kontakt mit Insektiziden bereits beim ersten Arztgespräch erfragt und als mögliche Ursache des Haarausfalls ausgeschlossen werden. Auffallend wenig Verständnis zeigen Frauen bei Fragen nach ihrer Haarkosmetik, obwohl die falsche Anwendung von Haarpflege- und Haarstyling-Produkten einen chemisch oder physikalisch bedingten Haarausfall verursachen kann (▶ Abschn. 4.9.1 und ▶ Abschn. 6.4.9). Schon übermäßig starkes Bürsten kann über eine Schädigung der Cuticula zu Haarbruch und Haarausfall führen. Medikamente als Ursachen eines fortschreitenden, diffusen Haarverlusts wurden schon in ▶ Abschn. 6.4.11 behandelt. Musste aus medizinischen Gründen eine Röntgen-Bestrahlung vorgenommen werden, womöglich in Kombination mit einer Chemotherapie, kann der Patientin nur Hoffnung auf eine Reversibilität der Alopezie an den Bestrahlungsstellen gemacht werden; allerdings kann es bis zu 2 Jahre dauern, bis die Haare wieder nachwachsen. Erbfaktoren spielen beim Haarverlust oft eine nicht unbe-

▪ **Tab. 8.1** Erste Ansprechpartner für Frauen bei beginnenden Haarproblemen

Ansprechpartner	Prozentsatz der Betroffenen
Friseur	55
Apotheker	15
Dermatologe	15
Allgemeinmediziner	10
Haarinstitut	5

deutende Rolle, besonders bei Frauen ab 40, bei Männern ab 50 Jahre.

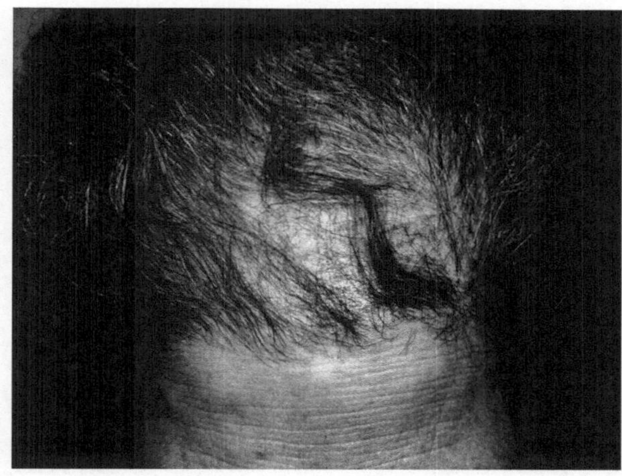

▪ **Abb. 8.1** Androgenetische Alopezie bei einer Frau, diffuser Haarverlust am Scheitel (Mit freundlicher Genehmigung von Galderma/DermQuest.com)

8.2 Androgenetische Alopezie der Frau

8.2.1 Klinik und Pathogenese

Bei diffusem Haarausfall bei Frauen ab 40 Jahre handelt es sich in 95% der Fälle um eine androgenetische Alopezie, die, wie bereits in ▸ Kap. 7 ausgeführt, zu den hormonal bedingten Alopezien gehört. In Mitteleuropa leidet etwa jede 3. Frau an androgenetischer Alopezie.

Das klassische Alter für das Auftreten dieser Störung ist das Präklimakterium, wenn die Produktion der weiblichen Sexualhormone abnimmt und das Gleichgewicht zwischen Östrogenen und Androgenen eine Verschiebung zugunsten der Androgene erfährt. Auch verringert sich die Konzentration der androgentransportierenden und -bindenden Eiweißkörper (*sex hormone binding globulins* SHBG), was einen Anstieg von freiem, hormonal aktivem Testosteron bedingt. Die Zahl der aktiv wachsenden Haare im Anagenstadium nimmt ab, die Follikel werden immer kleiner und verkümmern schließlich. Im Gegensatz zur androgenetischen Alopezie beim Mann, bei dem der typische Haarausfall ab dem Beginn der Pubertät auftritt und in charakteristischer Weise Stirn und Scheitelhöhe befällt, tritt die Erkrankung bei Frauen ab dem 40. Lebensjahr ausschließlich am Scheitel auf (▪ Abb. 8.1). Nur dort liegen fehlprogrammierte Follikel vor. Trägt die Betroffene einen Mittelscheitel, wird dieser immer breiter. Am Rand des Scheitels ist der schüttere Haarwuchs erkennbar, gegen die Stirn zu kommt es oft zu einer tannenbaumartigen Verbreiterung des haarlosen Areals. Die Miniaturisierung der Follikel ist nicht so stark wie beim Mann, auch sind oft in mosaikartigen Arealen die Haare ungleich dick ausgebildet. In gleicher Weise wie beim Mann weisen die Stellen des Haarverlusts eine perifollikuläre Fibrose auf. Die Stellen des rarefizierten Haarbestands sind bei der Frau nicht scharf begrenzt wie beim Mann, sondern weisen unscharfe Konturen auf (▸ Tab. 7.1).

Je nach Ausdehnung der Alopezie werden verschiedene Stadien unterschieden (▸ Tab. 7.2). Zu einer Glatzenbildung wie beim Mann (Stadium IV) kommt es bei der Frau nicht. An der Stirn-Haar-Grenze bleibt immer ein gut behaarter Streifen bestehen, auch die Hinterhauptsregion ist – ebenso wie beim Mann – frei von fehlprogrammierten Follikeln. (▸ Abb. 7. 2). Selten sieht man auch bei Frauen eine Verteilung der haarlosen Areale wie bei der androgenetischen Alopezie des Mannes mit massivem Haarverlust an den seitlichen Stirn-Haar-Grenzen, dem Typus der Geheimratsecken (▪ Abb. 8.2). Die Ausbreitung der haarlosen Areale wurde von verschiedenen Autoren unterschiedlich benannt: nach Ludwig (Scheitelregion), nach Olsen (frontale Betonung des Tannenbaummusters) und nach Hamilton (frontal und temporal zurückweichende Haargrenze). Diese Bezeichnungen sind rein deskriptiv, es fehlt ihnen jegliche klinische Bedeutung.

Ein besonderes Problem stellt das Alter der Patientin dar, da sich im Präklimakterium die androgenetische Alopezie mit der altersbedingten Rarefizierung des Haarbestands überlappen kann. Schon ab einem Alter von 40 Jahren kann die physiologische, altersbedingte Reduktion der Haarbildung einsetzen, Durchblutungs- und Stoffwechselstörungen vermindern bereits die Versorgung von Haut und Haar. In solchen Fällen bereitet die Abgrenzung gegen eine androgenetische Alopezie Schwierigkeiten – ebenso wie die Auswahl der zu empfehlenden Behandlungsmaßnahmen.

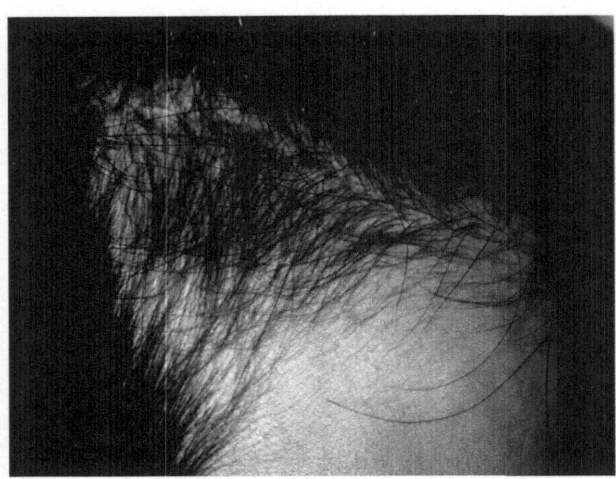

Abb. 8.2 Androgenetische Alopezie bei einer Frau mit massiver »Geheimratsecke« (Mit freundlicher Genehmigung von Galderma/ DermQuest.com)

Bei Frauen zwischen 20 und 40 Jahren schützt das normale Östrogen-Androgen-Gleichgewicht vor der Manifestation der genetischen Störung der Überreaktion der fehlprogrammierten Follikel in bestimmten Anteilen der Kopfhaut, da die Androgene in diesem Lebensalter nur in vergleichsweise geringen Mengen vorliegen.

Das Auftreten einer androgenetischen Alopezie bei einer jungen Frau ist als Alarmzeichen zu werten. In solchen Fällen besteht der Verdacht auf das Vorliegen eines inkretorisch wirksamen Tumors in Eierstock, Nebennierenrinde oder Hypophyse.

Bei entsprechender genetischer Veranlagung reagieren die fehlprogrammierten Follikel im Bereich der Scheitelhöhe auf den Anstieg der Androgene, d. h. auf die eingetretene Hyperandrogenämie. Selten kann das Auslösen der androgenetischen Alopezie auch bei einer durch hormonale Störungen bedingten Hyperandrogenämie mit Hirsutismus und Virilisierung erfolgen. Effluvium und Hypertrichose bestehen dann nebeneinander.

Besteht bei Mammakarzinom die Indikation zur Reduktion der Östrogenspiegel (▶ Abschn. 8.5), kann die Gabe von Hemmstoffen der Aromatase (Anastrozol, Tamoxifen) bei entsprechender genetischer Disposition zu einer androgenetischen Alopezie führen, da das Gleichgewicht von Östrogen zu Androgen zugunsten der Androgene verschoben wird. Der Abbau von Androgenen wird gebremst (▶ Abb. 7.11).

Bei der androgenetischen Alopezie der Frau sind vor Behandlungsbeginn klinisch-chemische Untersuchungen zu empfehlen. Am Wichtigsten ist die Bestimmung von Eisenspiegel, Ferritin und Eisenbindungskapazität im Serum. Das Vorliegen einer Schilddrüsenstörung muss ausgeschlossen werden.

8.2.2 Sonderformen

Female pattern hair loss

Als *female pattern hair loss* (FPHL) werden Fälle der androgenetischen Alopezie der Frau bezeichnet, bei denen keine absolute oder relative Erhöhung der Androgenspiegel nachzuweisen ist. Aus diesem Grund sind Antiandrogene bei FPHL meist nur wenig erfolgreich. Die androgenetische Alopezie mit nachweisbarer Androgenvermehrung heißt im englischsprachigen Schrifttum *female androgenetic alopecia* (FAGA).

Idiopathisches, chronisches telogenes Effluvium

Das idiopathische, chronische, telogene Effluvium ist eine Sonderform des Haarausfalls bei Frauen; im Trichogramm liegt ein ähnlicher Befund vor wie bei androgenetischer Alopezie. Der Haarverlust ist dramatisch, die Haare gehen in Büscheln aus. Das gesteigerte Effluvium dauert aber meist nur 6 Monate, danach erfolgt eine spontane Remission. Typisch ist das Zurückweichen der Schläfen-Haar-Grenze. Die Ursache dieser Form des Haarausfalls bei Frauen ist unbekannt, mit größter Wahrscheinlichkeit liegt eine von der Betroffenen nicht eingestandene oder ihr wirklich nicht bewusste Stresssituation vor.

8.2.3 Lokalbehandlung der androgenetischen Alopezie bei Frauen

Minoxidil

Ebenso wie bei jungen Männern (▶ Abschn. 7.5.2) verringern oder stoppen auch bei vielen Frauen mit androgenetischer Alopezie lokale Applikationen von Minoxidil den Haarausfall, allerdings ist bei der Bewertung der Behandlungsergebnisse zu berücksichtigen, dass bei Frauen in dieser Lebensperiode oft schon eine altersbedingte Reduktion des Haarwachstums vorliegt (s. oben). Die Erfolge von Minoxidil sind deshalb weniger gut als bei jungen Männern. Da die 5%ige Minoxidil-Lösung mitunter zu leichten Irritationen führt, wird entweder zur

2 × täglichen Applikation der 2%igen Lösung oder zur 1 × täglichen Anwendung der 5%igen Schaumpräparation geraten. Von Vorteil ist, dass die Schaumpräparation das Hairstyling nicht beeinträchtigt. Werden die Minoxidil-Präparate zu reichlich auf die Kopfhaut aufgetragen, kann ein Verrinnen auf die Wangen und auf die Stirn erfolgen; dann entwickelt sich an diesen Stellen eine Hypertrichose. Bei Frauen des Pigmentierungstyps IV können manchmal auch zarte Pigmentierungen auftreten. Wenn auch an anderen Körperstellen verstärkter Haarwuchs eintritt, lässt sich das nur mit einer unsachgemäßen Anwendung der Produkte erklären, oder es liegt zusätzlich eine Hypertrichose vor.

Minoxidil kann als das beste – und einzig vertretbare – Lokaltherapeutikum zur Behandlung der androgenetischen Alopezie der Frau klassifiziert werden. Genauso wie beim Mann muss die Therapie über Jahre fortgesetzt werden.

Östradiol

Bei lokaler Anwendung wird Östradiol gut resorbiert und antagonisiert die Androgene als Verursacher der Alopezie in den Haarfollikeln – eine durchaus viel versprechende Wirkung. Da es aber als Folge der guten Resorption zu unerwünschten systemischen Effekten (Zyklusstörungen) kommt, verbietet sich der Einsatz von Östradiol zur Behandlung der androgenetischen Alopezie genauso wie beim Mann wegen der eintretenden Gynäkomastie.

Antiandrogene

Antiandrogene eignen sich nicht für lokale Anwendungen. Je nach der verwendeten Grundlage erfolgt oft nur eine ungenügende Resorption. Bei guter Resorption ist mit den gleichen systemischen Effekten zu rechnen wie bei oraler Gabe.

8.2.4 Systemische Behandlungen

Vor dem Beginn einer systemischen Behandlung ist die Diagnose genau zu überprüfen. Ein stoffwechselbedingtes Effluvium ist oft schwer gegen eine androgenetische Alopezie oder gegen einen Haarausfall vom Typ des *female pattern hair loss* zu differenzieren. Liegen bei der Betroffenen stärkere Alterungszeichen vor, ist auch an einen präsenilen Haarausfall zu denken, bei dem Antiandrogene und Finasterid ebenso erfolglos sind wie bei einem Effluvium als Folge einer Stoffwechselstörung.

Östrogene

Für eine Besserung der androgenetischen Alopezie durch die Gabe von Östrogenen liegen keine Nachweise vor. Auch verbieten die unerwünschten Wirkungen eine derartige Therapie.

Antiandrogene

Mit der Gabe von Antiandrogenen kann jede Form einer Hyperandrogenämie behandelt werden, eine relative genauso wie eine absolute. Für die Anwendung stehen hier Cyproteronacetat, Chlormadinonacetat, Dienogest, Flutamid und Spironolacton zur Auswahl. Die meisten Erfahrungen liegen mit Cyproteronacetat, Spironolakton und den oralen Kontrazeptiva auf Antiandrogenbasis vor.

Antiandrogene und ihre Wirkung

- **Cyproteronacetat** hemmt die Wirkung des Dihydrotestosteron-Komplexes auf das DNA-Response-Element am Haarfollikel; die empfohlenen Tagesdosen liegen zwischen 10 mg und 50 mg in den beiden ersten Wochen des Zyklus.
- **Spironolakton** bewirkt eine Verminderung der adrenalen Androgenproduktion und führt zusätzlich zu einer kompetitiven Hemmung der Androgenwirkungen an den Rezeptoren im Zielgewebe, nimmt also an zwei wichtigen Stellen Einfluss auf die Pathogenese der androgenetischen Alopezie.
- **Orale Kontrazeptiva** auf Antiandrogenbasis kombiniert mit einem Östrogen werden für Frauen im gebärfähigen Alter in der Praxis zumindest versuchsweise empfohlen.

Die Ergebnisse der Antiandrogenbehandlung sind – so Erfolg versprechend diese Therapieform aufgrund theoretischer Überlegungen auch scheinen mag – bei der androgenetischen Alopezie der Frau mehr als bescheiden, weshalb erst nach kritischer Nutzen-Risiko-Abwägung zu dieser Behandlungsform geraten werden kann.

Nach allgemeiner Lehrmeinung besteht nur bei nachgewiesener Hyperandrogenämie die Indikation für die Gabe von Antiandrogenen. Auf die zyklusgerechte Verabreichung und die Notwendigkeit kontrazeptiver Maßnahmen sei hier nochmals hingewiesen.

Finasterid

Finasterid (▶ Abschn. 7.5.3) erwies sich bei der androgenetischen Alopezie von Frauen im Präklimakterium und im Klimakterium als nur bedingt wirksam. Nicht einmal bei Vorliegen einer nachgewiesenen Hyperandrogenämie lässt sich der Haarausfall durch Finasterid-Gaben verlangsamen. Nur bei Überaktivität der Steroidreduktase kann der Enzymhemmstoff Finasterid den androgenetischen Haarausfall bremsen, während Antiandrogene in solchen Fällen wirkungslos sind (s. oben). Da die entsprechenden Untersuchungen der hormonalen Situation schwierig durchzuführen sind, steht es im Ermessen des Arztes, eine Finasterid-Behandlung zumindest zu versuchen. Bei Frauen im gebärfähigen Alter können Tagesdosen von 2,5 mg oder 5 mg verordnet werden, selbstverständlich nur zusammen mit einem Kontrazeptivum.

Für die Praxis sollte festgehalten werden, dass sich Finasterid bei Frauen nur in Einzelfällen, aber nicht generell zur Behandlung der androgenetischen Alopezie eignet.

Bei einer leider kaum mit Sicherheit feststellbaren Überaktivität der Steroidreduktase sowie bei einer absoluten Hyperandrogenämie kann der Einsatz von Finasterid zur Behebung des Haarausfalls ins Auge gefasst werden und lässt sich bei Versagen der Minoxidil-Anwendung durchaus befürworten. Als Standardtherapeutikum bei androgenetischer Alopezie kann Finasterid aber keinesfalls bezeichnet werden. Eine weitere Ursache für diese im Vergleich zur androgenetischen Alopezie des jungen Mannes fehlende Wirksamkeit von Finasterid bei klimakterischen Frauen dürfte das Zusammentreffen von ererbter Störung, absolutem oder relativem Anstieg der Androgene und beginnender altersbedingter Involution sein. Wie schon mehrfach betont, ist die Differenzierung hierbei schwierig; die klinische Feststellung der vom Haarausfall betroffenen Kopfhautareale ist ein unsicheres Kriterium.

Unspezifische Anregung des Haarwachstums

Zusätzlich zu den angeführten Maßnahmen wie die Gabe von Minoxidil, Antiandrogenen oder Finasterid empfiehlt sich bei Frauen im Klimakterium zum Ausschluss eines Eiweißmangels die tägliche Gabe von 0,8 g Eiweiß pro Kilogramm Körpergewicht. Die Einnahme von Retinoiden, Antikoagulanzien und lipidsenkenden Wirkstoffen sollte vermieden werden, ebenso wie die konsequente Durchführung einer Reduktionsdiät.

8.2.5 Haartransplantationen und Camouflage

Haartransplantationen, Mini- und Mikrografts (▶ Abschn. 7.5.5) sind bei der androgenetischen Alopezie der Frau nicht indiziert, da bei hohem Aufwand kaum kosmetisch befriedigende Ergebnisse erzielt werden.

Haarverpflanzungen vom Hinterhaupt in die Scheitelregion werden zwar auch für Frauen angeboten, bringen aber bei klimakterischen oder postklimakterischen Frauen keine wesentliche Verbesserung des Erscheinungsbilds, da ein kontinuierliches Fortschreiten des altersbedingten Haarausfalls mit Sicherheit zu erwarten ist und höchstwahrscheinlich auch die transplantierten Haare betreffen wird.

Frauen im Periklimakterium, bei denen eine starke androgenetische Alopezie besteht, kann zum Tragen einer Perücke geraten werden. Die Perücke ist die einzige vernünftige Form der Kaschierung des Haarverlusts, trotz aller Unannehmlichkeiten und den sich aus dem Tragen von Fremdhaar mitunter ergebenden unangenehmen Situationen.

Zurückhaltung sei geübt hinsichtlich der Verwendung eines Fremdhaarteils zur Überdeckung der schütteren Haare. Die Befestigung eines Fremdhaarteils (Hairweaving) ist bei einer bereits erfolgten oder bei einer knapp bevorstehenden altersbedingten physiologischen Involution der Haare und der Haarwurzeln mehr als problematisch. Häufig kommt es zum Ausfall oder zum Abbrechen der Haare, an denen das Haarteil befestigt wurde, weshalb von einem – meistens sehr teuren – Hairweaving abgeraten werden muss.

Bezüglich weiterer, immer wieder empfohlener, aber leider kaum erfolgreicher Maßnahmen bei androgenetischer Alopezie sei auf ▶ Abschn. 7.5 verwiesen.

8.2.6 Fazit für die Praxis

Für die androgenetische Alopezie der Frau wurde, ebenso wie beim Mann, eine große Zahl von lokalen und systemischen Behandlungsweisen entwickelt. Vor Beginn jeder Behandlung des Haarausfalls sollten zunächst krankhafte Veränderungen der Kopfhaut wie Kopfschuppen (▶ Kap. 10), Seborrhö, seborrhoische Ekzeme oder Psoriasis vulgaris behandelt werden. Dies erhöht die Chancen auf einen Heilerfolg. Ferner sollte das Vorliegen von Mangelzuständen und Stoffwechselkrankheiten vor Beginn der Behandlung ausgeschlossen werden.

Mit Ausnahme der lokalen Minoxidil-Anwendung sind die meisten vorgeschlagenen und oft massiv beworbenen Therapien erfolglos, schwer zu beurteilen, schwer durchzuführen und schwer zu kontrollieren. Nahrungsergänzungsstoffe, gezielte Ernährung, Diäten, langwierige und teure physikalische Maßnahmen sind bei androgenetischer Alopezie **nicht indiziert**. Frauen im Präklimakterium oder im Klimakterium sind häufig gezwungen, auf die Methoden der Verdeckung des Effluviums (Haarextension, Perücke) zurückzugreifen.

Bei der androgenetischen Alopezie von Frauen im Präklimakterium oder im Klimakterium muss vom Arzt deutlich ausgesprochen werden, dass die medizinische Behandlung nur selten einen befriedigenden Erfolg bringt.

Lokalbehandlungen mit 2%iger Minoxidil-Lösung oder 5%igem Minoxidil-Schaum sollten in jedem Fall versucht werden. Systemische Gaben von Antiandrogenen oder Finasterid sind aufwändig und unsicher. Eine Besserung des Erscheinungsbildes wird damit auf Dauer kaum zu erreichen sein. Die Patientin mit androgenetischer Alopezie sollte schon im ersten Beratungsgespräch auf die sich vielleicht ergebende Notwendigkeit einer Camouflage hingewiesen werden, falls die ärztlichen Behandlungsmaßnahmen erfolglos bleiben.

8.3 Diffuser, unspezifischer Haarausfall

Allgemeinerkrankungen, metabolische Störungen, Mangelzustände, Medikamenteneinnahme (orale Kontrazeptiva), Vergiftungen und psychische Überlastung sind – neben der androgenetischen Alopezie – die häufigsten Ursachen für einen diffusen Haarausfall bei Frauen (▶ Kap. 6 und ▶ Abschn. 8.1). Häufiger als bei Männern kommen bei Frauen Diätfehler als Ursachen von Haarwachstumsstörungen infrage: In erster Linie sind hier die vielen unausgeglichenen, unvernünftigen Diäten zur Erzielung einer erwünschten Gewichtsabnahme zu nennen.

Wichtig für ein ungestörtes Haarwachstum ist die ausreichende Zufuhr von Eisen und L-Lysin mit der Nahrung. Stressbedingt, z. B. nach einem schweren chirurgischen Eingriff, kann bei Frauen auch ein telogenes Effluvium auftreten, wie es dem Bild der Geheimratsecken bei der androgenetischen Alopezie des Mannes entspricht (◻ Abb. 8.2).

Saisonal findet sich bei Frauen vermehrter Haarausfall im Herbst, im Volksmund als »Zwetschgen-Haarausfall« bezeichnet – vielleicht ein Relikt des Haarwechsels bei Tieren, der sie im Winter bzw. im Sommer durch angepasste Behaarung vor Witterungseinflüssen wie Kälte und Sonnenstrahlung schützt. Frauen sind über das vermehrte Ausgehen von Haaren im Herbst oft besorgt und können diesbezüglich beruhigt werden, denn dieser Haarausfall hört spontan wieder auf.

8.4 Hormonal bedingter Haarausfall

8.4.1 Beeinflussung des Haarwachstums durch Sexualhormone

An erster Stelle des hormonal bedingten Haarausfalls stehen die Folgen des Absetzens oraler Kontrazeptiva. In diesen sind Östrogene und Gestagene enthalten. Die Östrogene fördern den Haarwuchs, die Gestagene antagonisieren diesen Effekt. Beim Absetzen der »Pille« kommt es zu einem Absinken des Östrogenspiegels, was einen verstärkten Ausfall telogener Haare nach sich ziehen kann. Dies ist praktisch ohne Bedeutung, wie auch der Haarausfall nach einer Geburt als Folge des physiologischen Abfalls des Östrogenspiegels.

An zweiter Stelle der Ursachen eines hormonalen Haarausfalls stehen die Gestagene. In der »Pille« enthalten, verursachen sie durch ihre androgene Wirkung bei entsprechender erblicher Veranlagung leichten Haarausfall vom androgenetischen Typ, besonders wenn bereits genetisch bedingt ein Ungleichgewicht zwischen Östrogenen und Androgenen vorliegt. Betroffenen Frauen sollte als orales Kontrazeptivum eine Pille verordnet werden, die anstelle von Gestagen ein Antiandrogen enthält.

8.4.2 Beeinflussung des Haarwachstums durch Nichtsexualhormone

Schilddrüse Schilddrüsenhormone nehmen Einfluss auf die Zahl und Qualität der Haare. Bei einer Hyperthyreose treten vermehrt weiche, dünne Haare auf, bei einer Hypothyreose sind die Haare trocken und brüchig. In beiden Fällen erfolgt eine Verminderung der Terminalhaare am Capillitium.

Epithelkörperchen Eine chirurgische Entfernung der Epithelkörperchen führt zum iatrogenen (ärztlich verursachten) Hypoparathyreoidismus mit Auswirkungen auf den Kalziumstoffwechsel. Dies bedingt einen oft starken Haarverlust.

Nebennieren Während bei einer Nebenniereninsuffizienz (Morbus Addison) die Kopfhaare meist unbeeinflusst bleiben, tritt eine Verminderung der Achsel- und Genitalbehaarung ein. Umgekehrt entwickelt sich bei einem Überangebot an Nebennierenrindenhormonen (Morbus Cushing) regelmäßig eine Hypertrichose. Der gleiche Effekt tritt nach der Einnahme von Anabolika ein, die zum Muskelaufbau und zur Steigerung der Leistungsfähigkeit eingenommen werden (Dopingmittel). Doping ist zwar bei Sportlerinnen streng verboten, setzt sich jedoch eine Athletin über dieses Verbot hinweg, ist dies fast immer an dem auftretenden Hirsutismus und Virilismus zu erkennen; außerdem entwickelt sich eine Akne.

Hypophyse Prolaktin ist ein von der Hypophyse sezerniertes Peptidhormon, welches bei Laktation, Fertilität und Stress von Bedeutung ist. Eine Erhöhung des Prolaktinspiegels im Serum weist auf Störungen von Hypophyse und Hypothalamus hin. Auch die Gabe des Antidepressivums Amisulprid kann den Prolaktinspiegel erhöhen. Frauen erleiden bei Hyperprolaktinämie Störungen der Behaarung, es kann entweder zu einer diffusen Alopezie kommen oder – umgekehrt – zu Hirsutismus. Möglicherweise sind am Zustandekommen der Haarveränderungen noch weitere Hypophysenhormone beteiligt. Eine Unterfunktion der Hypophyse führt bei Frauen, aber manchmal auch bei Männern zu Haarausfall.

8.4.3 Laboruntersuchungen

Bei persistierendem Haarausfall ohne Veränderungen der üblichen klinischen Parameter (Eisen u. a.) und ohne weitere erkennbare Ursachen (Medikamente, Infekte, Malignome, Stress) sollten bei Frauen zur Erkennung oder zum Ausschluss hormonaler Ursachen folgende Bestimmungen durchgeführt werden:

Laborparameter zur Klärung hormonaler Ursachen von Haarausfall

- Testosteron:
  - Gesamt-Testosteron: Werte > 200 ng/dl weisen auf einen Ovarialtumor oder ein Nebennierenrindenadenom hin
  - freies Testosteron
  - bioaktives Testosteron
- Freier Androgen-Index
- SHBG (*sex hormone binding globulin*)
- 17-Hydroxyprogesteron
- FSH/LH-Ratio
- DHEAS (Dehydroepiandrosteronsulfat): Werte > 700 ng/dl sprechen für ein Nebennierenrindenkarzinom
- Prolaktin
- Schilddrüsenwerte: Bei normalen Werten sind Schilddrüsenveränderungen als Ursache des Haarausfalls auszuschließen
  - TSH (Thyreotropin)
  - T_3 (Trijodthyronin)
  - T_4 (Thyroxin)

8.5 Versorgungsbedingter Haarausfall

Die bei vielen, vielleicht sogar den meisten Frauen einsetzende Verminderung des Haarbestands, die Verlangsamung des Haarwachstums und die Ausbildung dünner, pigmentarmer, schwer zu pflegender Haare im Klimakterium oder im Postklimakterium geht auf folgende Ursachen zurück:

Gründe für Haarausfall im Klimakterium/Postklimakterium

1. Allgemeine altersbedingte Involution
2. Psychische Probleme
3. Abnahme der Östrogene (Verschiebung des Östrogen-Androgen-Gleichgewichts), Gabe von Aromatasehemmern

Altersbedingte Involution Vonseiten des Arztes kann versucht werden, mit allgemeinen, aufbauenden Maßnahmen eine Verringerung des Effluviums zu erreichen. Die Gesamtheit der zur Verfügung stehenden Möglichkeiten wird als »Happy-Aging« oder »Well-Aging« bezeichnet. (Anti-Aging-Maßnahmen gibt es leider noch nicht, weder für die Haare noch für die Haut, auch wenn massive Werbekampagnen dies glauben machen wollen.) Vernünftige Lebensführung und gesunde, gemischte Kost mit viel Obst und Gemüse werden empfohlen. Eventueller Zigarettenkonsum wäre auf ein Minimum zu beschränken. Sollte ein kompletter Rauchverzicht aus psychischen Gründen nicht möglich sein, ist die Patientin auf die Möglichkeit eines Nikotinersatzes (z. B. Nikotin-Kaugummi) hinzuweisen.

Psychische Probleme Hilfreich können psychotherapeutische Maßnahmen, verstärkte Betreuung durch nahe stehende Menschen sowie Tröstung über die unvermeidlichen Zeichen der Alterung, eine Verbesserung der Lebenssituation und der Umweltbedingungen sein. Die das Haarkleid betreffenden Alterungszeichen treffen gerade schöne, umschwärmte, erfolgreiche Frauen oft besonders hart.

Abnahme der Östrogene Es kann versucht werden, das hormonale Gleichgewicht durch Antiandrogene wiederherzustellen und auf diese Weise die Verminderung des Haarkleids zu bremsen ▶ Abschn. 8.2.4).

Die Möglichkeiten einer unspezifischen Anregung des Haarwachstums durch entsprechende Diäten und geeignete Lokalmaßnahmen wurden bereits in ▶ Abschn. 6.5 und ▶ Abschn. 7.5 besprochen.

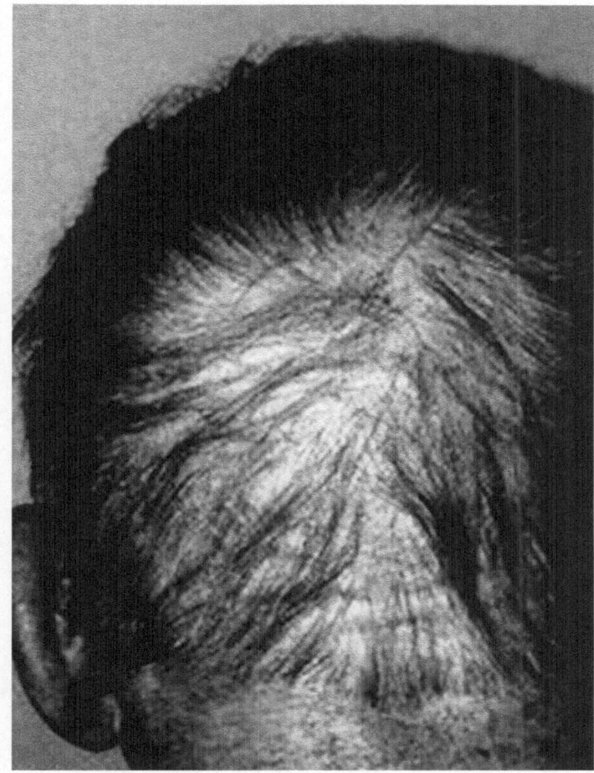

◼ **Abb. 8.3** Diffuses Effluvium am Hinterkopf einer bettlägerigen Frau unter Marcumar (Mit freundlicher Genehmigung von Galderma/DermQuest.com)

8.6 Haarausfall durch Medikamente

Medikamente, die zu Haarausfall führen können, wurden bereits in ► Abschn. 6.4.11 besprochen. Als Beispiel findet sich in ◼ Abb. 8.3 der Haarausfall bei einer älteren Frau unter Marcumar, bei der sicherlich auch die lange Bettlägerigkeit zu einer Akzentuierung des Haarverlusts am Hinterkopf beigetragen hat. Die Folgen des Absetzens oraler Kontrazeptiva gehen auf hormonale Veränderungen zurück und wurden bereits in ► Abschn. 8.4 erörtert. Ausschließlich an Frauen werden Aromatasehemmer (Tamoxifen, Anastrozol) verabreicht. Muss wegen hormonabhängiger Tumore, z. B. bei Mammakarzinom, eine derartige Behandlung erfolgen, kann bei entsprechender genetischer Veranlagung eine androgenetische Alopezie auftreten. Die Aromatase katalysiert den Abbau von Androgenen zu Östrogenen (► Abschn. 7.2). Durch die Hemmung dieses Enzyms erfolgt eine Erhöhung der Dihydrotestosteronspiegel, was in fehlprogrammierten Follikeln leicht zu einer Überaktivierung des Haarzyklus führen kann.

Aromatasehemmer können nicht nur als Auslöser einer androgenetischen Alopezie wirken, sondern auch direkt die Haarentwicklung bremsen; es kommt dann nur zur Ausbildung dünner Haare.

8.7 Psychogener Haarausfall

Psychische Probleme können, bei Frauen häufiger als bei Männern, zu chronischem, diffusem Haarausfall führen (► Abschn. 8.1). Bei Frauen kommt es eher zum Ausleben von Autoaggressionen an der für die Umgebung sichtbaren Behaarung. Klagt eine Patientin über ständigen Haarausfall, ohne dass objektiv fassbare Symptome an der Kopfhaut, nachweislich verstärkter Haarausfall oder metabolische bzw. hormonale Störungen vorliegen, spricht man von einem **psychogenen Pseudoeffluvium.** Diese Erkrankung findet sich ausschließlich bei Frauen. Als Ursachen kommen in erster Linie Angststörungen oder depressive Verstimmung infrage.

Unter den speziellen Formen des Haarausfalls steht die **Trichotillomanie** oder Haarzupfkrankheit (*trichos*: Haar, *tillein*: zupfen, *manie*: Raserei) an erster Stelle. Die Trichotillomanie wird nach ICD-10 den Störungen der Impulskontrolle zugerechnet. Die in der neurologisch-psychiatrischen Literatur mitunter zu findende Angabe, 5% aller Frauen litten über eine Zeitspanne ihres Lebens zumindest an einer leichten Form der Trichotillomanie, scheint kaum glaubhaft. Bei der oft narzisstischen Wertvorstellung über schöne Haare stört ein Verlust das Selbstbild und verursacht eine Schamempfindung. Erhöht wird das Schamgefühl durch das Bewusstsein, dass die Störung durch zwanghafte Selbstmanipulationen immer wieder von Neuem hervorgerufen oder zumindest verstärkt wird. Die betroffenen Frauen verbergen die kahlen Stellen bzw. die Kopfareale mit schütterem Haarwuchs vor ihrer Umgebung mit Tüchern oder Teilperücken; oft weiß nicht einmal der Partner von der Störung seiner Frau. Erkennbar ist die Trichtillomanie mitunter am Haarewickeln um einen Finger, was wie eine Verlegenheitsgeste wirkt. Das Ausreißen der Genitalbehaarung nimmt einen besonderen Stellenwert ein, da damit eine Ablehnung der Sexualität dokumentiert wird und die haarlosen Stellen für die Umgebung nicht sichtbar sind.

> **Die Behandlung der Trichotillomanie obliegt dem Psychiater. Gute Erfolge erzielen viele Patientinnen durch die Teilnahme an sowohl in Österreich, in Deutschland als auch in der Schweiz bestehenden Selbsthilfegruppen.**

Die **Trichotemnomanie** (Haarreiben) und die **Trichoteiromanie** (Abschneiden der eigenen Haare) wurden schon in ► Abschn. 4.5 und ► Abschn. 6.4.13 besprochen. Starkes Kratzen bei echtem, durch Hautveränderungen bedingtem Juckreiz ebenso wie bei psychisch bedingtem Juckreiz kann zu einer Verknotung und damit zu unfrisierbaren Haaren führen.

Des Weiteren ist bei Frauen die **übersteigerte Selbstbeobachtung** von Haarverlust anzuführen. Auch bei normalem Haarbestand bedeutet der Verlust jedes einzelnen Haars eine psychische Belastung. Auch mit der Methode der Haarzählung (▶ Abschn. 6.1) kann eine solche Patientin nicht davon überzeugt werden, dass lediglich die normale Haarerneuerung im Rahmen des Wachstumszyklus vorliegt. Die Empfehlung oraler Haaraufbaustoffe (▶ Abschn. 6.5) wird oft gerne angenommen, auch wenn medizinisch kein objektivierbarer Grund für eine Substitution von Mineralstoffen, Eisen, Coenzymen oder Eiweißstoffen vorliegt. Meist jedoch wechseln derart unzufriedene Patientinnen von Arzt zu Arzt, da sie sich mit ihrem Problem nicht ernst genommen fühlen.

Frauen mit psychischen Störungen setzen sich oft massive **Artefakte**: Es kommt nicht nur zum Auszupfen der Haare, sondern auch zu Verletzungen der Kopfhaut (▶ Abb. 4.18). Die richtige Diagnose derartiger Veränderungen ist bei diesen Patientinnen oft sehr schwierig, da sie in der Regel nicht kooperativ sind. Die Konsultation eines Psychiaters wird in den meisten Fällen abgelehnt.

8.8 Haarausfall bei kleinen Mädchen

Haarausfall bei kleinen Mädchen kann genetisch, hormonal, metabolisch oder psychisch bedingt sein (▶ Abschn. 6.4.13 und ▶ Abschn. 9.8).

Genetische Störungen Unter den genetisch bedingten Verminderungen des Haarbestands sind die **Trichodystrophie** (Haarmissbildungen als Folge eines fehlerhaften Einbaus schwefelhaltiger Aminosäuren) und das **Loose-anagen-hair-Syndrom** zu nennen (▶ Abschn. 4.8). Das Lose-anagen-hair-Syndrom findet sich bei hellhäutigen Mädchen und ist durch leicht ausziehbare, feine Haare charakterisiert. Das Haarwurzelmuster zeigt das Vorliegen anagener und anagen-dysplastischer Haare. Nach wenigen Jahren erfolgt eine Spontanremission.

Hormonelle Störungen Funktionell relevante Veränderungen der inkretorisch wirksamen Organe Ovar, Nebennierenrinde, Hypophyse oder Schilddrüse können zu Haarausfall führen. Wenn eine entsprechende genetische Disposition in Form von fehlprogrammierten Haarfollikeln vorliegt, kann bei erhöhten Androgenspiegeln als Folge von Ovarial- oder Nebennierenrindentumoren schon in jungen Jahren eine androgenetische Alopezie auftreten. Mädchen und junge Frauen mit androgenetischer Alopezie müssen deshalb genau untersucht werden.

Stoffwechselstörungen Metabolisch bedingt kann ein Haarausfall bei Mangel an Eisen, Zink, Kalzium oder Eiweiß sein (man denke an Kwashiorkor bei mangelernährten Kindern in Entwicklungsländern; ▶ Abschn. 6.4.11 und ▶ Abschn. 9.3.3). Hungerkuren, gezielte Diäten und andere unvernünftige Maßnahmen zur Reduktion des Körpergewichts führen zu einer Verlangsamung des Haarwachstums; die Haare bleiben länger in der Telogenphase, was auf Dauer zu einer Verminderung der Haardichte führt. Mädchen sind in ihrem Schlankheitsstreben oft viel konsequenter als erwachsene Frauen. Speziell zur Zeit der Menarche kann chronisch diffuser Haarausfall die Folge von Eisenmangel sein, bedingt durch verstärkte Monatsblutungen (Menorrhagien, Hypermenorrhö) bei falschen Essgewohnheiten. Hier benötigt der Arzt viel Fingerspitzengefühl, um dem Problem näherzukommen.

Psychiatrische Störungen Hier ist nur die Trichotillomanie (▶ Abschn. 4.5 und ▶ Abschn. 8.7) anzuführen, die Haarzupfkrankheit, die bei Mädchen weit häufiger zu beobachten ist als bei Knaben.

8.9 Chemisch-physikalisch bedingte Haarschädigung und Haarverlust

Chemisch oder physikalisch bedingte Haarschädigungen, die in einen Haarverlust münden können, finden sich fast ausschließlich bei Frauen (▶ Abschn. 4.4).

Symptome chemisch oder physikalisch bedingter Haarschädigungen

- Haarspliss: gespaltene Haarspitzen
- Trichorrhexis nodosa: Abbrechen der Haare an verdickten Stellen
- Unfrisierbare, struppige Haare (*cheveux incoiffables*)
- Luftblasenhaar: Lufteinschlüsse in den Haaren als Folge zu heißen Fönens
- Knotenhaare (Trichonodosis): im Bereich der Knoten brechen die Haare ab
  - Folge haarkosmetischer Maßnahmen wie Toupieren
  - Folge starken Kratzens
  - Bei psychischen Überlastungen kann es durch wiederholte Manipulationen ebenfalls zu derartigen Haarverknotungen kommen, im Bereich der Knoten erfolgt ein Abbruch

Die Ursachen für eine chemisch-physikalische Haarschädigung sind häufig falsche, zu stark austrocknende haarkosmetische Maßnahmen, wie z. B. zu heißes Fönen oder chemische bzw. physikalische Überbelastung.

Ursachen chemisch oder physikalisch bedingter Haarschädigungen

- Übertriebene Anwendung von alkoholischen Haarfestigern
- Zu heißes (zu nahes) oder zu langes Fönen
- Zu lange dauernde, zu heiße oder zu konzentrierte Einwirkung von Dauerwell- und Färbeprodukten
- Verwendung zu heißer Lockenwickler
- Falsches Anlegen von Lockenwicklern unter zu starker Spannung der Haare

Falsche Haarkosmetik verursacht häufig ein Abbrechen der Haare. Je nach Ausdehnung der Schädigung erfolgt dies an umschriebenen Stellen oder am gesamten Capillitium. Im Trichorrhizogramm sind zahlreiche glatt abgebrochene Haare zu sehen. Eine weitere Ursache für ein Abbrechen der Haare besteht in der überreichlichen Anwendung von Haarfestigern, Haarsprays und Haarlacken; Fremdstoffe lagern sich in Form von kleinen Knötchen ab, an denen die Haare leicht abbrechen (Trichorrhexis nodosa).

In der überwiegenden Mehrzahl der Fälle ist ein Haarverlust als Folge haarkosmetischer Fehler reversibel, die Haare wachsen bald wieder nach. Zumeist traten derartige unliebsame Zwischenfälle bei Heimbehandlungen auf, seltener im Friseursalon, doch aufgrund der verbesserten Warnhinweise sind glücklicherweise Schädigungen der Haare nach unsachgemäßer Anwendung von Dauerwellpräparaten oder Färbelösungen heute selten geworden. Allerdings muss die Betroffene davon überzeugt werden, dass ihre Haarschädigung auf der Verwendung von schlechter Haarkosmetik oder dem unsachgemäßen Gebrauch guter Produkte beruht und dass sie entsprechende Änderungen ihrer Gewohnheiten vornehmen bzw. einen anderen Friseursalon mit besser geschultem Personal aufsuchen sollte.

Druckalopezien, d. h. haarlose Stellen als Folge von immer wiederkehrendem mechanischem Druck durch Helme oder Kappen, sind bei Frauen und Männern etwa gleich häufig. Fast ausschließlich bei Frauen sieht der Arzt Traktionsalopezien, d. h. haarlose Stellen als Folge einer Haarwurzelschädigung durch Zug an den Haaren, die bei zu straffen Frisuren und bei unsachgemäßer Anwendung von Lockenwicklern entstehen (▶ Abschn. 4.4 und ▶ Abschn. 6.4.9). In manchen Fällen führen Traktionsalopezien sogar zu einem Zurückweichen der Stirn-Haar-Grenze, und sie sind oft nicht reversibel, da eine bleibende Schädigung der Haarfollikel erfolgt.

Ein die gesamte Kopfhaut ergreifender Haarverlust kann durch ausgedehnte chemische Schädigungen oder durch Strahlung entstehen. Überreichliche Sonnenexposition sollte vermieden werden, auch wenn die Sonnenstrahlung nicht direkt zu Haarausfall führt. Beim Sonnenurlaub am Strand ist das Tragen eines Hutes empfehlenswert, da nicht immer genau bekannt ist, welche Kosmetikareste auf dem Haarboden lagern (▶ Kap. 13).

8.10 Haarfärbung und Haartönung

Bei der Häufigkeit von Kontaktallergien gegen kosmetische Produkte stehen nach amerikanischen Statistiken Hautpflegeprodukte mit 28–56% an erster Stelle, gefolgt von den Haarprodukten und Haarfärbemitteln (6–24%). Alle Haarkosmetikmittel sind chemisch reaktiv, ansonsten wäre ihre Anwendung wirkungslos. Der **sachgemäße** Umgang mit Dauerwellpräparaten schadet den Haaren ebenso wenig wie die sachgemäße Anwendung von Haarfärbe- und Tönungsmitteln.

8.10.1 Definitionen

Es werden drei Arten der Haarfärbung unterschieden, hinzu kommen Blondierung und Renaturierung.

Temporäre Haarfärbung Mit dieser Methode lässt sich die natürliche Farbe nur gering verändern. Der aufgebrachte Farbstoff lagert sich nur an der Haaroberfläche an und kann durch eine einmalige Haarwaschung mit Shampoo zum Verschwinden gebracht werden. Eingesetzt werden für die temporäre Haarfärbung Azo-, Triphenylmethan- und Anthrachinonfarbstoffe oder kleine Glanzpigmente. Färbemittel für Augenbrauen und Wimpern wie Ruß oder Ocker gehören ebenfalls zu den temporären Haarfärbemitteln. Die Anfärbung ist rein physikalischer Natur, es kommt zu keiner Veränderung der natürlichen Haarpigmente und zu keiner chemischen Reaktion.

Semipermanente Haarfärbung Auch mit dieser Methode ist nur eine geringe Veränderung der Haarfarbe möglich. Eine semipermanente Haarfärbung bleibt maximal über 12 Haarwäschen bestehen. Die angewandten synthetisch hergestellten oder aus Pflanzen stammenden Farbstoffe gehen eine physikalische Bindung mit dem Keratin der Haarcuticula (äußerste Schicht des Haars) ein. An **synthetischen** Mitteln sind hier Nitrophenyldiamin-, Azo- und Chinoninfarbstoffe anzuführen; die Anwendung erfolgt in Verbindung mit organischen Lösungsmitteln. Die **natürlichen** semipermanenten Haarfärbemittel Lawson (2-Oxy-1,4-naphtochinon aus Henna), Reng aus der Indigopflanze, Apigenin (5,7,4'-Trioxoflavon aus der Kamille) und Rastik (ein Gemisch aus Metallsalzen und durch Rösten von Galläpfeln hergestelltem Pyrogallol, das die Haare tief schwarz färbt) werden heute in den westlichen Industriestaaten kaum mehr eingesetzt.

Permanente Haarfärbung Nach einer permanenten Haarfärbung, der heute am häufigsten angewendeten Methode, ist die Farbe vom Haar nicht mehr zu entfernen. Eingesetzt werden Oxidationsbasen, leicht oxidierbare aromatische Verbindungen wie Phenylendiamin oder Aminophenol zusammen mit Nuancierern. Im alkalischen Medium (Zugabe von Ammoniak) quellen die tieferen Haarschichten auf und erlauben ein Eindringen der Farbpartikel in das Haar. Gleichzeitig wird aus Wasserstoffperoxid Sauerstoff freigesetzt, der die Oxidationsbasen und die bei grauem Haar noch vorhandenen Eu- und Phäomelanine zum erwünschten Farbstoff oxidiert. Der Farbstoff bindet irreversibel an das Haarkeratin. Für die Heimbehandlung wird für die permanente Haarfärbung eine Tube (Colorcreme) mit Oxidationsbasen (Farbstoffbausteine) plus Nuancierer (Farbkuppler) und ein Fläschchen oder eine Creme (Entwicklercreme) mit Wasserstoffperoxid angeboten. Zu beachten ist die Möglichkeit einer Kontaktallergie gegen die Farbstoffe.

Blondierung Blondieren bedeutet die Entfernung aller natürlichen (und künstlichen) Farbstoffe aus dem Haar. Bei der Blondierung werden nicht nur Pigmente zerstört, sondern es erfolgt auch eine Veränderung der Haarsubstanz und der Kittmasse der Haarrinde. Im Blondierpulver sind Ammoniak und Persulfate enthalten; nur eine sachgemäße Anwendung durch Fachpersonal gewährleistet einen befriedigenden Effekt ohne Schädigung der Haare. Allerdings wird diese Methode heute kaum mehr eingesetzt.

Renaturierung Die »Renaturierung« grauer Haare (Canities oder Canities praecox) mit Eumelanin bzw. seinen Vorstufen wird von Frauen, aber immer mehr auch von Männern aller Altersstufen verlangt. Die natürlichen Pigmente werden in das Haar eingeschleust, und nach einigen Tagen entsteht durch Luftoxidation wieder der »jugendliche« Farbton. Dies ist allerdings nur bei hellbraunen oder dunklen Haaren möglich. Die chemische Synthese von Phäomelaninen oder ihren Vorstufen ist noch nicht gelungen, also fehlt bei einer Renaturierung der eventuell vorher vorhanden gewesene rötliche Farbton. Die Renaturierung entspricht einer permanenten Färbung, allerdings kann hierbei auf die aggressiven Oxidationsbasen verzichtet werden. (Von einer Renaturierung mit Bleiazetat, wie sie früher praktiziert wurde, ist **unbedingt abzuraten**, da Blei bis zu 0,5% durch die Haut penetriert, in den Knochen abgelagert wird und im Nervensystem sowie im Blut krankhafte Veränderungen verursacht.) Renaturierungsbehandlungen müssen im Abstand von wenigen Wochen regelmäßig wiederholt werden.

Haartönung Unter dem Begriff »Tönen der Haare« werden temporäre und semipermanente Haarfärbung zusammengefasst.

8.10.2 Potenzielle Risiken

Resorption von schädlichen Substanzen

Eine Resorption der für temporäre und semipermanente Haarfärbungen eingesetzten Wirkstoffe gilt als problemlos, denn die physikalische Anlagerung an die Haare bedingt keine Tiefenwirkung. Probleme wurden mit den zur permanenten Haarfärbung eingesetzten organischen Verbindungen vermutet; hier wurden resorptiv bedingte Schädigungen als möglich erachtet (Blasenkrebs, Hirntumore), weniger bei den Kunden als vielmehr beim Personal in den Friseursalons.

Nach neuesten Erkenntnissen – gut belegt durch zahlreiche, umfangreiche Studien – verursachen permanente Haarfärbungen mit den bekannten Oxidationsbasen keine gesundheitlichen Schäden.

Dass bei jeder »Heimfärbung« Handschuhe anzuwenden sind, steht in allen Gebrauchsanleitungen. Im Friseursalon ist das selbstverständlich.

Oft wird von besorgten Frauen die Frage gestellt, ob Haarfärbungen auch in Schwangerschaft und Stillzeit gefahrlos möglich sind. Im Hinblick auf die unübersichtliche Produktpalette und die große Zahl der in permanenten Haarfärbemitteln enthaltenen chemischen Verbindungen lässt sich eine geringfügige Resorption von einigen Substanzen nicht mit absoluter Sicherheit ausschließen, auch der Übertritt in die Leibesfrucht und die Muttermilch nicht. Von einer Gefährdung darf aber keinesfalls gesprochen werden.

Will die werdende oder stillende Mutter ganz sicher gehen, sollte sie in dieser Zeit auf permanente Haarfärbungen verzichten.

Allergische Reaktionen

Organische Farbstoffe, wie sie zur permanenten Haarfärbung eingesetzt werden, können Kontaktallergien auslösen, allerdings besteht kaum die Gefahr, dass eine allergische Reaktivität gestartet wird. Für die Ausbildung einer Kontaktallergie sind drei Faktoren maßgebend:

- Die chemische Reaktivität des Kontaktstoffs und die eingesetzte Konzentration,
- der Hautzustand an der Kontaktstelle,
- die genetisch bedingte Disposition zur Ausbildung einer Allergie.

Der Haarboden nach Haarfärbung ist in der Regel gesund, die Konzentration der Farbstoffe bewegt sich in einem erfahrungsgemäß gut verträglichen Bereich. Bei Entzündungen der Kopfhaut oder bei Verletzungen sollte ohnedies auf eine Färbung verzichtet werden. Damit lässt sich die Frage nach der möglichen Schaffung einer Kontaktallergie durch Friseurprodukte verneinen.

Nicht zu verhindern ist das Auslösen einer allergischen Erfolgsreaktion bei bereits bestehender Überempfindlichkeit. Durch Allergie-Testung lassen sich Kontaktallergene nachweisen. Der Patient erhält einen Allergiepass und kann künftig den allergenen Farbstoff, auch bei der Haarfärbung, vermeiden.

8.10.3 Ergrauen der Haare

Erscheinungsmedizinisch außerordentlich störend wirkt vorzeitiges Ergrauen, z. B. schon vor dem 30. Lebensjahr (Canities praecox). Symptomatisches Ergrauen (Canities symptomatica) kann bei verschiedenen Mangelzuständen entstehen wie Anämien, Vitamin-B-Mangel, schweren fieberhaften Infektionen oder bei ernsten Stoffwechselstörungen und Malignomen. Graue Haare, das Nebeneinander von normal gefärbten und weißen Haaren, lassen sich durch Maßnahmen der Renaturierung (s. oben) wieder zu einem ästhetisch ansprechenden Bild restituieren. Renaturierungsbehandlungen müssen regelmäßig durchgeführt werden, damit der Grauton verdeckt bleibt.

8.11 Haarwellung (Ondulation) und Fönen

Zur besseren Differenzierung der bei den verschiedenen kosmetischen Haarbehandlungen möglichen Schäden (▶ Abschn. 8.9) wird in diesem Abschnitt auf die Möglichkeiten einer Haarwellung oder Ondulation (lat. *unda*: Welle, frz. *onde*) und des Fönens eingegangen. Dauerwellpräparate spalten die Schwefelbrücken zwischen den Keratinmolekülen des Haars, danach werden durch Wellung mit Wicklern die Keratinmoleküle gegeneinander verschoben, abschließend werden erneut Schwefelbrücken (Disulfidbrücken) durch Reduktionsmittel aufgebaut. Dies ergibt eine bleibende Wellenstruktur. Eine nur kurz anhaltende Wellung ist durch Lösung der Wasserstoffbrücken mittels Fönen zu erzielen.

8.11.1 Ondulation

Methoden der Ondulation
- Brennschere
- Wasserwelle
- Fönwelle
- Dauerwelle

Verschiedene Schritte der Haarwellung können zu **Haarschäden** führen, entweder aufgrund einer besonderen Empfindlichkeit der Anwenderin oder aufgrund falscher Manipulationen. Zu hohe Temperatur, zu lange Einwirkungszeiten der Lösungen oder zu hohe Konzentrationen der Reduktionsmittel können Haarbruch verursachen. Genaues Arbeiten ist zu Hause meist nur schwer möglich, weshalb Dauerwellen besser in Friseursalons durchgeführt werden sollten. Unerwünschte Reaktionen müssen sofort oder beim nächsten Besuch mit dem Friseur besprochen werden. Zu Hautreizungen führende Lösungen lassen sich meist durch eventuell weniger rasch wirksame, jedoch besser hautverträgliche Chemikalien ersetzen.

Brennschere Die Brennschere (Brennzange, Brenneisen, Toupeteisen, Perückeneisen) wurde Ende des 19. Jahrhunderts von einem französischen Friseur eingeführt und im ersten Drittel des 20. Jahrhunderts vom elektrisch betriebenen Ondulierstab abgelöst. Nach den ältesten Beschreibungen wurde die Brennschere, die anstatt der Schneideflächen zwei Röhren aufweist, am Feuer erhitzt. Zwischen die Branchen wurde eine Haarsträhne eingeklemmt und über die Schere gedreht. Durch die Hitze wurde das Haar denaturiert und behielt seine durch die Schere aufgezwungene lockige Form, allerdings höchstens bis zur nächsten Haarwäsche. Neben Verbrennungen der Kopfhaut kam es bei häufigerer Anwendung der Brennschere auch zu Schädigungen des Haars. Heute werden nur noch elektrisch aufheizbare Lockenwickler zur häuslichen Haarwellung verwendet. Der Handel bietet auch elektrische Lockenstäbe und Haarglätter mit ovalem Haarglätter und Tunnelbürste an. Durch Erwärmung ist nicht nur eine Wellung, sondern auch eine Glättung des Haars durch Änderung seiner Struktur für kurze Zeit möglich. Verbrennungen gibt es mit den modernen Geräten praktisch nicht.

Wasserwelle Wassereinwirkung löst einen Teil der Wasserstoffbrücken im Haarkeratin. Durch Änderung seiner mechanischen Eigenschaften wird das Haar dehn- und formbarer. Die nassen Haare werden um Wickler aufgedreht, dann lässt man das Haar trocknen und nimmt die Wickler ab. Die Größe der Wickler bestimmt die Größe der Wellung. Die Locken bleiben für den Moment bestehen, verschwinden aber bald, insbesondere wenn das Haar wieder nass wird. Wie durch Erwärmung lässt sich nasses, gelocktes Haar mit einem Glätteisen glätten.

Fönwelle Die Fönwelle ist eine Weiterentwicklung der Wasserwelle. Die Einwirkung von Wärme ermöglicht eine bessere Formbarkeit des Haars als bei der Wasserwelle. Wiederum werden die Haare um Wickler gedreht, dann wird mit Heißluft das Wasser zum Verdampfen gebracht, und die Wickler werden entfernt. Die entstandene Lockung hält aber auch nur kurze Zeit an und verschwindet z. B. bei Nasswerden des Haars vollständig. Durch die Anwendung von Haarfestigen oder Haarlacken lässt sich die Haltbarkeit der Wellung steigern. Das Fönen von Haarsträhnen lockert die Frisur auf, bringt aber nur wenig Wellung. Auch manche Männer mit längeren Haaren tragen heutzutage eine leichte Fönwelle.

8

Dauerwelle Eine Dauerwelle wird in zwei Schritten hergestellt. Zunächst wird das bereits auf Wickler aufgedrehte Haar mit einem Reduktionsmittel (Wellmittellösung) behandelt, dann erfolgt die Fixierung der Welle durch ein Oxidationsmittel. Als Wellmittel wird in erster Linie Thioglykolsäure eingesetzt, aber auch Cysteinderivate und Sulfite eignen sich für das Aufbrechen der Disulfidbrücken im Haarkeratin. Die Lösungen weisen einen neutralen, mild alkalischen oder alkalischen pH-Wert (bis zu pH 9) auf. Das Wellmittel denaturiert die Eiweißstruktur des Haars, es wird verformbar, quillt auf und nimmt die vom Wickler vorgegebene Form an. Das Wellmittel lässt man 10–30 Minuten einwirken, Wärme beschleunigt den Prozess der Denaturierung. Mit den heutigen Produkten wird in erster Linie »kalt« gearbeitet, es wird also eine Kaltdauerwelle angelegt. Nach der Exposition gegen das Wellmittel wird das Haar gründlich gespült und vom Wellmittel befreit. Dann erfolgt die »Renaturierung«. Die Disulfidbrücken werden durch ein Oxidationsmittel, meist durch Wasserstoffperoxid, wieder geschlossen; die neue gewellte Struktur bleibt dann erhalten. Da künstlich gelocktes Haar unter Spannung steht, entwickelt sich nach mehrmaligen Waschen, Kämmen und Bürsten langsam wieder die ursprüngliche glatte Form. Als »Gegenwelle« wird die auf dem gleichen Prinzip basierende Glättung krauser Haare bezeichnet.

Chemische Haarglättung Die chemische Haarglättung stellt gewissermaßen die »Umkehr« der Dauerwelle dar. Gekraustes Haar wird geglättet. Bei der Verwendung von **Haarglättungsmittel** ist Vorsicht geboten. Über Internet und auch Direktimporte sind Produkte am Markt, die bedenklich hohe Konzentrationen von Formaldehyd aufweisen. Formaldehyd wirkt irritierend auf Haut und Schleimhaut, kann Allergien auslösen und besitzt krebserregendes Potenzial. Verbraucher und Friseure seien vor dieser Art von Haarglättungsmitteln gewarnt.

8.11.2 Fönen

Zum Abschluss des Abschnitts über kosmetische Haarbehandlung soll noch das Fönen behandelt werden, wie es üblicherweise zumeist von Frauen zur Haartrocknung verwendet wird. Mit einem Gebläse wird Luft über durch Strom erhitzte Drähte geleitet. Die erwärmte Luft wird auf das handtuchtrockene Haar geblasen. Zu einer Überhitzung darf es nicht kommen, da dann eine Denaturierung des Haars einsetzt. Vordergründiges Ziel ist die Trocknung der Haare, aber es darf nicht vergessen werden, dass durch die Erwärmung der Haare ein Erweichen der Hornfäden erfolgt. Zusammen mit dem Kämmen führt dieser Effekt zum richtigen Sitz der Frisur nach der Trocknung. Um dieses Erweichen zu erreichen, muss der Fön beim Kämmen sehr nah an die Haare gehalten werden (Distanz < 1 cm). Beim Fönen aus größerer Entfernung kommt es zwar zur Trocknung der Haare, aber nicht zu einer bestimmten Frisur.

Eine Weiterentwicklung des Föns ist der Ionenfön, der heute nicht nur in Friseursalons eingesetzt wird, sondern auch für die Heimbehandlung im Handel erhältlich ist. Das Prinzip des Ionenföns basiert auf einem hohen Spannungsfeld, durch das der Luftstrom fließt. Die damit erzeugte Ionisierung der Luft ermöglicht das Abfließen elektrostatischer Ladungen, wie sie durch Bürsten mit Naturborstenbürsten oder mit Kunststoffkämmen entstehen. Damit wird ein guter Halt der Frisur gewährleistet, es wird das Zustandekommen des »Fly-away-Zustands« vermieden.

8.12 Camouflage

8.12.1 Perücke

Perücken (frz. *peruque*: Haarschopf) sind künstliche Kopfbedeckungen aus Naturhaar oder synthetischem Haar. Die entsprechenden Fasern werden an eine dünne Tüllhaube mit einem der Kopfgröße angepassten Rand geknüpft und über die Kopfhaut bzw. die eigenen Haare gezogen. Die «Perückenbasis« ist selbst aus geringer Entfernung kaum zu sehen, die Kopfhaut wirkt natürlich. Perücken für andere Körperteile als den Kopf sind in Europa unüblich, in Japan kennt man Perücken für die Genitalregion mit dem romantischen Namen »Blumen der Nacht«. Da derzeit auch in Europa der Trend zur natürlichen Körperbehaarung nicht zu übersehen ist, bietet ein finnisches Designstudio bereits Unterwäsche mit Genitalhaar-Prints für

Frauen an – gewissermaßen als Antwort auf das **Brazilian Waxing** (► Abschn. 12.2.3).

Als Statussymbol und »Must« der höfischen Kleidung führte Louis XIV die Perücke zur Verdeckung seines schütteren Haarwuchses ein. Auch ließ sich durch den Einsatz hoher Perücken der Kleinwuchs des Königs und anderer Mitglieder des Hofstaats gut kompensieren. Im 18. Jahrhundert waren mit Mehl bestäubte, aus Ziegen- oder Rosshaar gefertigte Perücken mit waagrecht verlaufenden Locken große Mode. Perücken mit Fasern aus Hanf oder Flachs galten als billige Surrogate. »Kurzhaarige« Modelle (Stutzperücken) wurden von Soldaten verwendet, Bauern und Handwerker trugen keine Perücken. In Deutschland war eine Zeit lang das Tragen einer Perücke mit einer Steuer belegt. Den unteren Bevölkerungsschichten war das Tragen von gepuderten Perücken verboten, oder es wurde besteuert. Mit der französischen Revolution kam das Ende der Perückenmode. Perücken und Toupets waren nur noch Bestandteile von Amtstrachten oder dienten der Überdeckung von Alopezien. Als Mitglieder bestimmter Religionen müssen verheiratete, geschiedene oder verwitwete Frauen ihr Haar bedecken; dies geschieht entweder durch einen Hut, eine Kappe, ein Kopftuch oder auch eine Perücke.

Heute werden Perücken aus Echthaar oder aus künstlichem Haar (s. unten) hergestellt. Echthaar stammt meistens aus Indien, wo der Verkauf der Haare eine Verdienstquelle darstellt. Die Haare werden präpariert (gewaschen, gefärbt, gewellt), oft wird für die Perückenherstellung (im Gegensatz zu den Haaren für Haarverlängerungen) auch die äußerste Schuppenschicht entfernt, um ein Verfilzen zu verhindern. Für die Herstellung einer 60 cm langen Perücke sind 200–400 g Naturhaar notwendig.

Kunsthaarperücken sind wesentlich billiger als Echthaarperücken und werden in erster Linie auf der Theaterbühne oder für Faschingskostüme verwendet.

Die Verwendung von Perücken erfolgt in steigendem Maß bei Frauen mit schütterem Haarwuchs, im Alter oder bei Krankheiten. Hauptgrund ist der oft komplette Haarverlust im Rahmen einer Chemotherapie. Darüber hinaus setzen Frauen auch Perücken ein, die sie über den eigenen Haaren tragen, um binnen weniger Minuten eine perfekte Frisur zu haben. Das korrekte Anlegen einer Perücke sollte vom Friseur oder vom Perückenmacher gezeigt werden.

Die Anschaffung von mehreren Perücken mit Haaren in verschiedenen Längen ermöglicht es, entweder Haarwachstum oder umgekehrt einen Besuch beim Friseur zum Haareschneiden vorzutäuschen.

8.12.2 Toupet

Als Toupets (engl. *toupees*, vom altfrz. *toup*: Haarbüschel) werden Haarteile bezeichnet, die nur einen Teil der Kopfhaut bedecken und zum Verbergen von haarlosen Stellen dienen. Der Volksmund bezeichnet solche Halbperücken bzw. Haarteile in Deutschland als »Fifi«, in Österreich als »Pepi«. Toupets werden in erster Linie von Männern getragen. Mehrere Toupets im Wechsel ermöglichen wie bei Perücken sogar eine Simulation von Haarwachstum.

Für die Befestigung eines Toupets gibt es drei Möglichkeiten:

- **Permanente** Befestigung mittels Hautkleber. Auch Schwimmen und Saunabesuche sind mit einem derart befestigten Toupet »gefahrlos« möglich. Allergische Kontaktreaktionen auf den Kleber sind allerdings nicht selten.
- **Semipermanente** Befestigung mittels Klebestreifen (*bonding system*), die vom Träger selbst angebracht und wieder abgenommen werden können. Diese Art der Befestigung wird bei starkem Schwitzen oder von Menschen mit empfindlicher Kopfhaut bevorzugt.
- **Nichtpermanente** Befestigung durch einfaches Aufsetzen wie eine Perücke. Diese Art der Befestigung ist äußerst unzuverlässig, kommt aber älteren Menschen entgegen, die eine problemlose Anwendung schätzen.

8.12.3 Haarverlängerung und Haarverdichtung

Zunehmender Beliebtheit erfreuen sich die zwar ausschließlich als kosmetisch zu bezeichnenden Methoden der Haarverlängerung und Haarverdichtung, auf die von Frauen mit Haarproblemen in steigendem Maß zurückgegriffen wird. Einerseits dienen diese Methoden der Verdeckung des eigenen schütteren Haars, andererseits täuschen gerade viele junge Frauen mit gesundem Haar gerne eine besonders üppige Haarfülle vor.

Bei der Haarverdichtung ebenso wie bei der Haarverlängerung wird fremdes Haar oder Kunsthaar (s. unten) in das Eigenhaar eingearbeitet, entweder in Einzelsträhnen oder in Tressen. Die Befestigung erfolgt »heiß« oder »kalt«. Bei der heißen Methode dient geschmolzenes Keratin als Klebesubstanz für die Befestigung der fremden Strähnen. Die Erhitzung erfolgt mittels Laser oder Ultraschall. Bei der kalten Methode werden die in Metall- oder Kunststoffhülsen gefassten Fremdhaare mit dem Eigenhaar nur kalt verklebt. Verschiedene Kosmetikinstitute bieten auch Einbindungen in ein Netz oder baumartige Einflechtungen an. Einen guten kosmetischen Effekt ergeben Haare, die auf hauchdünne Bänder (»Tapes«) genäht und mittels eines Tape-Bands auf den Haarboden aufgeklebt werden.

An unerwünschten Wirkungen der Haarverdichtung und Haarextension mit Fremdhaar oder Kunsthaar stehen allergische Reaktionen gegen die Klebematerialien an erster Stelle. Als zweite Schadwirkung sind die schädlichen Dämpfe mancher Kleber anzuführen; sowohl Träger (Kunde) als auch Haartechniker atmen diese Dämpfe ein.

Für Haarextensionen wird kostengünstiges Synthetikhaar oder teures Echthaar angeboten.

Echthaar

Beim Echthaar werden verschiedene Qualitäten unterscheiden, am häufigsten verwendet wird Remy-Haar und Non-Remy-Haar:

Remy-Haar Dies stellt die beste Qualität dar und stammt zumeist aus Indien. Beim Hochzeitsritual wird der Braut der Zopf abgeschnitten (»Tempelhaar«) und als Remy-Haar (Remi-Haar) erster Qualität nach Europa verkauft. Zopfhaar hat den Vorteil, dass alle Haare parallel ausgerichtet sind und keinerlei chemische Behandlung hinter sich haben; deshalb ist die Schuppenschicht intakt, was für die Langlebigkeit des Haars wichtig ist. Die Haare der Inder sind den Haaren der Mitteleuropäer sehr ähnlich, die Farbe lässt sich leicht korrigieren. In einem etwa 2 Wochen dauernden Prozess wird das schwarze Haar depigmentiert und auf den gewünschten Ton umgefärbt. In den USA wird doppelt kontrolliertes Remy-Haar (*double-drawn hair*) angeboten, bei dem alle Haare einer Strähne gleich lang sind. Dies vermeidet den Eindruck eines Pony-Schwanzes wie bei *single-drawn hair*, bei dem die Haarlängen um 3 cm variieren.

Non-Remy-Haar (*fallen hair*, ausgefallenes Haar) Dies ist aus Kostengründen das wohl am häufigsten verwendete Haar für Haarersatz und Haarverlängerungen. Non-Remy-Haar ist ungeordnet und verursacht oft wirre Knäuel, da die Schuppen der Haarcuticula in verschiedene Richtungen zeigen. Durch Entfernung der Schuppenschicht werden solche Verknäuelungen vermieden, allerdings ist dann die Lebensdauer der Haare verringert. Naturhaar asiatischer Herkunft, dem die Schuppenschicht chemisch entfernt wurde, ist steif und sollte deshalb mit Silikonöl versiegelt werden. Durch Haarwäsche wird das Silikonöl allmählich entfernt, das Haar verliert seinen Glanz und neigt wieder zu Verknotungen.

Synthetikhaar

Synthetisches Haar wird aus einer ganzen Reihe von Kunststoffen hergestellt und ist relativ billig; darüber hinaus bestehen jedoch die hohen Kosten der Einarbeitung im Friseursalon oder im Kosmetikinstitut. Ein »Service« sollte bei jeder Form des Haarersatzes alle 6 Wochen durchgeführt werden, da immer wieder Verwicklungen und Verschiebungen auftreten. Auf dem Haarkosmetikmarkt wird Kunsthaar auch für die Einarbeitung zu Hause angeboten. Die Lebensdauer synthetischer Haare ist kürzer als die Lebensdauer von Echthaar. Bei guter Pflege (Hitzeschutz, Sonnenschutz) lassen sich aus synthetischen Fasern stammende Haarextensionen etwa ein Jahr lang verwenden. Kunsthaar ist steif und niemals schmiegsam, weshalb zur Anwendung eines Conditioners wie Silikonöl geraten wird. Kanekalon-Fasern sind die besten Kunsthaare, die natürlich wirken und sich färben und wellen lassen; Haarwäschen sind problemlos.

8.13 Fazit für die Praxis

Die wichtigsten Punkte für die Beratung von Frauen mit Haarausfall wurden bereits in ► Kap. 4 und ► Abschn. 6.5 erörtert. Frauen reagieren viel empfindlicher auf eine Verminderung ihres Haarbestands als Männer und suchen oft geradezu krampfhaft nach Abhilfe. Bei hohem Leidensdruck werden die Ursachen durch eigene Fehler, z. B. bei der Anwendung von Haarkosmetika, vielfach negiert, was die Möglichkeiten einer Behandlung reduziert. Darauf ist die Patientin hinzuweisen.

Da Haarausfall vielfach als erstes Symptom einer ernsten Erkrankung auftritt, sollte in jedem Fall eine generelle Untersuchung der Patientin veranlasst werden: es sollten klinische Untersuchungen auf Vorliegen eines malignen Tumors, Blutuntersuchungen und Hormonbestimmungen durchgeführt werden.

Im ärztlichen Beratungsgespräch bei irreversiblem oder über viele Monate andauerndem Haarverlust muss auf die verschiedenen Möglichkeiten der Camouflage wie Perücke, Toupet und Haarextension eingegangen werden. Je nach Ausdehnung der haarlosen Areale sollte eine der genannten Möglichkeiten infrage kommen. Nach Abwägung aller Vorteile (erscheinungsmedizinischer Effekt) und Nachteile (Kosten, Pflegeaufwand, mögliche Unverträglichkeitsreaktionen) muss die Patientin selbst entscheiden, welche Form der Verdeckung ihres Haarverlusts sie als geeignet erachtet.

Für die Beratung von Frauen mit androgenetischer Alopezie sind spezielle Gesichtspunkte zu berücksichtigen (► Abschn. 8.2).

Haarveränderungen bei Kindern

9.1 Einführung

Haarausfall bei Kindern – ebenso bei Neugeborenen wie bei Kleinkindern und Schulkindern – stellt ein ernst zu nehmendes medizinisches Symptom dar und darf keinesfalls nur als erscheinungsmedizinische Veränderung betrachtet werden. Manche Eltern neigen dazu, den Haarausfall ihres Kindes zu bagatellisieren, andere wiederum suchen sehr schnell – oft zu schnell – den Spezialisten auf.

Im Kindesalter sind im Hinblick auf eine Störung der Behaarung zwei Gesichtspunkte zu berücksichtigen:

- Bestimmte genetische Störungen führen zu meist bereits bei der Geburt bestehenden Abnormitäten der Haarstruktur mit Haarbruch und Effluvium.
- Diffuser Haarverlust beim Kind ist häufiger als beim Erwachsenen das erste Zeichen einer schwerwiegenden Erkrankung.

Nach einer groben Einteilung werden beim Kind neun verschiedene Ursachen von Haarausfall bzw. Haarverlust unterschieden:

9

Haarausfall bzw. Haarverlust beim Kind: Ursachen

1. Genetische Störungen der Haarbildung und -entwicklung
2. Hormonale Dysregulation
3. Stoffwechselstörungen und Mangelsyndrome
4. Immunopathien
5. Psychische Störungen
6. Medikamente
7. Schwere Infektionen
8. Gifte
9. Narbenbildung an der Kopfhaut durch Dermatosen, physikalische Haarschäden oder durch Artefakte (Misshandlungen)

Die häufigste Ursache von Haarausfall beim Erwachsenen, die androgenetische Alopezie, tritt frühestens zu Beginn der Pubertät auf, sieht man von den sehr seltenen Fällen endokriner Störungen durch hormonproduzierende Tumore in der Kindheit ab. Auch chemisch-physikalische Haarschäden durch unsachgemäße Haarkosmetik finden sich bei Kindern nur äußerst selten, sie sollten aber in die differenzialdiagnostischen Überlegungen einbezogen werden. Manche Mädchen werden von ihren Erziehungsberechtigten als »Kindfrauen« gestylt; dazu gehören dann auch leider oft unsachgemäß durchgeführte Haarfärbungen und Dauerwellen.

9.2 Morphologie der Haare bei den verschiedenen Formen des Haarausfalls bei Kindern

Die mikroskopische Untersuchung ausgefallener oder ausgezupfter Haare gibt auch bei Kindern wichtige Hinweise auf die Ursache der vorliegenden Störung (▶ Kap. 3). Nach morphologischen Kriterien der Wurzel und des Schafts lassen sich fünf Typen von Haaren unterscheiden (◘ Abb. 9.1).

- Anagenhaare (mit oder ohne Wurzelscheide),
- Katagenhaare,
- Telogenhaare,
- dystrophische Haare,
- strukturgeschädigte, kurze Haare, die am Ende, in verdünnten Bereichen oder an aufgetriebenen Stellen abbrechen.

Das normale Trichogramm zeigt auch beim Kind 80–90% Anagen-, 10–20% Telogen- und höchstens 1% Katagenhaare, wie es sich in jedem Lebensalter aus dem Haarzyklus des Menschen ergibt. Eine abnorm kurze Anagenphase findet sich beim Loose-anagen-hair-Syndrom, einer Form von Haarausfall bei Mädchen (▶ Abschn. 8.8), die sich mit zunehmendem Lebensalter bessert und allmählich völlig verschwindet. Die Untersuchung des Haarwurzelmusters erfolgt heute beim Kind genauso wie beim Erwachsenen durch Phototrichogramm und TrichoScan (▶ Kap. 3).

Telogenes Effluvium Der Prozentsatz telogener Haare ist auf 30–40% erhöht. Sieht man von der bei Kindern vor der Pubertät äußerst seltenen androgenetischen Alopezie ab, die nur die geschlechtstypischen Bereiche des Capillitiums befällt, entwickelt sich ein diffuses, telogenes Effluvium bei inneren Erkrankungen, bei schweren Infektionen, bei metabolischen und hormonalen Störungen sowie bei chronischen Vergiftungen. Im Randbereich der Herde einer Alopecia areata weist ein vermehrter Prozentsatz telogener Haare auf eine langsame Progredienz der Erkrankung hin (▶ Kap. 5).

Dystrophisches Effluvium Das Vorliegen zahlreicher dystrophischer Haare bei einem normalen Prozentanteil telogener Haare im Trichogramm entwickelt sich bei akut einsetzenden, massiven Schädigungen der Haarmatrix wie z. B. im Verlauf einer Chemotherapie oder bei schweren Infektionen. Ein dystrophisches Haarwurzelmuster in den Randbezirken einer Alopecia areata weist auf eine rasche Progredienz der Erkrankung hin.

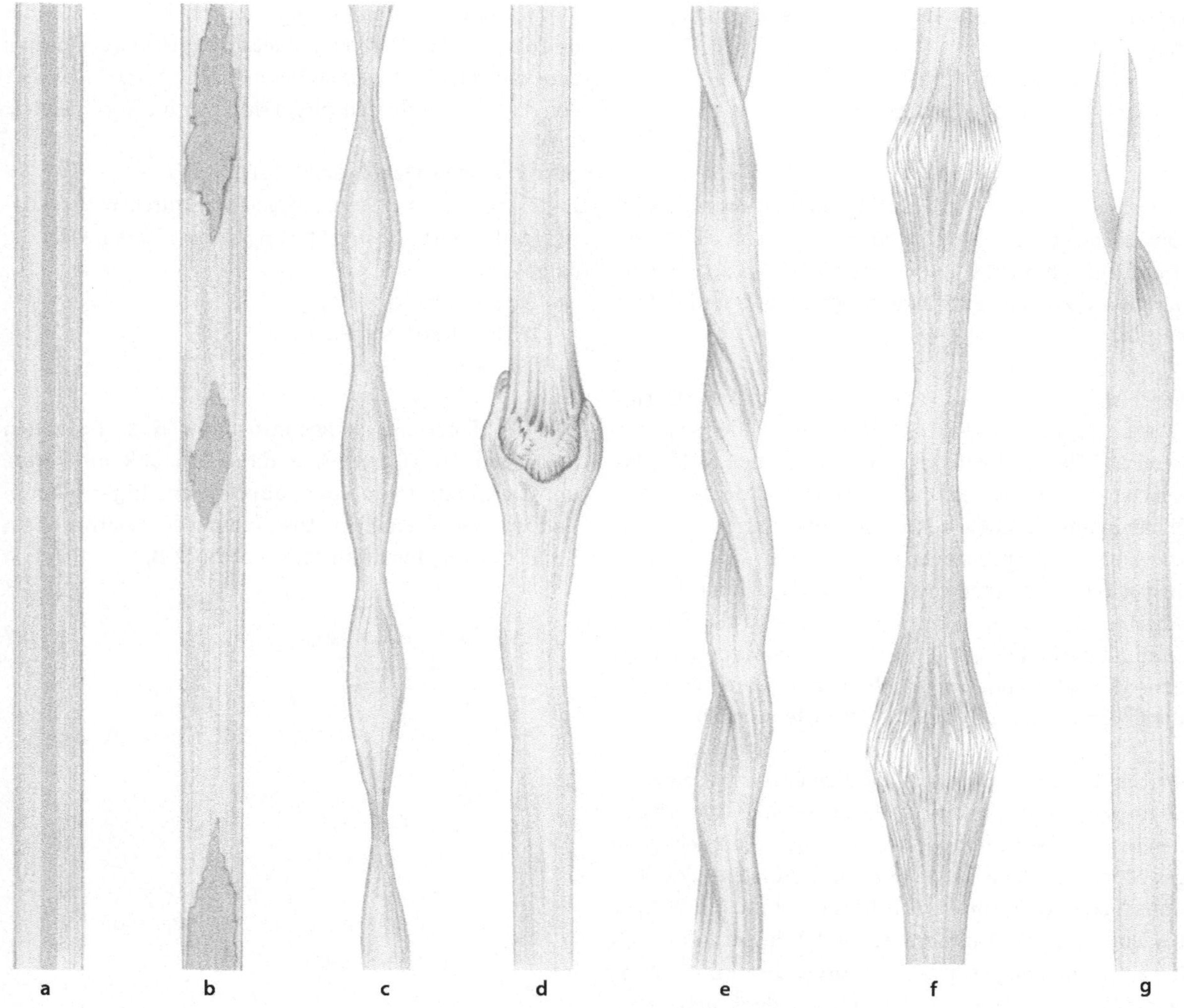

◘ **Abb. 9.1** Haarstrukturen. **a** Normales Haar mit zentralem Haarmark, **b** Pilus anulatus, **c** Monilethrix, **d** Trichorrhexis invaginata, **e** Pilus tortus, **f** Trichorrhexis nodosa, **g** Trichptilosis (Aus Burgdorf et al. 2009)

Anagenes Effluvium Eine Vermehrung des Anteils anagener Haare im Trichogramm findet sich in Phasen der Restitution nach stattgehabten Schädigungen und bei Trichotillomanie, da die jungen Patienten oft nur die weniger fest sitzenden telogenen Haare auszupfen (▶ Abschn. 4.5 und ▶ Abschn. 6.4.13).

Strukturell geschädigte oder missgebildete Haare Beim Kind gehen diese in erster Linie auf genetisch bedingte Haarschaftanomalien zurück und beruhen nur in Ausnahmefällen auf Mangelzuständen oder metabolischer bzw. hormonaler Dysregulation.

9.3 Ursachen von Haarausfall bzw. Haarverlust beim Kind

9.3.1 Genetische Störungen

Atrichien und Hypotrichien

Die zahlreichen in der Literatur beschriebenen genetischen Störungen mit **Atrichien** (fehlende Haarbildung) oder diffusen bzw. generalisierten Alopezien als Folge einer krankhaft veränderten Haarstruktur sind meist vergesellschaftet mit

- Verhornungsstörungen,
- Nagelveränderungen,
- Knochen- und/oder Knorpelmissbildungen,
- zentralnervösen Störungen.

Zwei Arten einer angeborenen Haarlosigkeit sind zu nennen:
1. Atrichia congenita diffusa,
2. Atrichia congenita circumscripta.

Atrichia congenita diffusa Es fehlt die Behaarung am gesamten Integument. Ein Haarausfall im eigentlichen Sinne liegt demnach nicht vor. Oft unterbleibt bei dieser Genodermatose auch die Entwicklung von Finger- und Zehennägeln.

Atrichia congenita circumscripta Charakteristisch sind scharf begrenzte haarlose Areale im Stirn- oder Schläfenbereich. Wie der Name sagt, sind die kahlen Stellen bereits bei der Geburt vorhanden. Dieses Bild der fehlenden Haare in umschriebenen Bereichen muss gegenüber einer angeborenen Alopecia areata differenziert werden. Haarausfall liegt hier genau so wenig vor wie bei der diffusen Atrichie. Bei beiden Arten der Atrichie ist die Follikelzeichnung erhalten, im Gegensatz zur Aplasia cutis congenita, dem Fehlen normal ausgebildeter Haut mit Follikeln. Eine Behandlung von Atrichien ist nicht möglich.

Atrichia congenita papulosa Bei der Geburt ist eine Lanugo-Behaarung vorhanden, die aber – im Gegensatz zu den beiden oben geschilderten Atrichien – binnen weniger Monate ausfällt. Ein Ersatz durch Borsten- bzw. Terminalhaare erfolgt nicht. Am Körper fehlt dann jegliche Behaarung, auch Augenbrauen und Wimpern sind nur in verschwindend geringer Zahl vorhanden. Im Alter von etwa 2 Jahren entwickeln sich im Bereich der Kopfhaut mit Hornmaterial gefüllte Zysten. Andere ektodermale Fehlbildungen treten bei dieser genetischen Störung nicht auf.

Alopecia triangularis temporalis congenita Diese Störung ist gesondert anzuführen, sie ist charakterisiert durch dreieckige, selten ovale haarlose Areale im Schläfenbereich, die durch ein Fehlen der Haarfollikel an diesen Stellen bedingt sind. Diese Atrichie wird oft erst im 3. Lebensjahr deutlich, beim Säugling fällt sie kaum auf. Eine Behandlung ist nicht möglich.

Progerie Unter Progerie werden verschiedene, höchstwahrscheinlich genetisch bedingte Syndrome zusammengefasst, bei denen es zu einer frühen Vergreisung kommt. Verbunden ist damit eine spärliche, früh ergrauende und früh ausfallende Behaarung. Wimpern und Augenbrauen sind unterentwickelt. Die infantile Progerie (▶ Abb. 6.2) manifestiert sich in den ersten Lebensmonaten.

Kongenitale Hypotrichosen Am gesamten Integument, besonders auffallend am Kopf und im Bartbereich beim Mann, findet sich bei den Angehörigen einiger asiatischer und afrikanischer Völker nur spärlicher Haarwuchs, ohne dass von einer krankhaften Veränderung gesprochen werden darf. Die Androgenspiegel sind hier im Normbereich.

Strukturelle Haarveränderungen

In ◘ Abb. 9.1 sind die häufigsten strukturellen Veränderungen bei angeborenen Störungen der Haarentwicklung dargestellt:
- Trichorrhexis invaginata,
- Trichorrhexis nodosa und
- Pili torti.

Alle im Folgenden aufgeführten genetisch bedingten Störungen der Haarstruktur führen zu **unkämmbaren, unfrisierbaren, struppigen, abnorm brüchigen Haaren** und zu einer allgemeinen Ausdünnung des Haarkleids am Kopf (**cheveux incoiffables**, ▶ Abschn. 2.2).

Ursachen der *cheveux incoiffables*
- Progerie (s. oben)
- Atrichia congenita papulosa
- Monilethrix (Aplasia pilorum intermittens, Spindelhaar-Syndrom)
- Pili torti (Trichokinesis, Trichotortosis, *twisted hair*, Korkenzieherhaare)
- Menkes-Syndrom (Kraushaar-Syndrom als Folge einer genetisch bedingten, nach wenigen Lebensjahren tödlich endenden Kupferresorptions- und -transportstörung)
- Trichothiodystrophie-Syndrome (»Schwefelmangelhaare«), charakterisiert durch Haare mit einem verminderten Gehalt an schwefelhaltigen Aminosäuren; hierzu gehören
  - Trichoschisis
  - Trichorrhexis nodosa
  - Netherton-Syndrom

Bei den angeborenen Schädigungen der Haarstruktur werden, wie bereits in ▶ Abschn. 4.9.2 ausgeführt, 3 Gruppen unterschieden:
1. Periodisch auftretende Störungen des Haarwachstums (Ringelhaare, Torsionshaare, Monilethrix, Pseudomonilethrix, Kräuselhaare, Kräuselhaarnävus, unkämmbare Haare),
2. Haarschaftanomalien mit Haarbruch (Trichorrhexis nodosa, Trichorrhexis invaginata, Trichoschisis, Trichonodose, Trichoptilosis, Trichothiodystrophie),
3. Haarveränderungen im Rahmen von Störungen des äußeren Keimblatts.

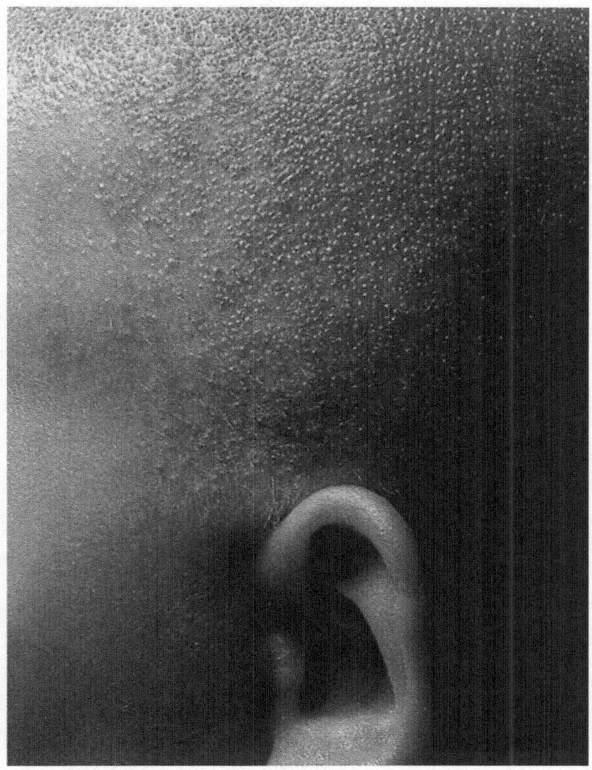

Abb. 9.2 Monilethrix-Syndrom (Aus Burgdorf et al. 2009)

Die genetisch bedingten Störungen der Haarstruktur zeigen bei mikroskopischer Untersuchung der Schäfte typische Bilder. Oft kommen die unten angeführten Missbildungen der Haare auch miteinander vergesellschaftet vor. Eine typische Veränderung ist gewissermaßen das Leitmotiv, einzelne Haare weisen aber Charakteristika weiterer Störungen auf.

Haarausfall und Haarbruch beim Kleinkind als Folge von genetisch bedingten Strukturanomalien sind keiner Behandlung zugänglich. Eine Besserung erfolgt mitunter mit steigendem Lebensalter spontan.

Monilethrix-Syndrom Beim autosomal-dominant vererbten Monilethrix-Syndrom liegen periodische Schwankungen der Haardicke in Abständen von < 1 mm vor (Abb. 9.1 und Abb. 9.2); Verdünnungen sind das Resultat einer verminderten anagenen Haarbildung in 2-tägigem Rhythmus. An den Schnürstellen brechen die Haare ab und erreichen dadurch höchstens eine Länge von 1 cm. Oft wirkt die Kopfhaut jedoch kahl, da die Haare nahe der Haut abbrechen. Erfolgt das Abbrechen bereits intrafollikulär, entstehen stecknadelgroße, hautfarbene Knötchen, was an das Bild der Gänsehaut erinnert. Bei der Geburt sind die Haare unauffällig. Erst nach einigen Monaten entwickelt sich sprödes, brüchiges Haar. Haarlose Areale entstehen an Stellen mit mechanischer Belastung, beim Säugling in erster Linie am Hinterkopf. In schweren Fällen können sämtliche Körperhaare von dieser Störung betroffen sein. Beim männlichen Geschlecht tritt das Monilethrix-Syndrom häufiger auf als beim weiblichen.

Eine Behandlung ist nicht möglich, infrage kommen nur Perücken. Die Haare sollten möglichst wenig belastet werden, Kämmen und stärkeres Bürsten ist zu vermeiden.

Pseudomonilethrix-Syndrom Die zugrunde liegende Haarbildungsstörung ist ähnlich wie beim Monilethrix-Syndrom, nur ist sie schwächer ausgeprägt und tritt später auf. Auch hier sind die Haarschäfte fragil und zeigen knötchenförmige Auftreibungen wie Pili nodosi und Verdrehungen wie Pili torti.

Ebenso wie beim Monilethrix-Syndrom sollten mechanische Belastungen des Haarbodens vermieden werden, eine Behandlung im eigentlichen Sinne gibt es nicht.

Pili torti Bei den familiär auftretenden, vorwiegend bei Mädchen anzutreffenden Pili torti liegen bandartige platte Haare vor, die in unregelmäßigen Abständen Drehungen von 90–180 ° um die Längsachse aufweisen (Korkenzieherhaare) und an den Drehungsstellen leicht abbrechen (Abb. 9.1). Diese Drehungen sind durch unregelmäßige Verdickungen der äußeren Wurzelscheide bedingt. Licht wird durch die Haarwindungen ungleichmäßig reflektiert, die Haare erscheinen abwechselnd dick oder dünn, hell oder pigmentiert, sie glitzern wie Lametta. Bei der Geburt bestehen noch normale Haare, die erst im Laufe der ersten 3 Lebensjahre durch spröde und brüchige Haare ersetzt werden. Beim Vollbild der Störung werden Haarlängen von maximal 5 cm erreicht. Zu Beginn betrifft diese Störung das gesamte Capillitium, sie zieht sich dann auf einige umschriebene Areale zurück und bessert sich nach der Pubertät.

Menkes-Syndrom Hier liegt eine intestinale Störung der Kupferresorption und des Kupfertransports vor. In den ersten 5 Lebensmonaten treten brüchige, gedrehte, pigmentarme, borstige, glanzlose und geknickte Haare auf – zumeist das erste Zeichen der oft bis zum 5. Lebensjahr tödlich verlaufenden Kupferstoffwechselstörung (Abb. 9.3). Daneben bestehen schwere Allgemeinsymptome, Krämpfe, Wachstumsstörungen, skorbutartige Knochenveränderungen, neurologische Veränderungen und psychische Retardierung. Mädchen sind seltener und von leichteren Formen betroffen als Knaben. Besonders

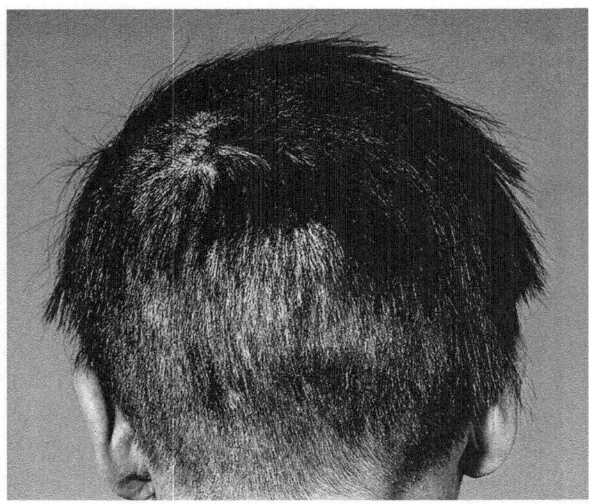

Abb. 9.3 Menkes-Syndrom (Aus Fritsch 2009)

zu erwähnen ist die fast ausschließlich bei Kindern auftretende *kinky hair disease*, charakterisiert durch gekrauste, glanzlose, geknickte Haare als *forme fruste* eines Menkes-Syndroms.

Trichodystrophie-Syndrome Klinisch sind die Trichodystrophie-Syndrome (»Schwefelmangelhaare«) durch schütteres, dünnes Haar charakterisiert. Für den normalen strukturellen Aufbau fehlen wichtige schwefelhaltige Aminosäuren, in erster Linie Zystin. Unterschieden werden mehrere Trichothiodystrophie-Syndrome. Bei der häufigsten Form kommt es als Folge einer strukturellen Schwäche zu brüchigen Haaren mit Neigung zur Spaltbildung in der Längsrichtung, zu einer **Trichoschisis** (Trichoptilosis). Entwickelt sich eine **Trichonodose,** erfolgt als Folge eines Defekts der Cuticula ein Aufbrechen kortikaler Fasern in der Längsrichtung des Haars (Abb. 9.1). Auch entstehen knötchenartige Auftreibungen, in deren Bereich das Haar mit borstenpinselartiger Aufsplitterung abbricht. Schwefelmangelhaar ist oft ein Teilsymptom neuroektodermaler Störungen wie dem **BIDS-Syndrom** (*brittle hair, intellectual impairment, decreased fertiliy, short stature* – also brüchige Haare, geistige Retardierung, verminderte Fertilität und Kleinwuchs), dem **IBIDS-Syndrom** (zusätzlich Ichthyose), dem **PIBIDS-Syndrom** (zusätzlich Photosensitivität) und dem **ONMR-Syndrom** (Onychotrichodysplasie, chronische Neutropenie, »milde«, also nur geringfügige geistige Retardierung).

> **Eine Behandlung der Trichothiodystrophie-Syndrome gibt es nicht; wie bei allen genetischen Haarbildungsstörungen verschlechtert jegliche physikalische Belastung der Haare den Zustand.**

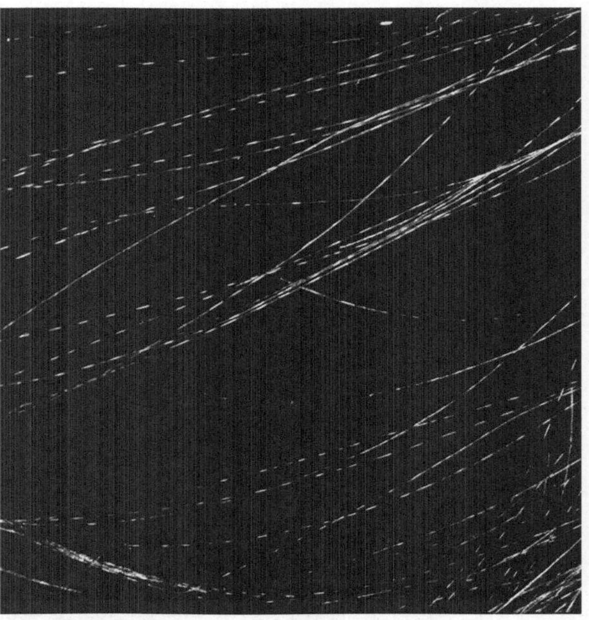

Abb. 9.4 Pili anulati (Aus Fritsch 2009)

Netherton-Syndrom Beim Netherton-Syndrom (Trichorrhexis invaginata, Bambushaar) sind die Haare teleskopartig zusammengestaucht (Abb. 9.1), außerdem finden sich strukturelle Veränderungen am Haarschaft ähnlich wie bei Pili torti und Trichonodose. Deshalb erreichen die Haare höchstens eine Länge von 4 cm. Die Haut der Extremitäten ist gerötet, die Kinder weisen die Zeichen der Atopie (Neigung zum konstitutionellen Ekzem und zu Allergien) auf. Oft sind die Haarveränderungen an den Augenbrauen das erste Symptom dieser genetischen Störung.

Pili bifurcati Als Pili bifurcati werden Haare bezeichnet, die sich in zwei Äste aufspalten, wobei sich die beiden Äste wenig später wieder vereinigen. Dies führt zu Haarausfall.

Pili multigemini Es treten anlagebedingt mehrere Haare aus einem Follikel aus. Dies ist meist nur ein Zufallsbefund, z. B. im Bartbereich beim Mann. Eine merkliche Störung der Behaarung erfolgt nicht.

Pili anulati Ringelhaare weisen in unregelmäßiger Folge Lufteinschlüsse auf und wirken dadurch abwechselnd hell oder dunkel (Abb. 9.1 und Abb. 9.4). Die Erkrankung ist genetisch bedingt, eine Störung der Haarfestigkeit liegt nicht vor. Ein ähnliches Bild bieten elliptische, gedrehte Haare bei blonden Menschen (**Pili pseudoanulati**); auch hier sind abwechselnd hellere und dunklere Anteile zu sehen.

Kräuselhaare Kräuselhaare bei Weißen entwickeln sich in den ersten 3 Lebensjahren aufgrund von Erbfaktoren.

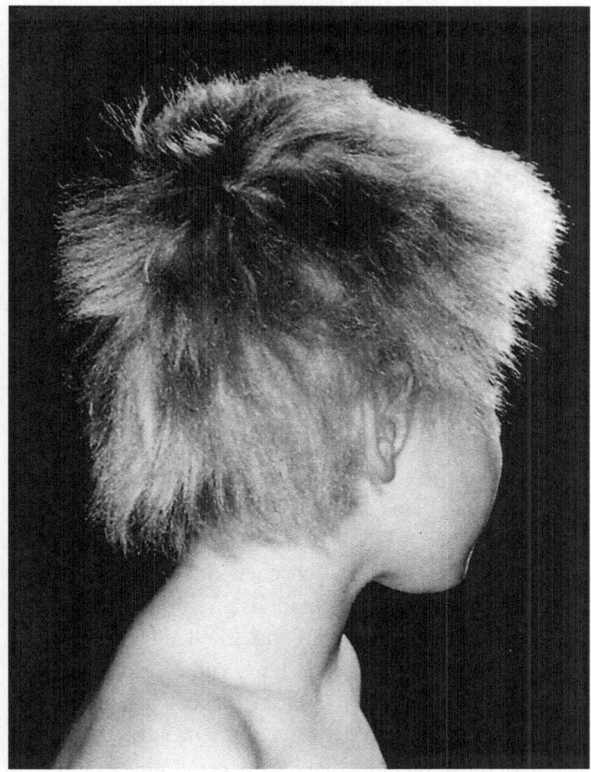

Abb. 9.5 Pili trianguli et canaliculi (Aus Braun-Falco et al. 2005)

Die Haare sind dünn, trocken und um 180 ° um die eigene Achse verdreht. Unter Retinoid-Behandlung oder bei ausgeprägter Trichotillomanie können an der Stirn-Haar-Grenze dunkle, gekrauste Haare auftreten, ein Befund, der nichts mit einer genetischen Störung zu tun hat. Beim oft bereits in der Kindheit bestehenden Kräuselhaarnävus (Wollhaarnävus) bildet sich am Capillitium ein umschriebener, manchmal progredienter Herd von Kräuselhaar. Diese Veränderung kann isoliert auftreten oder in Verbindung mit einem linearen epidermalen Nävus. Entwickelt sich ein Kräuselhaarnävus erst im Erwachsenenalter, spricht man von *acquired progredient kinky hair* (erworbene, progressive Haarkrümmungen).

Pili trianguli et canaliculi Es handelt sich um Haare mit Missbildungen des Querschnitts (Abb. 9.5). Dieser ist dreieckig, die Haare weisen an der Oberfläche eine starke Furchenbildung auf. Pili trianguli et canaliculi sind unfrisierbar.

9.3.2 Hormonstörungen

Beim Kind können folgende Störungen zu diffusem Haarausfall führen:

- Funktionsstörung der Zirbeldrüse,
- Unterfunktion der Schilddrüse (trockene, brüchige Haare),
- Überfunktion der Schilddrüse (weiche, dünne Haare),

Iatrogener Hypoparathyreoidismus (versehentliche Entfernung der Epithelkörperchen bei einer Schilddrüsenoperation) bedingt ebenfalls Haarverlust.

Bei entsprechender genetischer Disposition führen androgenproduzierende Tumore (Nebennierenrinde, Hypophyse, Ovar) schon vor der Pubertät zur androgenetischen Alopezie (▶ Kap. 7). Bei Knaben weicht die Stirn-Haar-Grenze zurück (Geheimratsecken), bei Mädchen erfolgt eine Verringerung des Haarbestands in der Scheitelregion. Der Tumor muss gesucht, erkannt und entfernt werden. In seltenen Fällen tritt bei starker genetischer Veranlagung ein Haarausfall nach Art der androgenetischen Alopezie schon vor dem 10. Lebensjahr auf. Zur lokalen Behandlung steht nur Minoxidil zur Verfügung, was sich allerdings nach erfolgreicher Entfernung des inkretorisch aktiven Tumors erübrigt.

Völlig ungeklärt ist die Pathogenese des **Loose-anagen-hair-Syndroms**, das bei meist hellhäutigen Mädchen im Vorschulalter auftritt (▶ Abschn. 8.8). Die Erkrankung betrifft ausschließlich Weiße. Anagene Haare können ohne Widerstand aus der Kopfhaut gezogen werden und gehen auch spontan aus. Als Ursache des Loose-anagen-hair-Syndroms wird eine genetisch bedingte Störung der für die Verankerung der Haare verantwortlichen Wurzelscheiden angenommen. Die innere Wurzelscheide legt sich nur locker um den Haarschaft. Die Häufigkeit dieser Störung ist nicht bekannt, eine statistische Erfassung dieses erst 1984 bekannt gewordenen Syndroms fehlt. Angenommen wird eine hohe Dunkelziffer, da häufig eine Verwechslung mit einer Alopecia areata oder einer Trichotillomanie erfolgt. Zu Beginn der Pubertät, mit dem Beginn der Produktion von Androgenen, verschwindet die Störung spontan, was wiederum eine Mitbeteiligung hormonaler Faktoren an dieser Störung vermuten lässt.

9.3.3 Stoffwechselbedingte Störungen

Mangel an Eisen, Zink, Kalzium, essentiellen Fettsäuren oder Eiweiß verursacht beim Kind noch häufiger als beim Erwachsenen diffusen Haarverlust. Oft ist Haarausfall das erste Zeichen von Eisenmangel und sollte deshalb den Arzt zu entsprechenden Untersuchungen veranlassen. Beim Kind wird erfahrungsgemäß viel seltener an einen Eisenmangel gedacht als bei der erwachsenen Frau.

Askorbinsäuremangel (Vitamin-C-Mangel) führt zu gedrehten Korkenzieherhaaren (Pili torti) als Folge des Fehlens einer ausreichenden Zahl von Disulfidbrücken zwischen den Keratinfasern. Bei Mangel an Zyanokobalamin wiederum entwickeln sich dystrophische, pigmentlose Haare.

Im Rahmen von Hungerzuständen oder bei Marasmus kommt es regelmäßig zu diffusem Haarausfall. Bei **Kwashiorkor** (»Erkrankung des ausgesetzten Kindes«) entwickeln sich nur dünne, pigmentlose, schon innerhalb der Follikel abbrechende Haare. Werden Hungerperioden durch Perioden mit annähernd normaler Ernährung unterbrochen, so wechseln pigmentlose und normal pigmentierte Abschnitte der Haarschäfte ab, was als *flag sign* (Flaggenzeichen) bezeichnet wird.

Bei **Anorexia nervosa** besteht in erster Linie ein Mangel an wichtigen Nährstoffen. Dies bedingt einen schütteren Haarwuchs und dünne, langsam wachsende Haare. In seltenen Fällen führt diese psychiatirisch zu behandelnde Essstörung aber nicht zu diffusem Haarausfall mit Umwandlung der Terminalhaare zu Lanugohaaren, sondern, im Gegenteil, zu einer Hypertrichose. Die Ursache dafür ist nicht geklärt.

> **Abbrechende Haare und diffuses Effluvium sollten beim Kind ebenso wie beim Erwachsenen zu Hormon- und Stoffwechseluntersuchungen Anlass geben.**

In ▶ Tab. 6.4 sind die Haarveränderungen bei Vitamin-, Ionen- und Nährstoffmangel zusammengestellt.

9.3.4 Störungen des Immunsystems

Im Verlauf verschiedener Immunopathien wie Lupus erythematodes (LE, Schmetterlingsflechte) oder Dermatomyositis (Lila-Krankheit) kann ein **diffuses** Effluvium auftreten.

Der nicht nur bei Kindern häufigste **umschriebene** Haarverlust, die Alopecia areata, wird heute als ein primär immunologisch bedingter Haarverlust angesehen, bei dem zusätzlich psychosomatische Faktoren wirksam sein dürften. Auffallend ist in vielen Fällen die Vergesellschaftung mit einer Vitiligo (Weißfleckenkrankheit, Autoimmunkrankheit gegen die körpereigenen Pigmentzellen), einer Nageldystrophie oder einer Schilddrüsenstörung. Bei vielen Kindern bestehen gleichzeitig mit der Alopecia areata auch Zeichen einer Atopie (atopisches Ekzem, Allergien). Die familiäre Häufung dieser Erkrankung weist auf eine Beteiligung genetischer Faktoren hin. Die Inzidenz der Alopecia areata wird mit 0,1–0,2% angegeben. Klinisch zeigt sich die Alopecia areata als kreisrunder, haarloser Fleck, in dessen Bereich bei benignem Verlauf die Follikelzeichnung erhalten ist. Verschwindet die Follikelzeichnung, liegt ein irreversibler Haarverlust vor (Alopecia areata maligna). Eine besondere Form der Alopecia areata mit schlechter Prognose tritt nach Knochenmarktransplantationen auf. Eine ausführliche Besprechung dieser Form eines Haarverlusts findet sich in ▶ Kap. 5.

Die Ophiasis zeigt sich als Sonderform der malignen Alopecia areata in Form eines haarlosen, von Ohr zu Ohr reichenden Bandes am Hinterkopf (▶ Abb. 5.10). Möglicherweise ist auch die kleinfleckige Pseudopélade Brocq (▶ Abb. 5.9) eine Sonderform der malignen Alopecia areata, oft aber auch nur der Ausheilungszustand verschiedener Haarbodenerkrankungen.

Die Prognose bei Alopecia areata bei Kindern ist besser als bei Erwachsenen: nur in 5% der Fälle entwickeln sich chronische, therapieresistente Dauerformen, d. h. ein irreversibler Haarverlust mit Atrophie der Follikel.

Für die Behandlung der Alopecia areata stehen beim Kind Minoxidil, lokale Irritanzien und – **mit Vorsicht** – Glukokortikoide (topisch oder intraläsional) zur Verfügung. Von der bei Erwachsenen oft vorgenommenen Sensibilisierung gegen Quadratsäuredibutylester oder Diphenylzyklopropenon mit anschließender Auslösung eines allergischen Kontaktekzems sollte nur in schweren, progredienten Fällen Gebrauch gemacht werden. Bei Kindern muss die iatrogene Setzung einer lebenslänglich bleibenden Kontaktallergie besonders gut überlegt und in Relation zu der Dauererfolgsrate von 40% gesetzt werden. Orale Gaben von Zink können versucht werden.

> **Am wichtigsten und erfolgreichsten ist die psychologische Betreuung des Kindes durch Bezugspersonen und Ärzte. Sehr zu empfehlen ist auch die Teilnahme an Selbsthilfegruppen.**

9.3.5 Infektionen der Kopfhaut

Die häufigste Ursache für einen herdförmigen Haarausfall bei Kindern ist eine Pilzinfektion (▶ Abschn. 4.2.3). Bakterielle Infektionen finden sich nur selten, meist nur sekundär nach Verletzungen.

Pityriasis amiantacea, wegen ihrer Ähnlichkeit mit einer myzetischen Infektion fälschlicherweise auch als Tinea amiantacea bezeichnet, ist ein nur bei Kindern zu beobachtendes spezielles Reaktionsmuster auf Entzündungen, Infektionen oder Traumen. Die Kopfhaut oder größere Teile derselben sind von dicken, grauweißen, fest haftenden Schuppen bedeckt; die Haarschäfte werden von diesen Schuppen eingehüllt. Die Pityriasis amiantacea – im Gegensatz zu den tiefen Mykosen der Kopfhaut – führt nicht zu bleibendem Haarverlust.

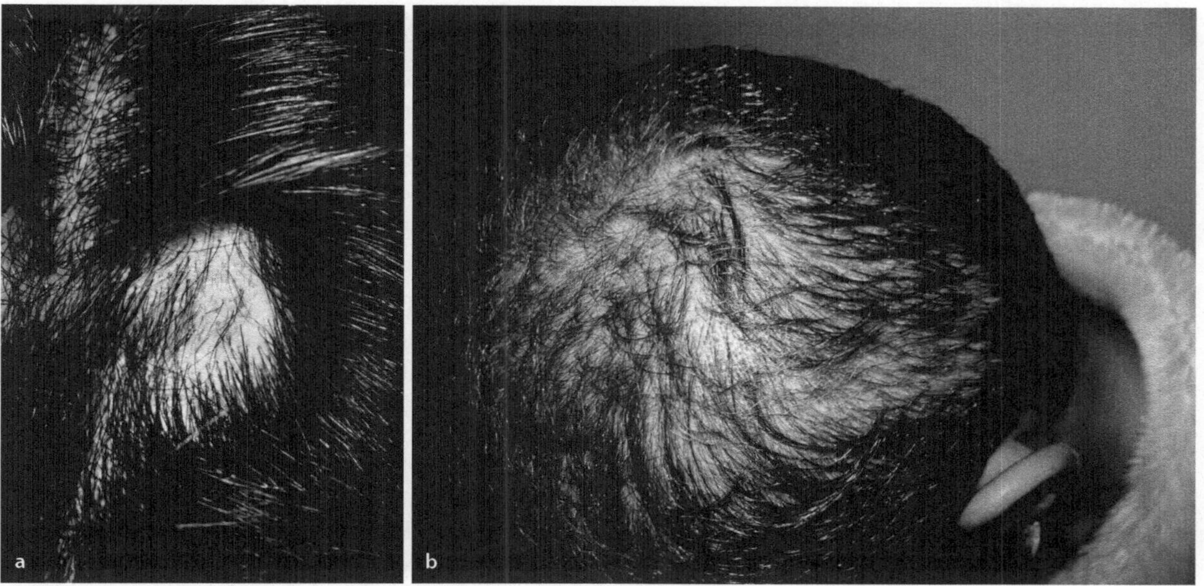

Abb. 9.6 Trichotillomanie, herdförmig (a) und diffus (b) (Mit freundlicher Genehmigung von Galderma/DermQuest.com)

9.3.6 Psychische Störungen

Die Trichotillomanie oder Haarzupfkrankheit ist nach neuesten Statistiken viel häufiger als bisher angenommen. Die Inzidenz dieser Erkrankung wird mit 0,5% angegeben, das bedeutet, dass etwa jedes 200. Kind einmal in seinem jungen Leben daran leidet. 30% der Erkrankten gehören zur Altersgruppe zwischen 1 und 10 Jahren, 25% zur Altersgruppe zwischen 11 und 17 Jahren. Im Vorschulalter sind häufiger Knaben, im Schulalter häufiger Mädchen betroffen. Die haarlosen Stellen sind entweder herdförmig (Abb. 9.6a), wenn sich das Kind ganze Haarbüschel ausreißt, oder diffus (Abb. 9.6b), je nachdem, ob alle oder nur die locker sitzenden telogenen Haare ausgezupft werden, was weitgehend schmerzfrei möglich ist. Bei der Trichotillomanie handelt es sich nach ICD-10 um eine Störung der Impulskontrolle. Das Ausreißen der Haare ist häufig mit dem Gefühl wachsender Spannung verbunden und einem anschließenden Gefühl von Erleichterung und Befriedigung. Eine Trichotillomanie bleibt meist über Jahre bestehen, nur selten handelt es sich um kurz dauernde Phasen.

Die Diagnose lässt sich in der überwiegenden Mehrzahl der Fälle nur durch lang andauernde vorsichtige Beobachtung des Kindes verifizieren. Die meisten Kinder reißen sich die Haare nur dann aus, wenn sie sich unbeobachtet fühlen. Sie gestaltet sich auch deshalb oft schwierig, weil die ausgerissenen Haare von den kleinen Patienten aus Angst vor Strafe versteckt werden. Oft akzeptieren die Eltern die Diagnose erst, wenn sie die versteckten Haare finden. Manche Kinder verschlucken die ausgerissenen Haare (Trichophagie), sodass die Diagnosestellung besonders erschwert ist. Die unverdauten Haare behindern die Magenpassage durch Bildung eines Haarknäuels (Trichobezoar). Eine Trichotillomanie ist oft von anderen Symptomen wie Nägelbeißen (Onychotillomanie), Aufkratzen von Hautläsionen, Nasenbohren oder Lippenbeißen begleitet, was die Diagnose wiederum vereinfacht.

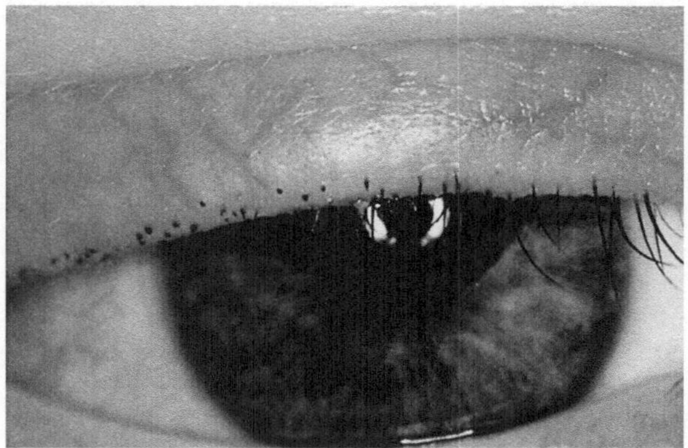

Abb. 9.7 Trichotillomanie der Wimpern (Mit freundlicher Genehmigung von Galderma/DermQuest.com)

Nur bei Kindern tritt eine Trichotillomanie der Wimpern und Augenbrauen auf, meistens zusammen mit einer Trichotillomanie am Kopf. Jedes 5. Kind mit Trichotillomanie zupft gelegentlich auch an seinen Wimpern. Das Bild eines kindlichen Gesichts völlig ohne Wimpern und Augenbrauen wirkt beängstigend (Abb. 9.7).

Die Diagnose Trichotillomanie ist bei den in der Regel wenig kooperativen Patienten nicht leicht zu stellen. Ein typisches Bild gibt es nicht, weshalb alle anderen Formen von diffusem oder umschriebenem Haarausfall ausgeschlossen werden müssen. Die Eltern lehnen diese Diagnose oft rundweg ab und sind empört über den Verdacht, ihr Kind habe eine psychische Störung.

Zur Behandlung der Trichotillomanie sind die Kinder einem Psychiater zuzuweisen.

Verhaltens-, Hypno- und Psychotherapie sind in etwa 80% der Fälle erfolgreich. Nur bei einer bereits lange bestehenden guten Patienten-Arzt-Beziehung kann auch der Dermatologe oder der Allgemeinmediziner erfolgreich therapieren. Von den pharmakologischen Wirkstoffen, deren Einsatz wohl überlegt sein will, zeigt bei der Trichotillomanie nur manchmal Clomipramin, ein trizyklisches Antidepressivum, therapeutische Erfolge.

9.3.7 Medikamente

Durch Medikamente verursachter Haarausfall findet sich bei Kindern äußerst selten, da die in klassischer Weise ein Effluvium auslösenden Pharmaka wie Antikoagulanzien, Thyreostatika, Retinoide, Antirheumatika, antiretrovirale Wirkstoffe (Indinavir oder Didanosin) und Zytostatika bei Patienten dieser Altersgruppe nur in Ausnahmefällen zum Einsatz kommen (► Abschn. 6.4.11 und ► Abschn. 8.6).

9.3.8 Toxische Substanzen, Vergiftungen

Postinfektiöser, toxisch bedingter diffuser Haarausfall nach Scharlach oder Typhus wird heute als Folge der wirksamen Infektionsbehandlung kaum mehr beobachtet. Häufiger tritt ein Effluvium bei Lues, AIDS oder Diabetes mellitus auf. Auch im Rahmen eines paraneoplastischen Syndroms bei verschiedenen Karzinomen und Lymphomen ist mit dem Einsetzen von Haarverlust zu rechnen. Bei Kindern sind aber derartige Ursachen eines Effluviums äußerst selten.

Retinol in überhöhten Dosen führt zu einem diffusen Effluvium. Bei Erwachsenen liegt die Grenze bei 50.000 IE, bei Kindern entsprechend niedriger. Manche Mütter geben ihren Kindern zur Verbesserung oder Erhaltung der Gesundheit unvernünftig hohe Dosen an Vitaminen und erreichen damit das Gegenteil.

Immer wieder kommt es auch heute noch zu einem (reversiblen) diffusen Haarausfall als Spätfolge nach versehentlicher oder durch Neugier bedingter Einnahme von thalliumhaltigem Rattengift. Das ausgehende Haar weist eine spitze, kegelförmige Wurzel auf und zeigt Pigmentverklumpungen. Daneben findet sich eine Leukonychia striata (Meessche Streifen), das durch Lufteinschluss bedingte Auftreten weißer Querstreifen auf den Nagelplatten.

9.3.9 Narben der Kopfhaut

Drittgradige Verbrennungen der Kopfhaut führen zu Narbenbildungen mit irreversiblem Haarverlust.

Hier muss der Arzt auch an die Möglichkeit eines Fremdverschuldens denken, z. B. als Folge einer Kindesmisshandlung, in klassischer Weise durch Ausdrücken von Zigaretten auf dem Kopf.

Tiefe bakterielle (Folliculitis decalvans) und tiefe myzetische Infektionen (Kerion Celsi, Favus) verursachen eine irreversible Schädigung der Haut und des haarbildenden Apparats und hinterlassen deshalb narbige Alopezien (► Abschn. 4.2). Im Zeitalter der antibakteriellen und antimyzetischen Antibiotika sind solche Bilder in Ländern mit hohem medizinischem Standard nur noch äußerst selten.

Auch eine Knötchenflechte (Lichen ruber), eine Schmetterlingsflechte (chronisch diskoider LE) oder eine Sklerodermie (*sclérodermie en coup de sabre*, Säbelhiebsklerodermie) der Kopfhaut bedingen an den Läsionsstellen einen bleibenden Haarverlust. In solchen Fällen kann nach Abheilung der Hautveränderungen bei geringer Größe der narbigen Areale an eine Exzision der haarlosen Stellen gedacht werden. Haartransplantate sind in einem vorgeschädigten Gewebe wenig aussichtsreich, da sie nur schwer einheilen.

Die Schuppenflechte des Kopfes (Psoriasis capilliti), die Pityriasis amiantacia (früher fälschlich als Tinea amiantacea bezeichnet) und das seborrhoische Ekzem der Kopfhaut verursachen nur reversiblen Haarausfall (► Abschn. 4.2 und ► Kap. 10). Die in solchen Fällen manchmal erfolgende Rarefizierung des Haarbestands geht auf das durch den Juckreiz veranlasste Kratzen zurück. Das Effluvium ist immer reversibel, zur Narbenbildung kommt es nicht.

Kurz erwähnt sei an dieser Stelle das Hertoghe-Zeichen, die Rarefizierung der lateralen Augenbrauenpartien bei Kindern mit Neurodermitis (atopischem Ekzem). Nach wie vor ist unklar, ob es sich hier lediglich um die Folge des juckreizbedingten Kratzens handelt oder ob mit dem Verlust der Augenbrauen ein eigenes Krankheitszeichen vorliegt.

9.3.10 Physikalische Ursachen

Druckalopezien durch das Tragen enger Kappen, Hüte oder Helme sind bei Kindern selten. Öfter sind Traktionsalopezien (► Abschn. 4.4 und ► Abschn. 8.9) durch ungünstige Frisuren zu sehen, z. B. durch einen zu straffen Pferdeschwanz.

9.4 Haarfärbung bei Kindern

Der nicht zu übersehende Trend, Schul- und sogar schon Kindergartenkindern die Haare zu färben, ist medizinisch bedenklich. Erfolgt nur eine Bleichung einzelner Strähnen, mag dies noch angehen. In richtiger Konzentration eingesetzt, werden die Peroxide gut vertragen, die gebleichten Haare wachsen wieder normal pigmentiert nach. Anders liegen die Verhältnisse bei der Verwendung von in Parastellung substituierten Aminophenolen – z. B. Paraaminophenylendiamin (PPD) – oder von Azofarbstoffen. Die kindliche Haut ist empfindlicher als die von Erwachsenen, was das Risiko für eine Kontaktsensibilisierung erhöht (▶ Abschn. 8.10).

Farbstoffe zur Haarfärbung sind chemisch reaktiv und können Reizungen und Allergien verursachen. Kinder dürfen einem derartigen Risiko ohne dringende Notwendigkeit keinesfalls ausgesetzt werden.

Beliebt sind bei Kindern Sprays zur Färbung – genauer gesagt zur Tönung – einzelner Haarsträhnen z. B. für ein Faschingsfest. Dies wird meist gut vertragen, es bestehen keine Bedenken.

Zwar wissen die Eltern meist, wenn ihr Kind zu einer Atopikerfamilie gehört, also möglicherweise eine erhöhte Neigung zur Entwicklung von Allergien aufweist. Das Kind weiß dies oft nicht, und die Eltern unterlassen einen Warnhinweis, denn sie wollen dem Kind den Spaß an – oft selbst – gefärbten Haaren nicht verderben. Hat sich eine Kontaktallergie gegen eine bestimmte Substanz und chemisch ähnliche Stoffe, wie sie in Haarfarben vorliegen, entwickelt, bleibt dies lebenslänglich bestehen und schafft im späteren Leben möglicherweise Probleme.

Zu bedenken ist ferner die Tatsache, dass Kinder mit gefärbten Haaren einladende Signale an bestimmte Personengruppen wie z. B. an Pädophile senden können. Geschminkte, auf Erwachsensein gestylte Mädchen wirken auf ihre Umgebung als »Kindfrauen«, was gerade in der heutigen Zeit besser vermieden werden sollte (man lese nur die Tagespresse).

9.5 Therapie des Haarausfalls bei Kindern

Ebenso wie beim Haarausfall bei Erwachsenen ist auch bei Kindern eine erfolgreiche Behandlung des Haarausfalls nur in jenen Fällen möglich, in denen die Ursache diagnostiziert werden konnte (hormonale Störung, Mangelernährung, psychische Störung) und die ausgeschaltet werden kann. Die speziellen Maßnahmen bei Alopecia areata und androgenetischer Alopezie wurden in ▶ Kap. 5 und ▶ Kap. 7 aufgeführt. Bei Mykosen kann die lokale Anwendung von antimyzetischen Cremes erfolgen, besser ist die orale Gabe von Fluconazol oder Itraconazol. Am Haarboden wird die Anwendung topischer Präparationen wenig geschätzt, besonders wenn noch eine Behaarung besteht. Durch die Gabe oraler Antimyzetika werden auch klinisch noch nicht manifeste Herde zur Abheilung gebracht.

Bei genetischen Störungen der Haarstruktur lässt sich oft eine Verbesserung des Erscheinungsbildes durch einen extrem kurzen Haarschnitt erreichen, wie es ohnedies modern ist. Perücken kommen für Kinder nicht infrage.

9.6 Ärztliche Überlegungen bei Kindern mit Haarausfall – Fazit für die Praxis

Bei Kindern auftretender umschriebener oder diffuser Haarverlust sollte noch viel mehr als bei Erwachsenen, bei denen es sich fast immer um eine androgenetische Alopezie handelt, zu genauen Untersuchungen veranlassen. Neben einer morphologischen Klassifizierung der ausfallenden Haare und einem (Photo-)Trichogramm (Relation anagener zu telogenen Haaren, morphologisches Bild der ausfallenden Haare) sollten umfassende endokrinologische Untersuchungen und Prüfungen der Stoffwechselfunktionen vorgenommen werden. In Einzelgesprächen muss behutsam versucht werden, die psychische Verfassung des Kindes zu eruieren. In vielen Fällen kann Haarausfall beim Kind das erste Zeichen für den Beginn von bedrohlichen Störungen des hormonalen Gleichgewichts, des Stoffwechsels, der psychischen Ausgeglichenheit oder des Immunsystems sein.

Auf Narben und haarlose Stellen als Folge von Misshandlungen, bedauerlicherweise in den meisten Fällen durch die Erziehungsberechtigten, sei nochmals hingewiesen.

Der häufigste Grund für einen Arztbesuch ist das Zusammentreffen von kurzen Haarzyklen und langsamem Haarwachstum. Die Eltern sind besorgt und suchen ärztlichen Rat, weil z. B. die erwünschten schulterlangen Haare nicht erreicht werden. Wie bereits in ▶ Kap. 3 ausgeführt wurde, liegt unter normalen Umständen die erreichbare gesamte Haarlänge zwischen 19 cm und 144 cm (▶ Tab. 3.3). Nachdem der Arzt Diätfehler und neurologisch-psychiatrische Erkrankungen ausgeschlossen hat, können die Eltern also beruhigt werden, ihr Kind ist nicht krank und leidet auch nicht an einer Stoffwechselstörung.

Kopfschuppen

10.1 Allgemeines

Schuppen an frei getragenen Körperstellen bedeuten eine erscheinungsmedizinische Störung, abgesehen davon, dass sie meist zu Juckreiz führen oder durch Juckreiz verursacht werden. Besonders unangenehm berührt es die Umgebung, wenn die Schuppen deutlich sichtbar auf der Kopfhaut und auf den Haaren liegen. Etwa jeder 2. Europäer leidet zumindest über kurze Perioden seines Lebens an Kopfschuppen. Den Betroffenen stören der Juckreiz einerseits und der von ihm vermittelte Eindruck des Ungepflegtseins andererseits. Bei Kopfschuppen geht vom Haarboden auch ein unangenehmer Geruch aus. Da bei jeder Kopfbewegung und ganz besonders beim Kratzen zahlreiche Schuppen rieseln und wie Schneeflocken die Schultern bestäuben, wird das Tragen dunkler Kleider oder Jacken fast unmöglich. Die Erkrankung bedingt eine verminderte Lebensqualität. Kopfschuppen werden von den Betroffenen laut einer Umfrage in den USA 2001 als »ermüdend«, »rezidivierend«, »frustrierend« und »unheilbar« bezeichnet.

Folgende Tatsachen, die im Gegensatz zur allgemeinen Ansicht stehen, seien vorweggenommen:

- Kopfschuppen sind nicht ansteckend, trotz ihrer mikrobiellen Pathogenese.
- Stress und Burn-out-Syndrom bedingen keine Verschlechterung.
- In feuchten Klimazonen kommt es nicht zu vermehrtem Auftreten von Kopfschuppen.

Die häufigsten Ursachen für Kopfschuppen sind die Seborrhö und das seborrhoische Ekzem. Unter dem Begriff Seborrhö wird der Zustand der gestörten Talgdrüsenfunktion verstanden. Die Seborrhö der Kopfhaut ist konstitutionell bedingt und wird durch hormonale, intestinale und lokale Faktoren verschlechtert. Krankhafte Veränderungen entwickeln sich in der Regel erst nach Beginn der Produktion von Geschlechtshormonen. Androgene verschlechtern eine Seborrhö, Östrogene bremsen die Aktivität der Talgdrüsen. Von Seborrhoea oleosa spricht man bei einem Zuviel an öligem Talgdrüsensekret, von Seborrhoea sicca bei trockenem, fast schon bröckeligem Sekret.

Unter »**Kopfschuppen**« im landläufigen Sinn wird die Pityriasis simplex capillitii, die einfache kleienförmige Schuppung, verstanden. In leichten Fällen fehlt eine Entzündung des Haarbodens. Generell ist die Abschuppung der Haut physiologisch; ständig erfolgt in der Basalzellschicht die Bildung neuer Zellen, die zur Oberfläche wandern und nach etwa 4 Wochen abgestoßen werden. Jeder Mensch produziert pro Jahr etwa 4 kg Schuppen. Auch am Capillitium erfolgt eine ständige Abschuppung; normale Schuppen sind aber so klein, dass sie mit bloßem Auge nicht zu sehen sind. Erst die Abstoßung größerer Zellgruppen (500–1000 Zellen) führt zu sichtbaren Kopfschuppen. Ursache hierfür ist immer eine gesteigerte Zellerneuerungsrate, meist bei einer Dysfunktion der Talgdrüsen und einer sich daraus ergebenden überreichlichen Besiedelung mit Pilzen des Genus *Malassezia*. Überfunktion der Talgdrüsen, Seborrhoea oleosa, ebenso wie Funktionsschwäche, Seborrhoea sicca, verändern das biologische Klima der Kopfhaut und begünstigen die Besiedlung mit saprophytären Mikroben, in erster Linie mit Malassezien. Die Exotoxine und Enzyme der Mikroorganismen verursachen eine schwache Irritation der Kopfhaut und bedingen dadurch eine verstärkte Proliferation der epidermalen Zellen. Über eine Anregung der Talgproduktion begünstigen auch ungeeignete Reinigung und Pflege des Haarbodens, zu häufige Anwendung von Detergenzien und die Verwendung alkalischer Seifen oder Haarwäschen mit minderwertigen Produkten die Entstehung von Kopfschuppen. Auch besteht zweifellos eine genetische Neigung zur Entwicklung der Pityriasis simplex capillitii, der mildesten Form einer seborrhoischen Dermatitis.

Dass Frauen seltener an Kopfschuppen leiden als Männer, dürfte nach allgemeiner Ansicht auf deren bessere Haarpflege zurückgehen, könnte aber auch mit den niedrigeren Androgenspiegeln bei der Frau zusammenhängen.

10.2 Entstehung

Bei Dysfunktion der Talgdrüsen kommt es an der Hautoberfläche zu einer Überwucherung verschiedener Keime. In den meisten Fällen handelt es sich um Hefepilze des Genus *Malassezia*, die zur normalen Hautflora gehören. Diese Erkenntnis geht auf den französischen Anatomen Malassez zurück, der vor fast 150 Jahren diese Keime als Ursache der Kopfschuppen erkannte. Für ihren Stoffwechsel benötigen die Malassezien Lipide, die sie über ihre Triglyzerid-Esterasen aus den Lipiden des Talgs bilden. Bei reichlicher Talgproduktion vermehren sich die Keime in starkem Maße und führen zu pathologischen Veränderungen. Früher wurde das Augenmerk nur auf die in Kultur alle anderen Malassezien überwuchernde *Malassezia furfur* gerichtet, heute weiß man, dass wegen ihrer Enzymausstattung in erster Linie *Malassezia globosa* die Kopfschuppen verursacht.

Die von den Malassezien abgegebenen Triglyzerid-Esterasen bilden aus den Triglyzeriden des Talgs

- freie, gesättigte Fettsäuren für den eigenen Stoffwechsel,
- freie, ungesättigte Fettsäuren – an erster Stelle ist hier die Oleinsäure zu nennen –, die in die Epidermis eindringen und die Barriere schädigen.

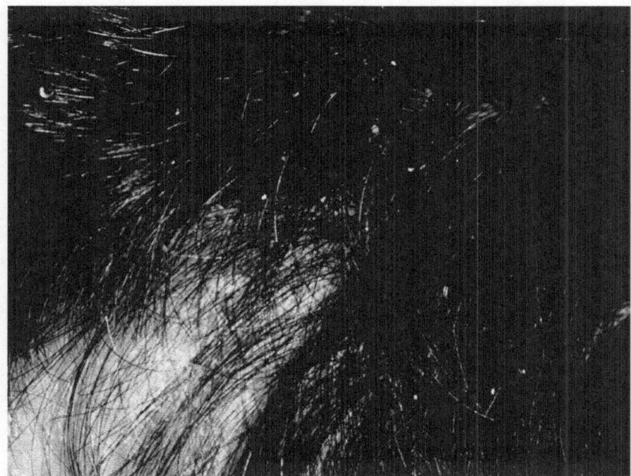

Abb. 10.1 Kopfschuppen in leichter Ausprägung (Mit freundlicher Genehmigung von Galderma/DermQuest.com)

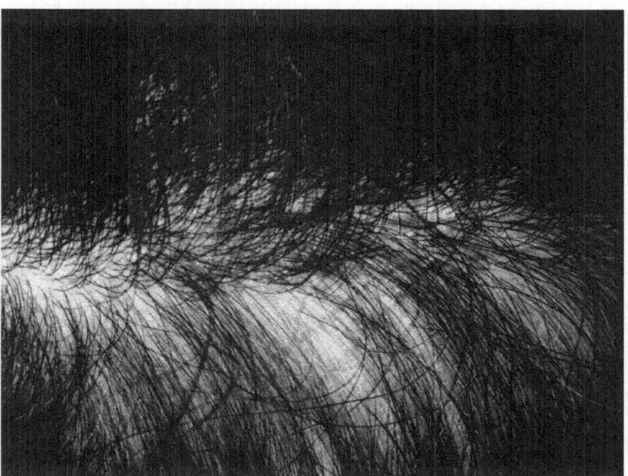

Abb. 10.2 Kopfschuppen bei leichter Entzündung der Kopfhaut (Mit freundlicher Genehmigung von Galderma/DermQuest.com)

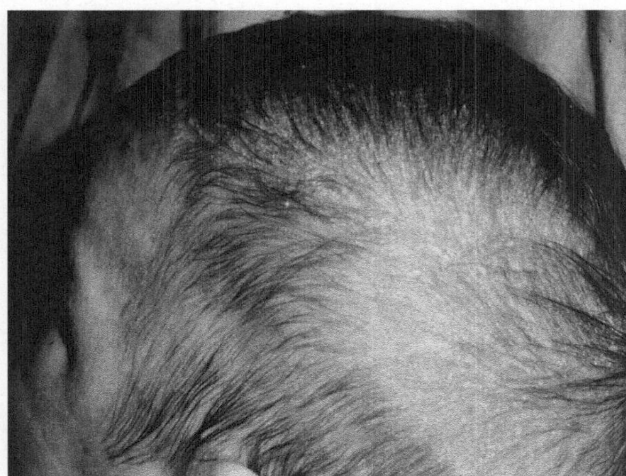

Abb. 10.3 Diffuse Schuppung am Kopf mit verringertem Haarbestand (Mit freundlicher Genehmigung von Galderma/DermQuest.com)

Die Wiederherstellung der intakten Barriere führt notwendigerweise an der Kopfhaut zu einer starken Proliferation der Epidermis. Bei der Pityriasis simplex capillitii ist die Teilungsrate der Basalzellen auf das Doppelte gesteigert, was sich in einer massiven Schuppenbildung äußert. Auch treten als Zeichen der übersteigerten Verhornung Zellen mit intakten Zellkernen (parakeratotische Zellen) auf. Ein zusätzlicher Entzündungsreiz entsteht durch Peroxide, die sich unter der Einwirkung der von den Hefen abgegebenen Endoperoxidasen bilden.

Zu Beginn der Kopfhauterkrankung liegt nur eine zarte Rötung mit kleienförmigen Schuppen vor (Abb. 10.1), in späteren Stadien wird die Rötung stärker, und die Schuppen treten stärker hervor (Abb. 10.2). Der damit verbundene Juckreiz veranlasst den Betroffenen zu immer häufigerem Kratzen. Bei schütterem Haarwuchs ist deutlich zu sehen, dass der Haarboden von Schuppen bedeckt ist (Abb. 10.3). Typisch ist das Bild der vom Capillitium abgekratzten weißen Schuppen unter den Nägeln des Betroffenen. Zusätzlich bringen die häufig unsauberen Nägel weitere Mikroorganismen auf die Kopfhaut, die dort gute Lebensbedingungen vorfinden. Die vermehrt entstehenden freien ungesättigten Fettsäuren und die Endoperoxide verstärken den Juckreiz und veranlassen den Betroffenen zu immer häufigerem und stärkerem Kratzen. Damit gelangen wiederum vermehrt Mikroorganismen auf die Kopfhaut (Abb. 10.4).

Der Teufelskreis »Schuppen – Juckreiz – Infektion – Schuppen« ist für den Betroffenen nur schwer zu durchbrechen, die Situation verschlechtert sich immer weiter.

In weiterer Folge entwickeln sich auf den juckenden, zerkratzten, roten Flecken gelbrote feine Schuppen. Nun beginnt die Ekzematisation, die Entstehung eines seborrhoischen Ekzems mit Knötchen und dicken, mit Talg imbibierten, gelblichen Schuppenauflagerungen. Die meist nur im subakuten Stadium verbleibenden seborrhoischen Ekzeme weisen eine herdförmige Anordnung auf, am stärksten befallen sind meist die Stirn-Haar-Grenze, die Stellen hinter den Ohren und die Scheitelregion. Verschlechtert sich der Zustand weiter, tritt Nässen auf, und durch das eintrocknende Sekret entstehen gelbliche Krusten.

Seborrhö und seborrhoische Ekzeme können überall dort auftreten, wo sich Talgdrüsen in größerer Anzahl befinden. An der Brust mit etwa 200 Talgdrüsen pro Quadratzentimeter entwickeln sich seborrhoische Ekzeme seltener und in geringerer Ausprägung als am Capillitium, wo die Talgdrüsendichte 4- bis 5-mal so hoch ist. Auch die Ohrmuscheln und die Lidhaut können von einer Pityriasis simplex capillitii und von einem seborrhoischen Ekzem betroffen sein. Die Pathogenese ist dieselbe wie am Ca-

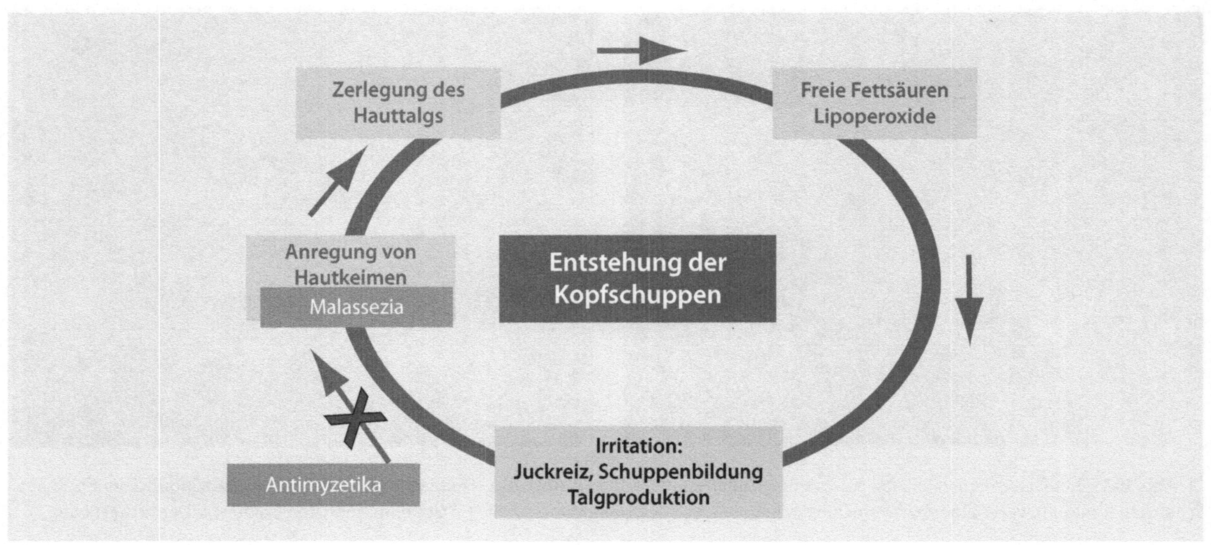

Abb. 10.4 Teufelskreis »Schuppung – Kratzen – Infektion – Juckreiz – Schuppung«

pillitium, also mikrobielle Überwucherung und Irritation der Haut durch die aus dem Talg entstehenden freien, ungesättigten Fettsäuren und Lipoperoxide.

Seborrhoische Ekzeme, die Capillitium, Gesicht und Brust ergreifen, treten bei etwa 10% aller Erwachsenen auf. Als Prädisposition gelten

- Immundefizienz,
- Morbus Parkinson (Schüttellähmung),
- Herzerkrankungen,
- Alkoholismus.

Therapeutisch wirksam sind antimyzetische Wirkstoffe und Glukokortikoide (▶ Abschn. 10.5). Wirkstofffreie Pflegecremes und Calcineurin-Inhibitoren (Pimecrolimus, Tacrolimus) bringen keine Besserung.

10.3 Kopfschuppen bei Kindern und Teenagern

Bei **Kindern** sind Kopfschuppen selten. Der »Milchschorf« der Säuglinge, die gelblichen Schuppenauflagerungen am Kopf, geht auf eine vorübergehende Überproduktion von Talg und verstärkte mikrobielle Besiedelung zurück. Eine Beeinträchtigung des Haarwachstums erfolgt nicht. Der Milchschorf heilt spontan aus.

Bei der nur bei Kindern auftretenden Pityriasis amiantacea sind die Kopfhaut oder größere Teile derselben von dicken, grauweißen, fest haftenden Schuppen bedeckt (▶ Abschn. 9.3.5).

Teenager ab dem 13. Lebensjahr leiden genau so stark und so oft an Kopfschuppen wie Erwachsene. Die Talgproduktion ist hoch, und am Haarboden findet sich mehr *Malassezia globosa* als bei Erwachsenen.

10.4 Haarveränderungen bei Pityriasis simplex capillitii und seborrhoischer Dermatitis

Die chronische Entzündung bei Pityriasis simplex capillitii führt mit der Zeit zu einer Schädigung der Follikel. Dies bedingt eine meist reversible Verminderung des Haarbestands. Starkes Kratzen kann zu einem Abbrechen der Haare führen. Demnach ist nicht nur das seborrhoische Ekzem eine Erkrankung, die unbedingt behandelt werden sollte, sondern auch seine milde Form, die »Kopfschuppen«. Unterbleiben therapeutische Maßnahmen, kommt es zu Rarefizierungen des Haarbestands und zu Schädigungen der Haare.

In der Pubertät beginnt bei jungen Männern mit entsprechender genetischer Disposition der Haarfollikel im Bereich der Geheimratsecken und der Tonsur zusätzlich zu den Kopfschuppen eine androgenetische Alopezie. Beide Veränderungen beruhen auf weitgehend ähnlichen Ursachen, auf der zunehmenden Produktion von Androgenen bei genetischer Fehlprogrammierung der Haarfollikel und bei androgenbedingter Stimulierung der Talgdrüsen.

10.5 Behandlung von Kopfschuppen

In leichten Fällen genügt zur Behandlung von Kopfschuppen die Anwendung angemessener Reinigungsmaßnahmen in nicht zu kurzen Intervallen – nicht unter 5 Tagen! – um die Schuppung auf ein erträgliches Maß zu mindern. Laut Werbung gibt es heute schon Shampoos, die zu täglichen Haarwaschungen geeignet sind – aber nicht bei Pityriasis simplex capillitii, Seborrhö oder seborrhoischem Ekzem.

An erster Stelle steht bei der Behandlung von Kopfschuppen die Bekämpfung der überreichlich vorhandenen Mikroorganismen, besonders der Malassezien, und der bei Kopfschuppen im Gegensatz zur Akne weit weniger wichtigen Propionibakterien. Dies erfolgt am besten durch die Anwendung antimikrobieller/antimyzetischer Shampoos. Gegen den Juckreiz und gegen die schwache Entzündung sind in leichten Fällen auch Glukokortikoide in Form von Shampoos wirksam. In schweren, gegenüber allen Lokalmaßnahmen resistenten Fällen helfen nur orale Gaben von pilzwirksamen Antibiotika.

Präparate bei Kopfschuppen und Seborrhö

1. Spezifische Wirkungen gegen Entzündung und Juckreiz
   - Glukokortikoide: z. B. in Form von 0,05%igem Clobetasolpropionat-Shampoo, Einwirkungszeit 15 Minuten; keine systemischen Glukokortikoid-Effekte bei dieser Behandlungsform; in vielen Fällen genügt die Bekämpfung der Entzündung, um den Circulus vitiosus zu unterbrechen, weshalb glukokortikoidhaltige Shampoos in leichten Fällen als Therapie der 1. Wahl zu empfehlen sind, zumindest versuchsweise
   - Teershampoos: Ältere Produkte sind oft geruchs- und farbaktiv, moderne Teershampoos sind zwar ohne diese Nachteile, Teer ist in Shampoos gut hautverträglich und verursacht keine unerwünschten Wirkungen, doch haben Teershampoos wesentlich an Bedeutung verloren und werden kaum mehr verordnet
2. Spezifische Wirkungen gegen *Malassezia*
   - Zinkpyrithion: 1% oder 2% als Shampoo
   - Hydroxypyridone: z. B. 0,5–1,5% Octopirox oder Ciclopirox, in manchen Produkten mit einem Zusatz von 3% Salicylsäure
   - Ketoconazol: 1% und 2%
   - Seleniumdisulfid: 2,5%, bevorzugt als Shampoo
3. Ablösung der Schuppen vom Haarboden
   - Harnstoff 5%
   - Teershampoos

Für Erkrankungen der Kopfhaut sind Cremes und Salben aus galenischen Gründen ungeeignet, da ihre Anwendung tägliche Haarwäsche erfordern würde. Aus diesem Grund muss beispielsweise bei den üblichen Kopfschuppen auf 5%ige Harnstoff-Präparationen verzichtet werden, trotz deren guter schuppenlösender Wirkung. Nur bei extrem starker Schuppenbildung könnte an 1–2 Tagen der Woche abends zu einer Applikation von harnstoff- oder salicylsäurehaltigen Cremes geraten werden, am Morgen vor der täglichen Arbeit würden dann die Haare gewaschen. Derartige Maßnahmen sind üblicherweise der Behandlung der Schuppenflechte (Psoriasis capillitii) vorbehalten. Für seborrhoische Kopfschuppen bleiben nur wässrige Lösungen, alkoholische Tinkturen und Shampoos als Wirkstoffträger.

Lösungen und Tinkturen Zur Behandlung der Kopfschuppen sind Lösungen und Tinkturen durchaus anwendbar, diese Applikationen sind jedoch weit mühsamer als die Anwendung von Shampoos. Als Beispiel sei eine Lösung von 0,5% Fluocortolonpivalat und 1% Salicylsäure angeführt. In dieser Wirkstoffkombination bekämpft das Glukokortikoid die Entzündung, und die Salicylsäure löst die zahlreichen Schuppen, allerdings fehlt die spezifische Wirkung gegen die Malassezien. Bei leichten Formen der Pityriasis simplex capillitii, wenn noch keine Bekämpfung der überschießend wachsenden Mikroorganismen notwendig ist, werden auch reine Lösungen von Glukokortikoiden (0,001% Betamethason-17-Valerat, 0,001% Fluocinolonacetonid oder 0,001% Mometasonfuroat) verordnet. Die abendliche Aufbringung der Glukokortikoid-Lösung kann in ihrer Wirkung durch das Tragen einer Duschkappe über Nacht verstärkt werden. Besteht gleichzeitig eine Rosazea im Gesicht, sind Glukokortikoide wegen einer möglichen Exazerbation der Hautkrankheit allerdings zu vermeiden.

Shampoos Der für die Patienten einfachste und angenehmste Weg ist die Anwendung von Shampoos. Im Handel werden zahlreiche Shampoos gegen Kopfschuppen (Antischuppenshampoos) angeboten, die gegen die Entzündung und den Juckreiz, gegen die Pilze oder gegen die Schuppenbildung wirken. Beste Ergebnisse bringt die Anwendung eines Shampoos mit 1- oder 2%igem Zinkpyrithion. Kontrollierte Doppelblindstudien gegenüber Plazebo-Shampoo ergaben innerhalb von 6–12 Wochen eine signifikante Reduktion der Schuppung, sowohl mit dem 1%igen als auch mit dem 2%igen Shampoo. Außerdem konnte in bioptisch gewonnenem Material eine Reduktion der verstärkten Zellproliferation und eine Abnahme der Entzündungsmarker festgestellt werden. Die Differenzierung der epidermalen Zellen und die Hautbarriere zeigten wieder ein normales Bild. Die hier eingesetzten Zinkpyrithion-Moleküle weisen eine Größe von 2,5 µm auf und sind in einer Dispersion gleichmäßig verteilt. Die flach

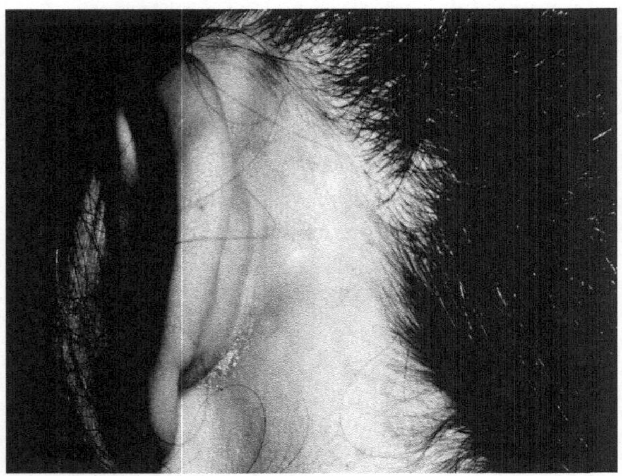

Abb. 10.5 Pityriasis hinter dem Ohr (Mit freundlicher Genehmigung von Galderma/DermQuest.com)

geformten Kristalle lagern sich gut an der Kopfhaut an und verbleiben auch nach der Haarwäsche. Damit ist ein Depoteffekt gegeben. Eine neue Darreichungsform enthält als Wirkungsverstärker Zinkkarbonat. Dieser Zusatz in der »Hydra-Zink-Formel« stabilisiert das Zinkpyrithion, hemmt den Juckreiz und beruhigt die Entzündung. Des Weiteren ließ sich nachweisen, dass Zinkpyrithion zu keiner Tachyphylaxie führt, d. h., bei Rezidiven ist die Wirkung dieser Shampoos genau so gut wie bei der ersten Anwendung. Zinkpyrithion ist als Wirkstoff in Shampoos gut haut- und augenverträglich.

10

Systemische Behandlung der Pilzüberwucherung Itraconazol und Fluconazol sind gegen Hefen wirksame Imidazolantimyzetika und werden bei Misserfolg der lokalen Behandlung oral verabreicht. Die genannten Produkte weisen keine unerwünschten Wirkungen auf und führen binnen weniger Tage zu einer signifikanten Besserung der durch Malassezien provozierten Kopfschuppen. Ob durch orale Gaben eines Laktobazillus bei Pityriasis simplex capillitii tatsächlich das Problem der Kopfschuppen gelöst und eine nachhaltige Verbesserung der Hautbarriere erzielt werden kann, bedarf noch einer Bestätigung durch weitere Untersuchungen.

Als häufige **Begleitsymptome** der Pityriasis simplex capillitii und des seborrhoischen Ekzems der Kopfhaut finden sich juckende, schuppende, ekzematöse Veränderungen perioral und in den Nasolabialfalten, im Bereich der männlichen Brust, im Bereich des Nackens und hinter den Ohren (Abb. 10.5). Derartige Veränderungen gehen auf die gleichen Ursachen zurück wie die Veränderungen am Capillitium und können mit denselben Produkten behandelt werden. Bei einer perioralen Dermatitis im klassischen Sinn, die auf völlig anderen Ursachen beruht, müssen hingegen Glukokortikoide vermieden werden.

10.6 Bekämpfung der Seborrhö

Zur Bekämpfung der übermäßigen Talgproduktion stehen zusätzlich zu den in ► Abschn. 10.5 angeführten Mitteln weitere lokale Maßnahmen und topische Wirkstoffe zur Verfügung.

10.6.1 Lokale Maßnahmen

Sie bestehen in der Entfernung des Ölfilms z. B. durch regelmäßige Reinigung mit ethanolischen Lösungen oder Adstringenzien. Die Reinigung mit derartigen Mitteln wird zwar generell als Basis der Seborrhö-Behandlung angesehen, ein nachhaltiger Effekt fehlt jedoch.

In ► Abschn. 10.5 wurden bereits alle wichtigen Wirkstoffe und Applikationsformen bei Kopfschuppen und Seborrhö zusammengestellt. Darüber hinaus finden sich in der Literatur weitere bei Seborrhö anwendbare Substanzen und Therapiemaßnahmen, die aber aufgrund fehlender Erfolge nur wenig Verbreitung fanden (Tab. 10.1).

10.6.2 Systemische Maßnahmen

Zur Reduktion der überschießenden Talgproduktion werden systemische Mittel nur in Ausnahmefällen eingesetzt. Die im Folgenden angeführten Pharmaka sind ausschließlich zur Behandlung schwerer Formen der Acne vulgaris, des typischen Folgezustands einer Seborrhö, im Gesichtsbereich indiziert:

- Isotretinoin, bei Seborrhö auch in niedrigen Dosen (< 0,5 mg/kg Körpergewicht).
- Antiandrogene wie Cyproteronacetat oder Desogestrel bei Frauen. Für die gleichartig wirkenden Mittel Spironolakton und Flutamid fehlen aussagekräftige Studien im Hinblick auf eine signifikante Reduktion der Talgproduktion. Wird Cyproteronacetat allein oder in Kombination mit Ethinylestradiol als Kontrazeptivum verabreicht, tritt die Reduktion der Talgproduktion spätestens nach dem 3. Zyklus ein. Desogestrel hingegen vermindert den Ölfilm der Haut bereits nach dem 1. Zyklus.

Die antiseborrhoische Wirkung der oralen Kontrazeptiva geht auf 3 Mechanismen zurück:

1. Verminderung der Androgen-Vorstufen aus den Ovarien und den Nebennieren (Verminderung des gebildeten Testosterons),
2. Vermehrung des Sexualhormone bindenden Globulins (Verminderung des freien, verfügbaren Testosterons),

Tab. 10.1 Weitere beschriebene Therapiemaßnahmen bei Seborrhö

Präparat/Maßnahme	Bewertung
Schälpräparate wie Salicylsäure	Wenig wirksam, schlecht verträglich
2% Niacinamid	Wenig wirksam
Sägepalmenextrakt, es wird eine Hemmung der Umwandlung von Testosteron zu Dihydrotestosteron, dem eigentlichen Aktivator der Talgdrüsenfunktion, vermutet	Sicherer Wirkungsnachweis steht aus
Liposomal verkapseltes Finasterid, Hemmstoff der Umwandlung von Testosteron zu Dihydrotesteron (▶ Kap. 7)	Teuer und wenig erfolgreich
Ketoconazol in Form eines 2%iges Gels zur Bekämpfung der saprophytären Pilze beim seborrhoischen Ekzem	Kein Einfluss auf die Talgsekretion
5%iges Dapson-Gel antagonisiert möglicherweise die Entzündungsmediatoren	Wenig wirksam, Grundlage unangenehm
Blau- und Rotlicht, Laserbestrahlungen mit grünem oder gelbem Licht, IPL (*intense pulsed light*) und Radiofrequenz-Lichtquellen zur Zerstörung der Mikroorganismen	Aufwändig und nur mäßig erfolgreich
Methylaminolaevulinat im Rahmen einer photodynamischen Therapie	Bei der Interpretation der »positiven« Ergebnisse sollte äußerste Zurückhaltung geübt werden. Auch bei der Akne lässt die photodynamische Therapie in den meisten Fällen eine signifikante Reduktion der Talgproduktion und eine Besserung des klinischen Bildes vermissen. Nachteil: Die behandelten Hautstellen zeigen oft Schwellung und Rötung, auch treten Schmerzen auf
Tiefe, nicht schälende Strahlenthermotherapie	Aufwändig, keine signifikante Besserung
Bestrahlungen mit dem Dioden-Laser schädigen die Talgdrüsen	Verminderung der Talgproduktion um 18%
Selektive Elektrothermolyse	Verminderung der Talgproduktion um ein Drittel

3. Reduktion des 3α-Androstendiol-Glukuronid-Konjugats (in den Geweben gebildetes Abbauprodukt von Dihydrotestosteron), was zu einem gesteigerten Abbau von Dihydrotestosteron führt.

10.7 Differenzialdiagnose der Pityriasis simplex capillitii

In Tab. 10.2 sind die wichtigsten Differenzialdiagnosen bei Kopfschuppen zusammengefasst.

Psoriasis capillitii Die am häufigsten gegen eine Pityriasis simplex capillitii zu differenzierende Hauterkrankung ist die Psoriasis vulgaris (Schuppenflechte) des behaarten Kopfes. Die Schuppenflechte besitzt die Eigenschaft, auf gereizten Hautstellen neue Effloreszenzen zu entwickeln (Köbner-Phänomen). Dies gilt auch für die durch eine Seborrhö irritierten Areale. Besonders an der Stirn-Haar-Grenze (Abb. 10.6) und hinter den Ohren bilden sich bei einer Psoriasis in Propagation münzgroße chronische Herde, die nur wenig in die unbehaarte Haut hineinragen und die vergleichsweise kleine Schuppen mit einem durch den Talgfluss bedingten gelblichen Farbton aufweisen. In solchen Fällen spricht man von Seborrhiasis oder Sebopsoriasis. Oft ist aber auch das gesamte Capillitium von kleinen Schuppen bedeckt. Liegen dicke Schuppen

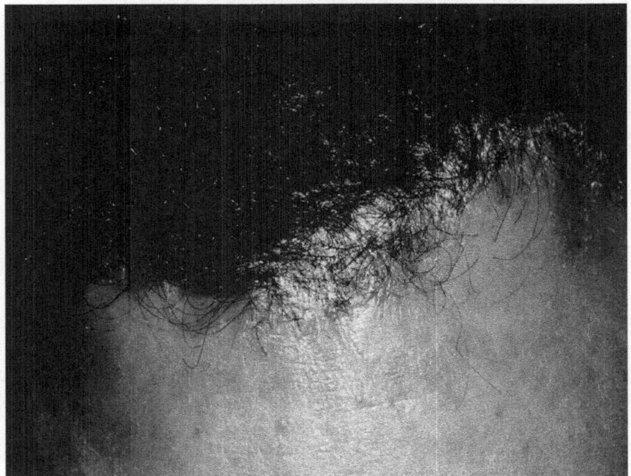

Abb. 10.6 Pityriasis an der Stirn-Haar-Grenze, Übergang in eine Seborrhiasis (Mit freundlicher Genehmigung von Galderma/Derm-Quest.com)

Tab. 10.2 Die wichtigsten Differenzialdiagnosen bei Kopfschuppen

Erkrankung	Klinik	Diagnose
Pityriasis simplex capillitii	Reichlich feine Schuppen, selten rote Flecken, Juckreiz	Erscheinungsmedizinische Störung, kein Haarverlust
Dermatitis seborrhoica	Juckende Flecken, Knötchen, gelbliche Schuppen	Klassisches Ekzem, Haarbruch durch Kratzen
Psoriasis vulgaris capillitii	Dicke Schuppen, in Propagation: Seborrhiasis mit gelblichen Schuppen	Weitere Hautsymptome der Psoriasis vulgaris
Chronischer LE	Rote Flecken mit reißnagelartigen Schuppen	Abheilung unter Narbenbildung mit Haarverlust
Mykosen	Entzündliche Herde mit starker Schuppung, Juckreiz	Pilzbefund!
Pityriasis versicolor	Weiße Flecken, bräunliche Flecken nach Sonnenexposition	Primär an Brust und Rücken, selten von Stirn oder Nacken auf das Capillitium übergreifend
Lichen ruber	Stecknadelkopfgroße, polygonale, gering juckende Knötchen	Diagnose durch den Nachweis weiterer Hautveränderungen
Dermatitis atopica	Polymorphes Bild, Schuppen und Krusten, Blutungen	Symptome auch am Körper, meist bleibender Haarverlust
Kopfläuse	Stark juckende Knötchen, Exkoriationen, kaum Schuppen, Nissen	Nissen als Charakteristikum des Läusebefalls
Artefakte	Blutige Schuppenkrusten, Verletzungen	Psychische Störung

LE Lupus erythematodes.

10

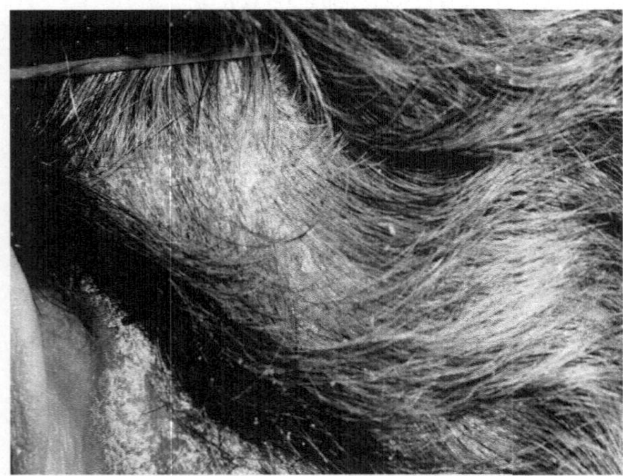

Abb. 10.7 Schuppenherde hinter dem Ohr und an den angrenzenden Teilen der Kopfhaut – Psoriasis vulgaris (Schuppenflechte) (Mit freundlicher Genehmigung von Galderma/DermQuest.com)

mit Exkoreationen vor, steht die Diagnose »Schuppenflechte« außer Zweifel (Abb. 10.7), auch bestehen in der Regel noch weitere Symptome wie Haut- und Nagelveränderungen der Psoriasis vulgaris. Haarverlust erfolgt bei Psoriasis höchstens als Folge starken Kratzens, außerdem ist ein einmal eingetretener Haarverlust meist reversibel.

Chronisch diskoide Schmetterlingsflechte (LE) Das erste Zeichen eines chronisch diskoiden LE ist das Auftreten roter Flecken, in deren Bereich sich follikulär stehende Schuppen entwickeln. Wird eine Schuppe abgezogen und mit der Lupe betrachtet, ist die klassische Reißnagelform zu erkennen. Unter zentraler, meist kalkweißer narbiger Abheilung dehnt sich dieser Fleck immer weiter aus und wird dann durch den anfangs punktförmigen Haarverlust auch im Bereich der behaarten Kopfhaut deutlich sichtbar (► Abb. 4.2). Ohne Behandlung kann der chronische LE zu schweren, das Hautrelief zerstörenden Bildern führen (»Ulerythema centrifugum«). Selten führt auch der systemische LE zu vergleichbaren Bildern an der Kopfhaut (► Abb. 4.3).

Ulerythema ophryogenes (Keratosis pilaris faciei) Die für diese genetisch bedingte Erkrankung typischen follikulären Hyperkeratosen können im Bereich der Stirn-Haar-Grenze in das Capillitium hineinreichen und zu Kopfschuppen führen. Da in erster Linie Augenbrauen, Gesichtshaut und Extremitäten von dieser im Endstadium zur Follikelatrophie führenden Dermatose ergriffen sind, fällt die Differenzierung zur Pityriasis simplex capillitii leicht.

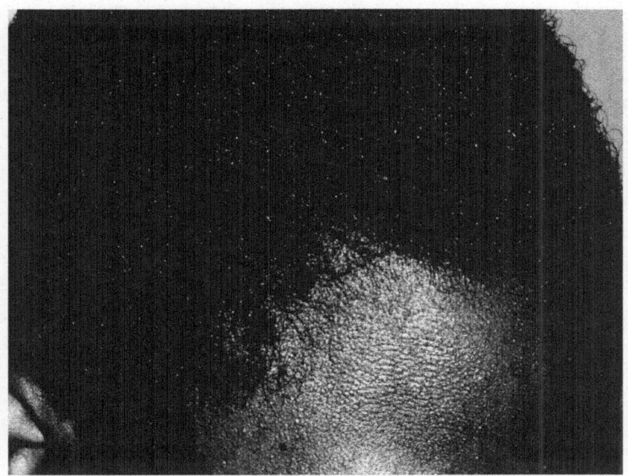

Abb. 10.8 Pityriasis versicolor (Mit freundlicher Genehmigung von Galderma/DermQuest.com)

Pityriasis amiantacea Die Pityriasis amiantacea ist ein nur bei Kindern zu beobachtendes spezielles Reaktionsmuster auf Entzündungen, Infektionen oder Traumen (▶ Abschn. 9.3.5). Eine Verwechslung mit den Kopfschuppen im landläufigen Sinn ist nicht möglich.

Pityriasis versicolor Die Pityriasis versicolor verursacht keine Schuppen, sondern Farbänderungen, einerseits durch die in den Pilzen vorliegenden Farbstoffe und andererseits durch die eine Bräunung verhindernde Sonnenschutzwirkung der Myzeten (▶ Abschn. 4.2.3). In den Randzonen der Kopfbehaarung, im Nacken und an der Stirn finden sich weiße Flecken (Abb. 10.8). An diesen Lokalisationen tritt aber eine Pityriasis versicolor nur selten auf, die Prädilektionsstellen sind Brust und Rücken.

Tinea capitis (Trichomykosen) Pilzerkrankungen der Kopfhaut, Mikrosporien und Dermatophytien betreffen in erster Linie Kinder. Diese Infektionen liegen meist als schuppende Herde vor (▶ Abschn. 4.2.3). Aufgrund der herdförmigen Konfiguration, des Haarbilds und des überaus starken Juckreizes kann kaum eine Verwechslung mit einer Pityriasis simplex capillitii erfolgen.

Trichomycosis nodosa (Piedra) Eine Piedra ist durch zahlreiche harte, wenige Millimeter große, perlschnurartig aufgereihte, harte Knötchen an den Haarschäften charakterisiert (▶ Abschn. 4.2.3).

Lichen ruber Der Lichen ruber exanthematicus, die generalisierte Sonderform des Lichen ruber planus (der Knötchenflechte) tritt im Bereich der behaarten Kopfhaut nur sehr selten auf. Zu sehen sind die typischen stecknadelkopfgroßen, polygonalen Knötchen mit planer Oberfläche. Die Schuppenbildung ist gering. Die Hautveränderungen an den Prädilektionsstellen verhelfen rasch zur richtigen Diagnose. Der Lichen ruber actinicus, die Propagation des Lichen ruber planus im Bereich der unbehaarten Kopfhaut nach Sonnenexposition (▶ Abschn. 4.2.1), kommt nur bei Erwachsenen und älteren Männern vor, nie aber bei Kindern wegen ihrer meist noch sehr guten Behaarung.

Dermatitis atopica (Neurodermitis) Bei der Dermatitis atopica des Jugendlichen und des Erwachsenen kann auch die behaarte Kopfhaut mit ergriffen sein. Das Capillitium ist gerötet, schuppt und zeigt zahlreiche blutige verkrustete Kratzeffekte. Wenn das klinische Bild der atopischen Dermatitis an anderen Körperstellen noch nicht deutlich zu erkennen war, wurde früher bei alleinigem Bestehen der Kopfhautveränderungen von »neurotischen Exkoriationen« gesprochen. Bei schwerem Verlauf der atopischen Dermatitis am Capillitium kommt es zu einem massiven, meist nicht komplett reversiblen Haarausfall. Das Bild der starken Entzündung und der zahlreichen Exkoriationen ermöglichen eine rasche Differenzierung gegen die Pityriasis simplex capillitii; abgesehen davon bestehen fast immer noch weitere Zeichen der atopischen Dermatitis.

Kopfläuse Die Pediculosis capitis ist durch zahlreiche, rote, stark juckende Knötchen im Bereich des behaarten Kopfes charakterisiert. Die Schuppung ist gering bis unauffällig. Der starke Juckreiz veranlasst zum Kratzen, es bilden sich Exkoriationen mit serösen oder hämorrhagischen Krusten. Zur Diagnose verhilft der Nachweis der etwa 0,8 mm großen, an den Haaren wie Knospen haftenden Läuseeier, den Nissen (▶ Abschn. 4.3).

Infektiöse, immunologisch oder psychisch bedingte Veränderungen am Capillitiium Bei tief reichenden entzündlichen Prozessen durch Bakterien (Folliculitis decalvans) oder Myzeten (tiefe Trichophytie, Kerion Celsi) steht nicht die Schuppenbildung im Vordergrund, sondern die Entzündung. Diese Infektionen führen zu einer narbigen Ausheilung und damit zu bleibendem Haarverlust.

Primär die Haare betreffende Dermatosen wie Alopecia areata (▶ Kap. 5) oder Trichotillomanie (▶ Abschn. 6.4.13 und ▶ Abschn. 9.3.6) sind nur selten von Juckreiz und Schuppenbildung begleitet.

Artefakte können sich als entzündliche, schuppende Herde zeigen, im Vordergrund stehen aber immer die Verletzungen mit Blutaustritt (hämorrhagische Krusten).

10.8 Stufenplan zur Behandlung von Kopfschuppen und seborrhoischer Dermatitis der Kopfhaut

Behandlungsstufen

1. Kopfwäsche möglichst nur in 5- bis 7-tägigen Intervallen
2. Empfehlung eines gut hautverträglichen Shampoos, eventuell Verordnung eines glukortikoidhaltigen Shampoos, z. B. mit 0,05%igem Clobetasolpropionat
3. Verordnung eines Shampoos mit 1% oder 2% Zinkpyrithion oder mit 1% oder 2% Ketoconazol zur Bekämpfung der Myzeten, Anwendung 2 × pro Woche.
4. Bei Vorliegen dicker Schuppen abendliches Auftragen einer Glukokortikoid-Lösung, z. B. 0,01% Fluocinolonacetonid oder Momethasonfuroat, anschließendes Tragen einer Duschhaube über Nacht; dies sollte 1- bis höchstens 2-mal pro Woche vorgenommen werden; in diesem Stadium eignen sich auch Kombinationen eines Glukokortikoids mit Salicylsäure
5. In schweren, therapieresistenten Fällen orale Gaben von Itraconazol (2 × 200 mg täglich über eine Woche)

10.9 Bewertung der Kopfschuppen

Kopfschuppen gehören zu den häufigsten, meist allerdings als banal empfundenen Störungen der Kopfhaut. In vielen Fällen ist die Schuppenbildung so gering, dass sie keine weitere Beachtung findet. In stärkerer Ausprägung bedingt die Pityriasis simplex capillitii eine Störung des Erscheinungsbildes durch die Verschmutzung dunkler Kleidung (■ Abb. 10.9). Subjektiv stört bei den Kopfschuppen der starke Juckreiz. Ständiges Kratzen am Kopf wird von der Umgebung mit Missfallen zur Kenntnis genommen, beim Betroffenen zeigen sich als Folge des Kratzens am Kopf fettige Schuppen unter den Nägeln. Seborrhö ebenso wie Sebostase fördern das Wachstum bestimmter Myzeten, in erster Linie Hefen des Genus *Malassezia*. Klinisches Bild und Juckreiz verschlechtern sich immer weiter, in fortgeschrittenen Fällen ist der Teufelskreis vom Betroffenen selbst ohne ärztliche Hilfe kaum zu unterbrechen.

In die differenzialdiagnostischen Überlegungen bei seborrhoischen Kopfschuppen ist in erster Linie die Schuppenflechte der Kopfhaut einzubeziehen.

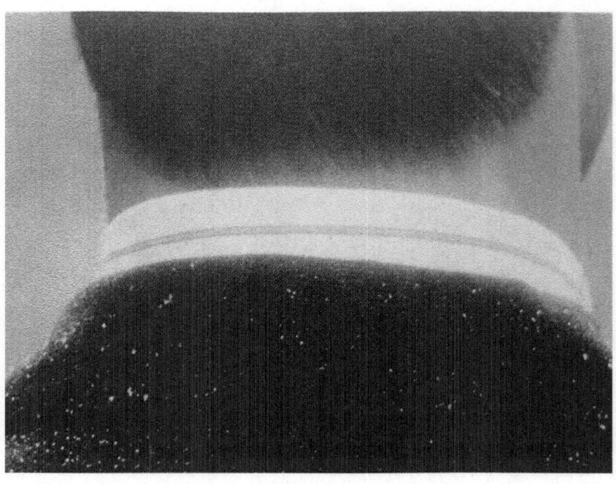

■ **Abb. 10.9** Störende Schuppen auf der Kleidung

10.10 Fazit für die Praxis

Zweier störender Symptome wegen suchen Erwachsene und Kinder mit Seborrhoea capillitii den Arzt auf:

1. ständiger, starker Juckreiz an der Kopfhaut und
2. ästhetische Beeinträchtigung der Haare und besonders der Kleidung durch die vielen kleinen, weißen, vom Haarboden entweder spontan oder nach dem Kratzen abfallender Schüppchen.

Die Therapie der banalen Kopfschuppen, der Pityriasis simplex capillitii, erfolgt durch die lokale Bekämpfung der Erreger durch antimyzetische Wirkstoffe, am besten in Form eines Shampoos. Bei stärkerer Entzündung können auch Glukokortikoide eingesetzt werden. Eine orale Gabe von Itraconazol oder Fluconazol ist nur in Ausnahmefällen notwendig.

Hypertrichosen und Hirsutismus

11.1 Einführung

Unter **Hypertrichose** wird die Vermehrung von nicht androgen stimulierten Haaren verstanden, unter **Hirsutismus** die Ausbildung von Terminalhaaren bei Frauen an Körperstellen, an denen normalerweise nur beim Mann eine Behaarung vorliegt.

Von zentraler Bedeutung bei der Hypertrichose der Frau und beim Hirsutismus sind die Androgene. Für Diagnostik und Therapie müssen Hyperandrogenämie und Hyperandrogenismus unterschieden werden:

- Hyperandrogenämie ist die Vermehrung verschiedener Androgene im Serum; dies ist mit klinischen Symptomen wie Hirsutismus, androgenetischer Alopezie, Akne oder Virilisierung verbunden.
- Hyperandrogenismus hingegen ist das Vorliegen der klinischen Zeichen der Hyperandrogenämie bei normalen Androgenspiegeln. Als Ursache wird eine vermehrte Umwandlung von Testosteron zu Dihydrotestosteron durch die Wirkung der Steroid-5α-Reduktase angenommen.

Ebenso wie chronischer Haarverlust und die Ausbildung haarloser Stellen eine erscheinungsmedizinische Störung verursachen, wird bei Frauen ein Zuviel an Haaren im Gesicht und am Körper, eine Hypertrichose, wenig geschätzt. Unter bestimmten Bedingungen erfolgt eine Umwandlung von feinen, kurzen, pigmentlosen Vellushaaren in dicke, pigmentierte, markhaltige längere Terminalhaare, was eine deutlich sichtbare dunkle Behaarung ergibt. Eine unerwünschte Gesichtsbehaarung (Damenbart) bedeutet für jede Frau eine ästhetische, kaum zu verbergende Störung, im Gegensatz zu einer dunklen Beinbehaarung, die sich durch das Tragen von langen Hosen gut kaschieren lässt. Hypertrichosen und Hirsutismus verringern das Selbstwertgefühl, die betroffenen Frauen leiden an diesen Zeichen der Vermännlichung sowie an dem durch die unerwünschten Haare erweckten Eindruck mangelnder Körperpflege und suchen nach Abhilfe.

Das Thema **Damenbart** ist weitgehend tabu, obwohl bis zu 40% der Frauen von dieser Form von unerwünschter Behaarung der Oberlippe und der Kinnpartie betroffen sind; gesprochen wird darüber höchstens mit der besten Freundin. Nach groben Schätzungen leiden in Deutschland etwa 3,7 Mio. Frauen an unerwünschten Terminalhaaren im Gesicht (◘ Abb. 11.1). Jede 3. der betroffenen Frauen entfernt mindestens einmal pro Woche diese ständig nachwachsenden Haare, was mit einem nicht unbeträchtlichen Zeitaufwand verbunden ist. In den USA wenden 41 Mio. Frauen wöchentlich mehr als eine Stunde für die Entfernung ihres Damenbarts auf. Wenn das gewöhnliche Auszupfen einzelner Haare nicht mehr genügt, wenden sich die Frauen an ihre Kosmetikerin oder an Kosmetikinstitute, die Haarentfernungen anbieten. Leider besprechen sie ihr Problem nur selten mit einem Arzt.

In den meisten Fällen handelt es sich bei einer unerwünschten Gesichtsbehaarung bei Frauen nur um ein rein kosmetisches Problem. Viel zu wenig ist aber bekannt, dass Hypertrichosen und Hirsutismus oft das erste und für die Betroffenen auffälligste Symptom einer ernstlichen gesundheitlichen Störung sein können. Derartige Störungen beruhen vielfach auf hormonalen Fehlregulationen.

> **Hirsutismus und Virilisierung können die Folge von Eierstock-, Nebennieren-, Schilddrüsen- oder Hypophysenstörungen sein. Aus diesem Grund sollte in allen Fällen unerwünschter Behaarung ärztlicher Rat eingeholt werden, ganz besonders bei Hirsutismus, der häufigsten Form von unerwünschter Körperbehaarung bei Frauen.**

11.2 Haarbildung und Hypertrichosen

Wie bereits in ► Kap. 2 besprochen, gibt es beim Menschen drei Arten von Haaren:

- Lanugohaare,
- Vellushaare: Flaumhaare, die den gesamten Körper von Mann und Frau überziehen,
- Terminalhaare: lange, markhaltige, dicke, meist gut pigmentierte Haare.

Die gesamte Behaarung und die Art der sich entwickelnden Haare unterliegen hormonalen Einflüssen. An erster Stelle steht hier der Einfluss der Androgene. In Abhängigkeit von der hormonalen Steuerung werden Nichtsexualhaare, Ambisexualhaare und Sexualhaare unterschieden (► Kap. 2):

- Nichtsexualhaare finden sich am Kopf, an den Lidrändern und an den Augenbrauen,
- Ambisexualhaare wachsen in den Axillen und im Bereich des unteren Pubes-Dreiecks,
- Sexualhaare entwickeln sich aufgrund der hohen Androgenspiegel normalerweise nur beim Mann und bilden sich im Bartbereich und im oberen Pubes-Dreieck bis hinauf zum Nabel. Je nach Veranlagung finden sich Sexualhaare in verschieden starker Ausprägung auch an der Brust, am Rücken und an den Beinen.

  Absolute oder relative Hyperandrogenämie führt bei Frauen zu **Hirsutismus**, einer unerwünschten Behaarung im Gesicht und an den Beinen, in ausgeprägten Fällen auch an anderen Körperstellen.

Unter **Hypertrichose** wird das Auftreten abnorm dicker, abnorm dicht stehender oder abnorm langer Haare am

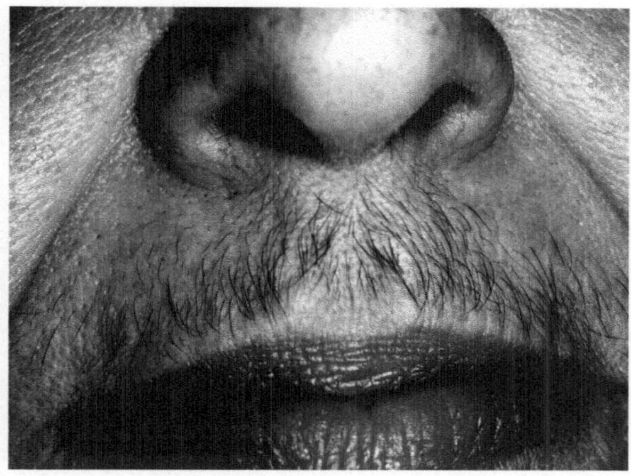

Abb. 11.1 Hypertrichose im Gesicht einer Frau (Damenbart) in starker Ausprägung (Mit freundlicher Genehmigung von Galderma/DermQuest.com)

gesamten Körper oder an einzelnen, normalerweise nicht behaarten Hautstellen verstanden. Sie entstehen über drei Mechanismen:

Entstehung von Hypertrichosen
- Umwandlung von zarten, kaum sichtbaren Vellushaaren zu dicken, pigmentierten Terminalhaaren – das klassische Bild des Hirsutismus bei der Frau. Dies ergibt an den betroffenen Körperstellen eine deutliche Vermehrung der sichtbaren Haare
- Verlängerung der Anagenphase im Haarzyklus (► Kap. 3), was zur Ausbildung außergewöhnlich langer Haare führt
- Verlängerung der Telogenphase, was eine Steigerung der Haardichte bedingt

11.3 Hypertrichosen

Hypertrichosen können angeboren oder erworben sein.

11.3.1 Angeborene Hypertrichosen

Angeborene Hypertrichosen betreffen entweder den gesamten Körper oder nur bestimmte Hautareale. Beispiele für eine **generalisierte angeborene** Hypertrichose sind die autosomal-dominante Hypertrichosis lanuginosa congenita und das Ambras-Syndrom, bei dem oft neben der Hypertrichose auch andere ektodermale Störungen vorliegen wie eine Verringerung der Zahnzahl. Oft ist schon bei Geburt der gesamte Körper von Lanugohaaren bedeckt, bisweilen entwickeln sich aber die dichten feinen Haare am ganzen Körper auch erst zwischen dem 7. und 10. Lebensjahr. Auffallend ist die starke Behaarung von Gesicht und Ohren. Bleibt die Hypertrichose bestehen, verursacht sie schon bei Kindern psychosoziale Traumen durch den kosmetischen Störeffekt. »Wolfsmenschen«, »Hundemenschen«, »Affenmenschen« oder »Löwenmenschen« wurden in früheren Zeiten aus der Gemeinschaft ausgeschlossen und wegen ihres Aussehens verfolgt oder sogar getötet. Solche bedauernswerten Menschen wurden auf Jahrmärkten vorgeführt oder dienten zur Belustigung an Königshöfen. In der Literatur werden zahlreiche aus Mexiko, Teneriffa und Burma stammende Familien beschrieben, bei denen die autosomal-dominante Störung einer dichten Ganzkörperbehaarung vorlag.

Zur Korrektur einer generalisierten angeborenen Hypertrichose bei ihren Kindern müssen die Eltern über alle verfügbaren Maßnahmen zur bleibenden oder zumindest temporären Entfernung der störenden Haare informiert und auch zur Durchführung bzw. Duldung derartiger Maßnahmen veranlasst werden. Zur Behandlung von Hypertrichosen bei Kindern eignet sich am besten die Elektrorasur, an zweiter Stelle steht die Anwendung von Depilationscremes (► Kap. 12).

Eine **konstitutionelle generalisierte** Hypertrichose findet sich vorwiegend bei Männern. Zur Zeit der Geschlechtsreife wachsen am gesamten Körper dunkle Terminalhaare. Ob diese Form von Hypertrichose als krankhaft anzusehen ist, bleibt umstritten. Eine solche Abweichung von der Normalität verursacht manchen Männern psychische Probleme, und sie unterziehen sich einer Ganzkörperepilation. Andere wiederum sind stolz auf ihren starken Haarwuchs und erachten dies als ein Zeichen besonderer Männlichkeit. Die Reaktion von Frauen auf Männer mit überstarker Behaarung ist unterschiedlich.

Umschriebene Hypertrichosen finden sich in Form nävoider Fehlbildungen. Naevi pigmentosi et pilosi, pigmentierte und behaarte Muttermale, können angeboren sein und sich nur auf eine umschriebene Hautstelle beschränken (Abb. 11.2 und Abb. 11.3) oder als systematisierte Nävi (Abb. 11.4) größere Ausdehnung erreichen. Manche dunkle, zum Teil auch behaarte Nävi sind so groß, dass von »Tierfellnävi« gesprochen wird. Die meisten Nävi treten erst im späteren Lebensalter hervor wie z. B. Haarnävi und die behaarten Naevi pigmentosi. Beim Neugeborenen ist die Haut an den Stellen der späteren Nävusentstehung noch unverändert. Der Becker-Nävus (Melanosis naeviformis) manifestiert sich frühestens in der Pubertät als ein etwa handtellergroßer, pigmentierter, stark behaarter Fleck im Oberarm-, Schulter- oder Brustbereich (Abb. 11.5). Ein Becker-Nävus tritt häufig erst nach Sonnenexposition hervor und kann so große Ausdehnungen erreichen (Abb. 11.6), dass ein Übergang zu

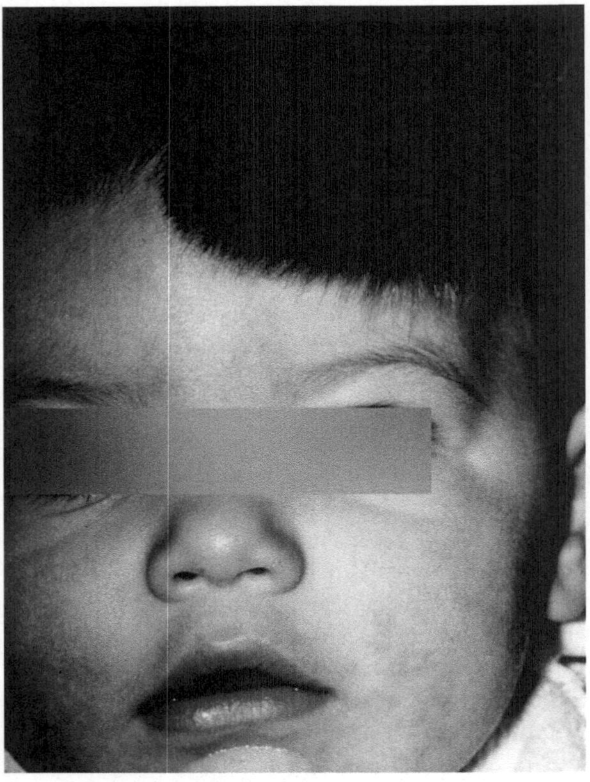

Abb. 11.2 Naevus pigmentosus et pilosus, pigmentiertes und behaartes Muttermal im Gesicht (Mit freundlicher Genehmigung von Galderma/DermQuest.com)

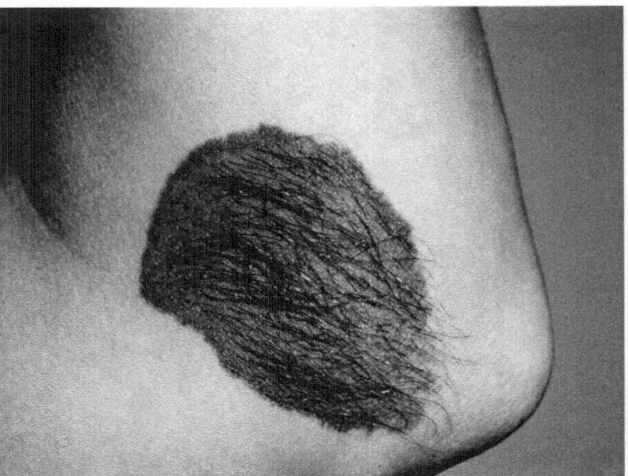

Abb. 11.3 Naevus pigmentosus et pilosus, pigmentiertes und behaartes Muttermal am Arm (Mit freundlicher Genehmigung von Galderma/DermQuest.com)

einem Tierfellnävus vorliegt. Diagnostische Probleme gibt es hier kaum. Eine nävoide Hypertrichose im Bereich des Kreuzbeins weist auf das Vorliegen einer Skelettstörung der Wirbelsäule hin, auf eine Spina bifida.

Kleinere Nävi können exzidiert werden, von einer Epilation behaarter Nävi sollte besser abgesehen werden, da die Gefahr einer malignen Entartung gegeben ist.

Lokalisierte angeborene Hypertrichosen treten oft als Sonderformen von Nävi (Muttermalen) auf, fünf definierte Bilder sind hier anzuführen:

Lokalisierte angeborene Hypertrichosen

1. **Symmetrische Hypertrichosis cubiti:** Die Behaarung beider Ellenbeugen manifestiert sich in der frühen Kindheit, verstärkt sich in der Pubertät und heilt im Erwachsenenalter ab.
2. **Hypertrichosis palmarum et/seu plantarum:** Die Behaarung von Handtellern und/oder Fußsohlen bleibt in unterschiedlichem Ausmaß oft lebenslänglich bestehen.
3. **Hypertrichosis cervicalis anterior:** Die Hypertrichose der vorderen Halsabschnitte findet sich häufig bei geistig retardierten Kindern, tritt aber auch ohne nachweisbare Störungen des Zentralnervensystems auf.
4. **Hypertrichosis cervicalis posterior:** Hypertrichose der hinteren Halsabschnitte.
5. **Faun-Schweif:** Die spinale Hypertrichose im Sakralbereich zählt zu den seltenen Anomalien im Bereich der Wirbelsäule und weist auf einen fehlenden Verschluss des Neuralrohrs (Dysraphie) während der Embryonalentwicklung hin.

Da eine kausale Behandlung dieser erscheinungsmedizinisch oft sehr störenden Hypertrichosen – man denke nur an die Behaarung von Handflächen! – nicht möglich ist, bleibt nur die Epilation.

Vergleichsweise selten finden sich Haare, insbesondere Vellushaare, in Zysten, die von den entsprechenden Follikeln ihren Ausgang nehmen. Eruptive Vellushaarzysten imponieren als Aussaat von hautfarbenen, festen Knötchen, gefüllt mit Hornmaterial und Vellushaaren. Steatozystome entwickeln sich aus zystischen Erweiterungen von Talgdrüsenfollikeln. Der Inhalt besteht aus Talg, Hornzellen und Vellushaaren. Das Steatocystoma multiplex ist genetisch bedingt und tritt familiär gehäuft auf. Bei dieser Form entstehen bis zu 100 Zysten. Beim Steatocystoma simplex entwickelt sich nur ein einziger Herd, Vererbung liegt nicht vor. Störende Steatozystome müssen exzidiert werden (Abb. 11.7).

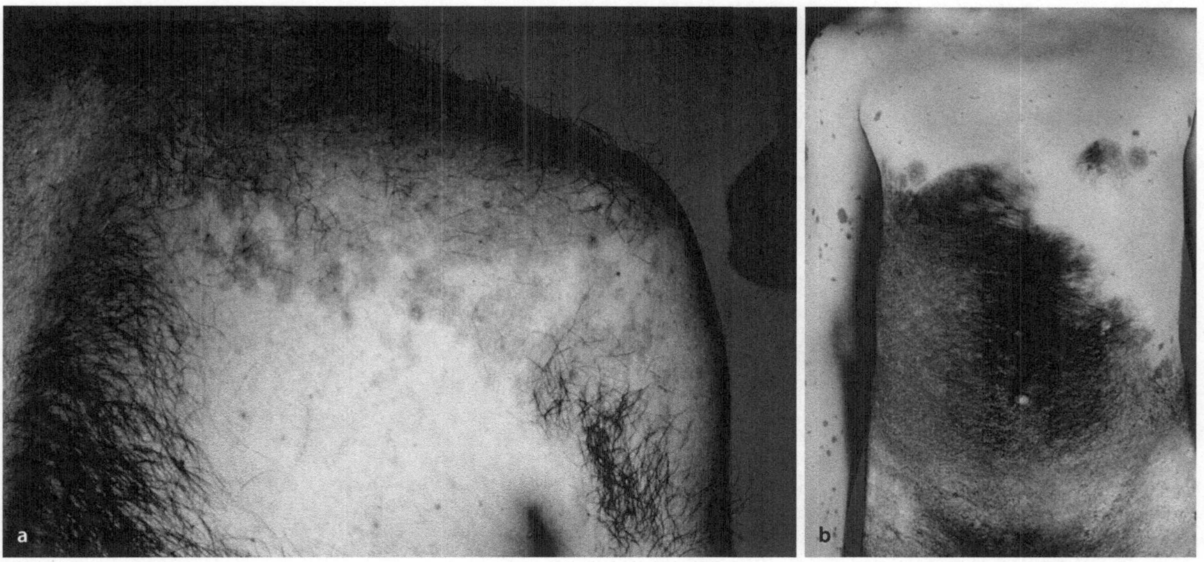

Abb. 11.4 a, b Ausgedehnte Nävi an unterschiedlichen Stellen auf dem Körper (Tierfellnävi) (Mit freundlicher Genehmigung von Galderma/DermQuest.com)

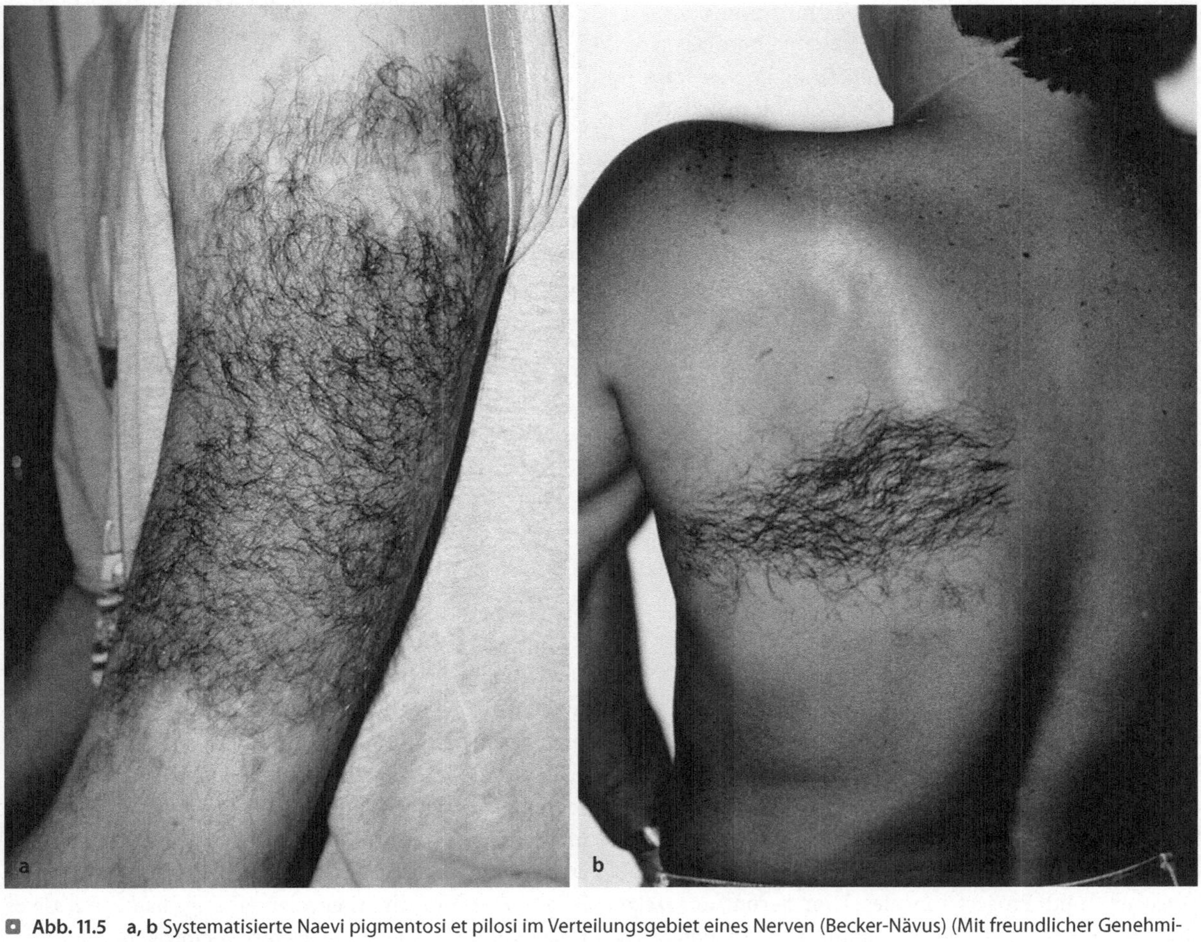

Abb. 11.5 a, b Systematisierte Naevi pigmentosi et pilosi im Verteilungsgebiet eines Nerven (Becker-Nävus) (Mit freundlicher Genehmigung von Galderma/DermQuest.com)

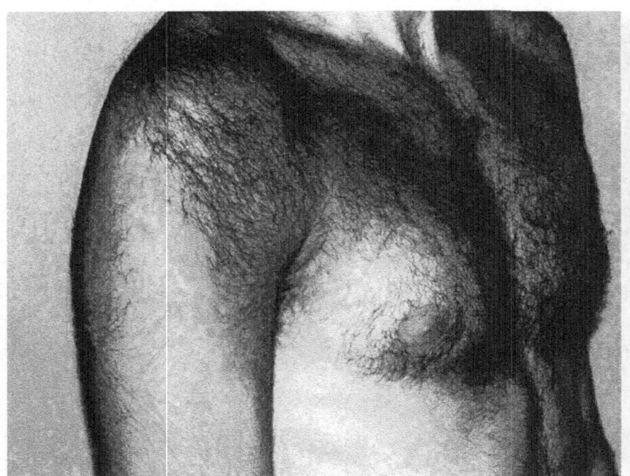

Abb. 11.6 Ausgedehnter Becker-Nävus (Mit freundlicher Genehmigung von Galderma/DermQuest.com)

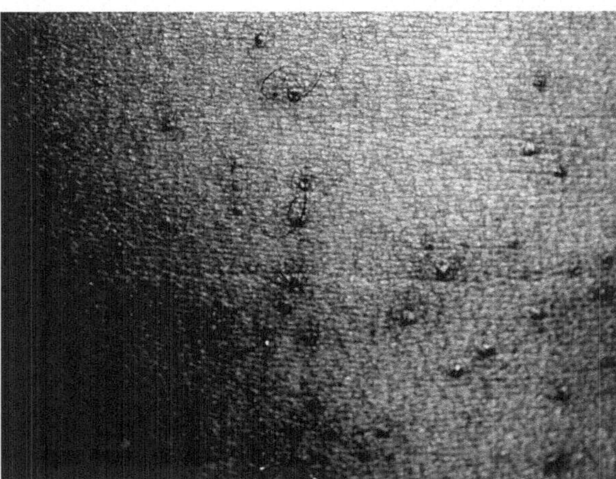

Abb. 11.7 Multiple, stecknadelkopfgroße Steatozystome an der seitlichen Kopfpartie (Mit freundlicher Genehmigung von Galderma/DermQuest.com)

11.3.2 Erworbene Hypertrichosen

11

Es ist wichtig, den Zeitpunkt des Auftretens der vermehrten Behaarung zu erfragen; überdies muss ein Zusammenhang mit Medikamenteneinnahmen oder hormonaler Dysregulation geklärt werden. Eventuelle Infektionen des Patienten, Allgemeinerkrankungen oder möglicherweise bestehende bösartige Neubildungen sind abzuklären.

Nach den Ursachen werden die erworbenen Hypertrichosen in sechs Gruppen eingeteilt, die im Folgenden näher beschrieben werden.

Ursachen erworbener Hypertrichosen

1. Hormonale Störungen
2. Stoffwechselstörungen, Allgemeinerkrankungen und bösartige Neubildungen
3. Infektionen
4. Vergiftungen
5. Medikamente
6. Lokale Entzündungen

Hormonale Störungen

Hormonal bedingte Hypertrichosen finden sich in erster Linie bei Frauen. Störungen des Gleichgewichts der Sexualhormone können die Ursache für vermehrte Behaarung sein, weshalb Untersuchungen der Testosteron-, Östrogen- und Progesteronspiegel im Serum angezeigt sind (▶ Abschn. 11.4). Die Einnahme von Anabolika zu Dopingzwecken führt bei Frauen nicht nur zu einer Acne vulgaris, sondern auch zu verstärkter Behaarung, d. h. zu Hirsutismus oder sogar zu Virilisierung (tiefe Stimme, gesteigerte Muskelmasse, Klitoromegalie, psychische Veränderungen). Bei Sportlerinnen kann eine Hypertrichose allerdings auch ohne die Einnahme von Dopingmitteln auftreten, sie entsteht dann als Folge ständiger körperlicher und psychischer Be- und Überlastung.

Bei Morbus Cushing (Überfunktion der Nebennieren) und bei Akromegalie (vermehrte Produktion bestimmter Hormone als Folge eines eosinophilen Adenoms des Hypophysenvorderlappens) liegt ebenfalls verstärktes Haarwachstum vor.

Bei Kindern bewirken Hypothyreosen eine Vermehrung der Behaarung an den Extremitäten. Aus diesem Grund sollten bei Kindern mit Hypertrichosen neben funktionellen Prüfungen von Ovar und Nebennierenrinde auch Untersuchungen der Schilddrüsenfunktion durchgeführt werden.

Stoffwechselstörungen, Allgemeinerkrankungen und Malignome

Neurologische Erkrankungen und Leberstoffwechselstörungen, z. B. Porphyria hepatica, eine nicht seltene Störung des Leberstoffwechsels, sind oft von Hypertrichosen begleitet; die verstärkte Behaarung entwickelt sich bei dieser Erkrankung nur an sonnenexponierten Hautstellen, im Gesicht und an den Handrücken. Bei der Porphyria cutanea tarda, besonders in ihrer toxischen Variante als Folge einer Hexachlorbenzolvergiftung, kann exzessives Haarwachstum am gesamten Körper eintreten.

Bei Anorexie entwickelt sich nur selten eine Hypertrichose, meist tritt als Folge des Nährstoffmangels als gegenteiliger Effekt die Rückbildung von Terminalhaaren zu Lanugohaaren ein. Eine Vermehrung der Vellushaare am Körper findet sich in seltenen Fällen bei Anorexie, bei Bulimie und bei Unterernährung.

Funktionsstörungen des Hypothalamus bei Enzephalitis oder nach Schädel-Hirn-Trauma sind häufig von verstärktem Haarwachstum begleitet. Auch Dermatomyositis, Poliomyositis, Hepatitis und Epidermolysis bullosa dystrophicans können zu einer Hypertrichosis lanuginosa führen.

Hypertrichosis lanuginosa acquisita, die in jedem Lebensalter mögliche Ausbildung von langen Lanugohaaren im Gesicht oder sogar am gesamten Körper, weist nicht nur auf das Bestehen systemischer Entzündungen hin, sondern ist häufig ein Indiz für die Entwicklung bösartiger Neubildungen innerer Organe (Lunge, Dickdarm, Prostata, Brust). Ferner führen auch Tumore glatter Muskeln, Hirntumore und Neurofibrome zu Hypertrichosen. Bei Leukämie kann ebenfalls eine Vermehrung der Körperbehaarung auftreten. Die Hypertrichosis lanuginosa acquisita gehört diesen Beobachtungen nach zu den paraneoplastischen Syndromen. Die Geschwindigkeit des Haarwachstums ist unterschiedlich: entweder wachsen die Haare sehr langsam oder auffallend rasch, unter Umständen sogar bis zu 2,5 cm pro Woche, und erreichen Längen bis zu 15 cm.

Eine Hypertrichosis lanuginosa acquisita entwickelt sich oft schon Jahre vor dem Manifestwerden eines Tumors und sollte Anlass zu einer kompletten Untersuchung des Patienten sein, um den sich langsam ausbildenden Tumor in einem frühen Stadium zu erkennen und rechtzeitig behandeln zu können.

Infektionen

Unter den Infektionen, die zu Hypertrichosen führen, steht an erster Stelle das erworbene Immundefizienzsyndrom (AIDS).

Eine Hypertrichose der Wimpern muss immer an das Vorliegen einer HIV-Infektion denken lassen.

Vergiftungen

Eine chronische Quecksilbervergiftung ist häufig von einer reversiblen Hypertrichose begleitet.

Medikamente

Minoxidil Das häufig oral eingesetzte Antihypertensivum verursacht bei allen Patienten eine mehr oder weniger starke Hypertrichose. Die pharmakologischen Wirkungen, über die die Hypertrichose durch Minoxidil zustande kommt, wurden bereits in ▶ Abschn. 7.5.2 besprochen. Das verstärkte Haarwachstum beginnt meist an den Wangen (▫ Abb. 11.8) und an der Stirn, wobei sogar ein Zusammenwachsen von Augenbrauen und Stirn-Haar-Grenze erfolgen kann. In Einzelfällen entwickelt sich ein derart starkes Haarwachstum am Körper (Rücken, Oberschenkel), dass Patientinnen die Weiterbehandlung mit Minoxidil ablehnen (▶ Abb. 7.13). Für Frauen besonders störend ist die Hypertrichose am Rücken (▫ Abb. 11.9), an der Innenseite der Oberschenkel und am Unterbauch. Die Beobachtung der nach oralen Minoxidil-Gaben regelmäßig einsetzenden Hypertrichose führte zur topischen Anwendung dieses Wirkstoffs in 2- bis 5%iger Konzentration bei Haarausfall. Eine nach lokaler Anwendung von Minoxidil einsetzende Hypertrichose tritt vereinzelt als Folge des Verrinnens der Wirkstofflösung bei der Applikation auf, bleibt aber auf Stirn und Wangen beschränkt.

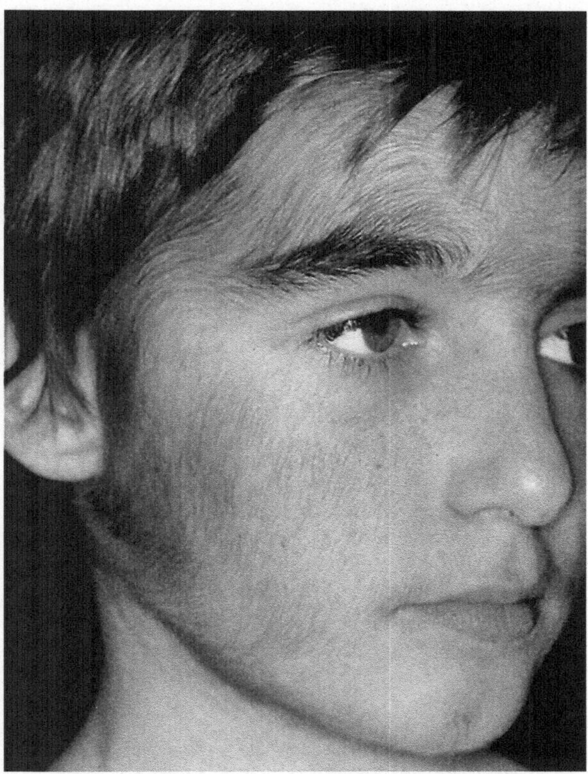

▫ **Abb. 11.8** Hypertrichose durch Minoxidil im Gesicht (Aus Braun-Falco et al. 2005)

Antiepileptika Phenytoin, Diphenylhydantoin, Carbamazepin, Valproinsäure und Clonazepam können Hypertrichosen verursachen, wahrscheinlich über einen zentralnervösen Effekt.

Antidepressiva Einige häufig eingesetzte Antidepressiva, die selektiv die Wiederaufnahme von Serotonin hemmen, wie z. B. Clomipramin, verursachen oft unerwünschte Wirkungen an der Haut, so auch Hypertrichosen.

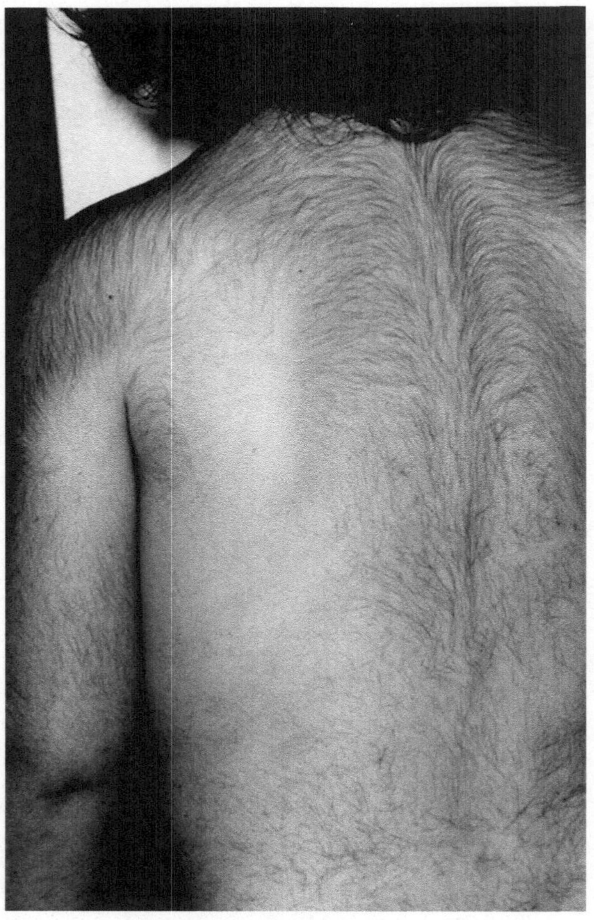

Abb. 11.9 Hypertrichose durch Minoxidil am Rücken (Mit freundlicher Genehmigung von Galderma/DermQuest.com)

Vasodilatanzien Diazoxid führt bei 50–100% der behandelten Kinder, aber nur bei 1% der Erwachsenen zu einer Hypertrichose. Als Ursache für diesen Unterschied wird die bei Kindern erhöhte Gefäßempfindlichkeit gegenüber Vasodilatanzien angenommen. Für den Einsatz zur Förderung des Haarwachstums erwies sich Diazoxid als ungeeignet.

Glaukommittel Die lokale Anwendung der Glaukommittel Azetazolamid, Bimatoprost und Latanoprost am Auge führt häufig zu einer Hypertrichose der Wimpern und Augenbrauen. Dies wird mit einer Steigerung metabolischer Prozesse und einer erhöhten Prostaglandinsynthese erklärt (▶ Abb. 7.16). Die Stimulierung des Haarwachstums durch lokale Anwendung von Latanoprost ließ sich auch im Tierversuch (Affen) reproduzieren; als Haarwuchsmittel beim Menschen sind diese Glaukommittel aus pharmakologischen Gründen jedoch ungeeignet.

Glukokortikoide Im Rahmen eines medikamentösen Morbus Cushing, z. B. bei einer überdosierten inhalativen Glukokortikoidbehandlung bei Kindern oder auch bei lang dauernder topischer Anwendung, können Glukokortikoide verstärktes Haarwachstum verursachen. So entstehen Hypertrichosen häufig als Folge eines Missbrauchs lokaler Glukokortikoidpräparationen, wie sie Angehörige der schwarzen Hauttypen zur Aufhellung ihrer Hautfarbe kritiklos anwenden. Auch Mütter von Kindern mit atopischer Dermatitis applizieren gegen ärztlichen Rat über lange Zeiträume glukokortikoidhaltige Präparationen auf die Haut der ihnen anvertrauten kleinen Patienten, um »ein schönes Kind zu haben«. Dies bessert zwar die Hautkrankheit, verursacht aber neben anderen unerwünschten Effekten auch eine Hypertrichose an den Anwendungsstellen,

Zytostatika Unter einer Behandlung mit Zyklosporin in niedrigen Dosen tritt bei 24–94% der Patienten eine Hypertrichose auf, in hohen Dosen gegeben führt Zyklosporin zur diffusen Alopezie, der klassischen unerwünschten Wirkung zahlreicher Chemotherapeutika. Wird Empfängern von Organtransplantaten statt Zyklosporin ein anderer Hemmstoff der Zytokinbildung verabreicht, wie z. B. der Calcineurin-Inhibitor Tacrolimus, so bessert sich zwar kurzfristig die Hypertrichose, aber es muss fast immer wegen einer drohenden Transplantatabstoßung bald wieder auf Zyklosporin umgestellt werden

Biologika Hemmstoffe des Epidermal-growth-factor-Rezeptors (EGFR) wie Erlotinib, Cetuximab und Geftinib verursachen einerseits ein diffuses Effluvium am Kopf und einen Verlust von Wimpern und Augenbrauen, andererseits kann auch ein übermäßiges Längenwachstum mit Trichorrhexis von Wimpern und Augenbrauen einsetzen. Die langen Wimpern können sogar zu Verletzungen der Hornhaut des Auges führen. Wie es einmal zur Hypertrichose und ein anderes Mal zu Haarverlust durch dieselben Pharmaka kommen kann, ist nicht klar. Auch Efalizumab, ein humanisierter monoklonaler Antikörper, der die Aktivierung, Transmigration und Reaktivierung von T-Zellen blockiert und deshalb auch erfolgreich zur Behandlung der Psoriasis vulgaris eingesetzt wird, verursacht bei manchen Patienten verstärktes Haarwachstum.

Antiretrovirale Wirkstoffe Zidovudin, ein Hemmstoff der reversen Transkriptase, führt bei manchen Patienten zur Hypertrichose.

Weitere Medikamente, deren Verabreichung zu einer Hypertrichose führen kann In alphabetischer Reihenfolge: ACTH, Anabolika, Androgene, Azetazolamid, Gonadotropine, Metyrapon, Penicillamin und Progesteronderivate. Zum Teil kommt die Hypertrichose über hormonale Effekte zustande: Bei Frauen entwickelt sich dann das charakteristische Bild des Hirsutismus, also ein verstärktes Haarwachstum an Stellen, wo beim Mann unter dem Einfluss von Androgenen die typische Behaarung auftritt.

Anabolika Wie bereits oben erwähnt, ist besonderes Augenmerk auf die Einnahme von Anabolika zu richten. Sportlerinnen sind danach gezielt zu befragen.

Lokale Entzündungen

Hypertrichosen können auf eine lang dauernde mechanische oder thermische Irritation der Haut zurückgehen. Auch unspezifische Entzündungen der Oberhaut (Druck, Kratzeffekte) und der tieferen Hautschichten (Venenentzündung) können über den Effekt der Durchblutungssteigerung zu einer Verstärkung der Behaarung führen.

Bekannteste Ursachen für eine postinflammatorische, in der Regel spontan reversible Hypertrichose

- Postläsionale Hypertrichose unter einem Gipsverband
- Prätibiale Hypertrichose, die sich über den Arealen eines Myxödems (bei Schilddrüsenstörungen auftretende Schwellung an der Vorderseite der Unterschenkel) entwickelt
- Hypertrichose nach PUVA-Behandlung von Schuppenflechte (Psoriasis vulgaris) oder Weißfleckenkrankheit (Vitiligo), die sich als unspezifische Folge der phototoxischen Entzündung an den bestrahlten Hautstellen entwickelt; mit der UVA-Strahlung hat die Vermehrung der Behaarung direkt nichts zu tun
- Hypertrichose an Stellen eines Henna-Temptoos, einer »weichen« Tätowierung durch Aufbringung von Farbstoffen ohne kontaktallergische Entzündung; der Entstehungsmechanismus dieser vermehrten Behaarung ist unklar

11.3.3 Behandlung

Wegen Hypertrichosen suchen in der Regel nur Frauen ihren Arzt auf. Es muss entschieden werden, ob eine genetisch bedingte Vermehrung dunkler Haare vorliegt oder ob die Hypertrichose als Zeichen einer Erkrankung zu werten ist. Durch lokale Reizungen bedingte Hypertrichosen sind meist leicht zu erkennen. Bei medikamentös bedingten Hypertrichosen sollte versucht werden, das verursachende Medikament durch ein anderes zu ersetzen.

Hormonal bedingte Hypertrichosen lassen sich meist im Rahmen der Zusammenarbeit von Endokrinologen, Internisten, Gynäkologen und Dermatologen durch Behebung der zugrunde liegenden Störung zum Verschwinden bringen. Dies wird in ► Abschn. 11.4 über Hirsutismus ausführlich erörtert.

Eine medikamentös induzierte Hypertrichose bedarf keiner Behandlung. Nach Absetzen des Pharmakons verschwindet der vermehrte Haarwuchs. Ist ein Absetzen aus medizinischen Gründen nicht möglich, sollte zu einer regelmäßigen Elektrorasur geraten werden. Auch der mögliche Einsatz von Depilationscremes sollte mit den Betroffenen besprochen werden.

Bei der Behandlung angeborener Hypertrichosen bleibt meist nur die Epilation. Für Kinder eignet sich am besten die Elektrorasur. Bei den verschiedenen behaarten Nävi muss in Abhängigkeit von Aussehen, Größe und Lokalisation eine chirurgische Intervention überlegt werden. Größere Tierfellnävi sollten wegen der Möglichkeit einer späteren malignen Entartung (Melanomentstehung) schon vor der Pubertät in mehreren Schritten chirurgisch entfernt werden. Besteht ein Tierfellnaevus im Gesicht (◘ Abb. 11.2), ist meist keine Behandlung möglich.

Als letztes Mittel bei nicht feststellbarer Ursache der Hypertrichose bleibt nur die symptomatische Beseitigung der unerwünschten Behaarung, wie sie in ► Kap. 12 besprochen wird.

11.4 Hirsutismus

11.4.1 Definition

Die Bezeichnung Hirsutismus stammt vom lateinischen Wort »*hirsutus*« (haarig). Als Hirsutismus wird bei Frauen die Umwandlung von Lanugohaaren in Terminalhaare mit deutlicher Ausprägung des männlichen Behaarungsmusters als Folge einer androgenen Stimulation bezeichnet. Im Durchschnitt der Bevölkerung in Europa und Nordamerika liegt bei etwa 10% der Frauen im gebärfähigen Alter ein Hirsutismus vor, in verschiedenen Statistiken werden Prozentsätze zwischen 5% und 15% angegeben. Bevorzugte Stellen sind Körperareale, an denen sich unter dem Einfluss der Androgene beim geschlechtsreifen Mann Terminalhaare entwickeln, also Oberlippe (◘ Abb. 11.1), Kinn, Unterbauch bis zum Nabel und Oberschenkelinnenseiten, selten auch Brust, Rücken und Extremitäten. Die Behaarung des Unterbauchs und der Oberschenkelinnenseiten ergibt bei der hirsuten Frau ein rhombusartiges Bild der Genital- und Perigenitalbehaarung. Wie in der Schedelschen Weltchronik beschrieben und mit einer Abbildung belegt (◘ Abb. 11.10), war der Hirsutismus schon im 15. Jahrhundert bekannt.

Bestehen zusätzlich zum Hirsutismus noch weitere Zeichen einer Vermännlichung, liegt eine **Virilisierung**

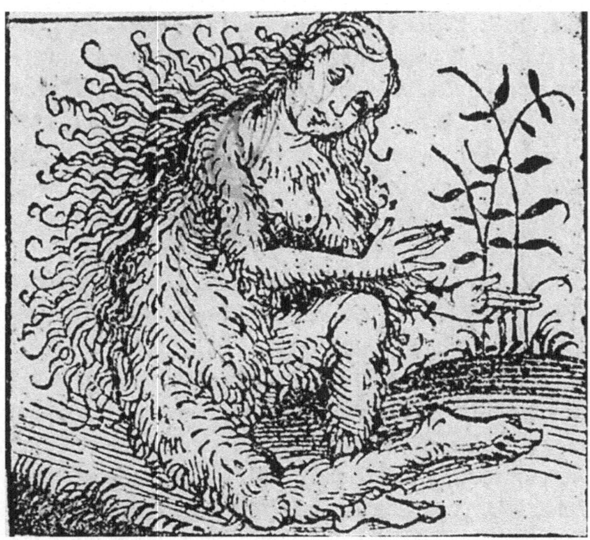

Abb. 11.10 Hirsutismus. Darstellung aus der Schedelschen Weltchronik (1493) (Hartmann Schedel (1440-1514) Nuremberg Chronicle/de.wikipedia.org)

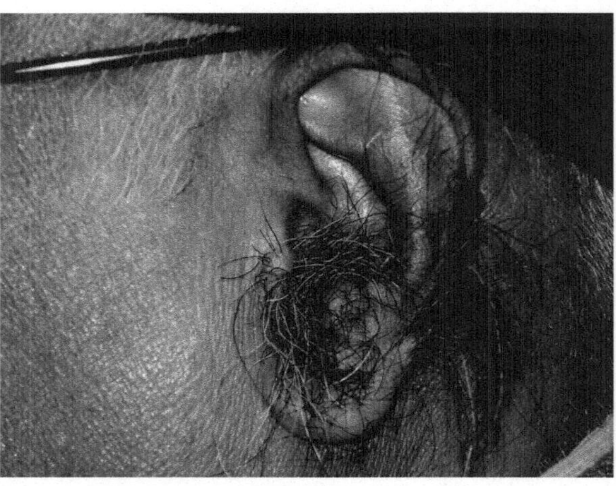

Abb. 11.11 Hirsutismus am Ohr (Mit freundlicher Genehmigung von Galderma/DermQuest.com)

vor (s. unten). Diese ist immer androgenbedingt, ein Hirsutismus dagegen beruht unter Umständen auch auf einer genetisch bedingten erhöhten Androgenempfindlichkeit des »Zielorgans« Haarfollikel. Als Folge der androgenen Stimulation entwickelt sich dann auch beim weiblichen Geschlecht eine androgenetische Alopezie.

11

Eine Hyperandrogenämie kann also bei derselben Patientin eine Hypertrichose (Hirsutismus) und Haarausfall verursachen. Erfolgt dies bei jungen Frauen, besteht der Verdacht, dass ein androgenproduzierender Tumor der Ovarien oder der Nebennieren vorliegt; entsprechende Untersuchungen sind sofort zu veranlassen.

Im Klimakterium geht der Hirsutismus (mit und ohne androgenetisches Effluvium, je nach genetischer Veranlagung) auf das Überwiegen der Androgene zurück (Involution des Ovars, Verminderung der androgentransportierenden Proteine bei unveränderter Androgenbildung in den Nebennieren).

Ursachen von Hirsutismus

1. Hormonale Störungen (Hyperandrogenämie)
2. Iatrogener Hirsutismus durch Medikamente (systemische Gabe von Zyklosporin, Diazoxid, Glukokortikoiden oder Minoxidil)
3. Veranlagung, meist bedingt durch ererbte Überempfindlichkeit der Haarfollikel gegenüber Androgenen; hier liegt oft eine von erhöhten Androgenspiegeln unabhängige Form des Hirsutismus vor

Ein hormonal bedingter Hirsutismus entwickelt sich als Folge von

- ovariellen Störungen,
- adrenalen Störungen,
- Verschiebungen hormonaler Gleichgewichte, im Klimakterium z. B. als Folge einer Verminderung des Sex-hormone-binding-Globulins (SHBG).

Begünstigt wird das Auftreten eines Hirsutismus durch eine erhöhte Empfindlichkeit der Zielzellen. Nach Ausschluss aller krankhaften Veränderungen muss immer auch an einen **idiopathischen**, d. h. familiären oder bei Südländerinnen nicht seltenen hauttypbedingten Hirsutismus gedacht werden. Mit der Verbesserung der hormonalen Diagnostik verringert sich allerdings die Häufigkeit, mit der die Diagnose »idiopathischer Hirsutismus« gestellt wird, inkretorische Störungen können heute besser diagnostiziert werden als früher.

Bei jeder Frau mit stärkerem Hirsutismus sollten internistische, gynäkologische und endokrinologische Untersuchungen veranlasst werden.

11.4.2 Klinisches Bild

Häufigkeit

Durchschnittlich beträgt die Häufigkeit von Hirsutismus bei weißen Frauen 10%. Beim Pigmentierungstyp IV (mediterraner Hauttyp) liegt sie allerdings höher, was wahrscheinlich lediglich auf die bessere Sichtbarkeit dunkler Haare zurückgeführt werden kann.

Beginn und Verlauf

Als erstes Symptom tritt in der Regel eine vermehrte Behaarung an der Oberlippe auf, die auch bei blonden

◻ **Abb. 11.12** Hirsutismus an der Brust einer Frau (Mit freundlicher Genehmigung von Galderma/DermQuest.com)

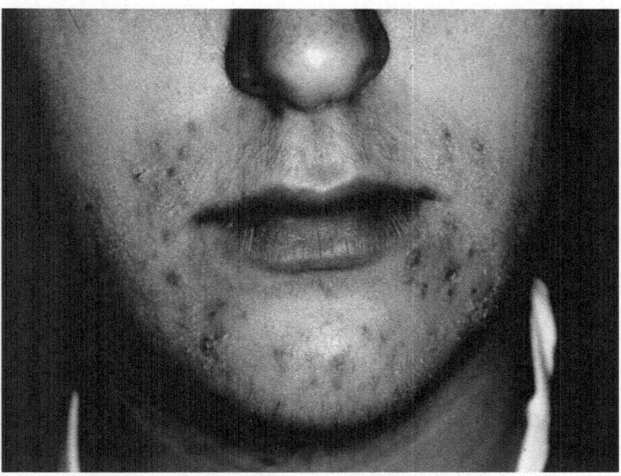

◻ **Abb. 11.13** SAHA-Syndrom (Seborrhö – androgenetische Alopezie – Hirsutismus – Acne vulgaris) (Mit freundlicher Genehmigung von Galderma/DermQuest.com)

Frauen deutlich zu erkennen ist. Die verstärkte, dunkle Behaarung greift dann auch auf Kinn und Wangen über. Bei älteren Frauen kann sich eine dichte, dunkle Behaarung an den Oberlippen und am Kinn entwickeln, auch die Innenseite der Ohrmuschel ist oft mit langen Haaren besetzt (◻ Abb. 11.11). Am Körper treten ebenfalls störende dunkle Haare auf, so z. B. zirkulär um die Brustwarze (◻ Abb. 11.12) oder in der Nabelgrube. Nur selten beginnt ein Hirsutismus als Folge einer relativen Hyperandrogenämie erst im Klimakterium.

Nicht auf einem Malignom beruhender Hirsutismus tritt zur Zeit der Pubertät oder im Erwachsenenalter auf und geht in der Regel auf einen androgenproduzierenden Tumor zurück. Dies schließt das polyzystische Ovarialsyndrom und die kongenitale adrenale Hyperplasie ein.

> **Ein Neuauftreten oder eine rasche Verstärkung des Hirsutismus bei erwachsenen Frauen sollte den Verdacht auf die Entwicklung eines androgenproduzierenden Tumors lenken.**

Nicht selten entwickelt sich bei jungen Frauen ein Hirsutismus gleichzeitig mit einer deutlichen Gewichtszunahme; Fettleibigkeit verbunden mit Insulinresistenz gehört zu den kausalen Faktoren für bestimmte Formen des Hirsutismus bei Frauen.

Auch nach Absetzen oraler Kontrazeptiva kann ein Hirsutismus beginnen.

Ein Hirsutismus bleibt in der Regel bis zur Menopause bestehen, d. h. bis zur Abnahme der in den Ovarien gebildeten Androgene.

Virilisierung und Androgenisierung

Bei **Virilisierung** (Maskulinisierung) bestehen zusätzlich zum Hirsutismus weitere Zeichen der Vermännlichung wie

- tiefe Stimme,
- Zunahme der Muskelmasse,
- Zurückweichen der Stirn-Haar-Grenze an den Schläfen,
- ölige Haut,
- Hypertrophie der Klitoris,
- psychologische Veränderungen wie gesteigerte Libido und Neigung zu aggressivem Verhalten.

Als **Androgenisierung** wird das gleichzeitige Vorkommen von **S**eborrhö, androgenetischer **A**lopezie, **H**irsutismus und **A**cne vulgaris (SAHA-Syndrom) bezeichnet – alles Zeichen einer androgenen Stimulation bei genetischer Empfindlichkeit des Talgdrüsen-Follikel-Apparats (◻ Abb. 11.13).

11.4.3 Beurteilung und Klassifizierung

Anamnese

Zunächst muss bei jeder Patientin mit Hirsutismus festgestellt werden, wie lange die unerwünschte Behaarung bereits vorliegt und ob eine Neigung zum Hirsutismus besteht. Der Zeitpunkt des Auftretens der unerwünschten Behaarung hängt von der Ursache ab. In der Pubertät ist in erster Linie an die idiopathische Form, an ein polyzystisches Ovarialsyndrom und an eine kongenitale adrenale Hyperplasie zu denken. Im vorgerückten Alter liegt oft eine Verminderung des SHBG vor (► Abschn. 11.4.4).

Bei jeder Patientin mit Hirsutismus ist eine gynäkologische Anamnese zu erheben (Zyklusstörungen, Infertilität), dann ist nach Zeichen einer Virilisierung zu fragen (Änderung der Stimmlage, Zunahme der Muskelmasse). Auch möglicherweise vorliegende Stoffwechselstörungen wie auffallende Gewichtszunahme oder Diabetes mellitus sind hier zur Beurteilung wichtig. Nach einer Acanthosis nigricans ist zu suchen, d. h. nach flächigen, pigmentierten, warzigen Wucherungen an der Haut, bevorzugt in den Achselhöhlen, im Genitalbereich, an den Oberschenkelinnenseiten, in den großen Gelenkbeugen und im Gesicht als Zeichen der Insulinresistenz. Zuletzt sollte die Patientin alle von ihr in den letzten 3 Monaten eingenommenen Medikamente aufzählen. Aus dem ersten Arztgespräch lassen sich bereits wertvolle Hinweise gewinnen, ob hier ein idiopathischer, ein hormonaler oder ein stoffwechselbedingter Hirsutismus vorliegt. Danach richtet sich das weitere Vorgehen.

Graduierung

Nach der Klassifizierung von Ferriman und Gallway wird der Hirsutismus je nach Stärke der Behaarung an 11 bei der Frau normalerweise nicht behaarten Arealen in vier Stufen eingeteilt:

1. Oberlippe,
2. Kinn,
3. Brust,
4. Oberarme,
5. Unterarme,
6. obere Rückenpartie,
7. untere Rückenpartie,
8. Oberbauch,
9. Unterbauch,
10. Oberschenkel,
11. Unterschenkel.

Die Stärke der Behaarung wird mit 0 (keine Terminalhaare) bis 4 (männlicher Behaarungstyp) beurteilt, die erhaltenen Zahlenwerte werden addiert. Ab einem Score von 8 liegt ein Hirsutismus vor; bei den meisten Frauen, die wegen unerwünschter Behaarung ärztlichen Rat suchen, ergibt sich ein Score von mindestens 15, aber schon mit einem Score < 3 findet sich die Frau selbst »stark behaart«, mit einem höheren Score ergibt die Selbsteinschätzung eine »Störung der Behaarung«. Die Höhe des Score korreliert annähernd mit dem Ausmaß der Hyperandrogenämie.

Eine andere Klassifizierung beurteilt die Schwere der Störung nach der Anzahl der vom Hirsutismus betroffenen Hautstellen: Behaart sind

- bei Grad 1 Oberlippe, Brust und Unterbauch,
- bei Grad 2 zusätzlich Kinn, Wangen und Innenseite der Oberschenkel,
- bei Grad 3 auch noch Handrücken, Gesäß, Schulter und vorderer Brustabschnitt.

11.4.4 Hormonale Ursachen

Das Leitsymptom des Hirsutismus ist praktisch immer eine metabolisch oder neoplastisch verursachte Erhöhung des Androgenspiegels, meist bei gleichzeitig bestehender verstärkter Empfindlichkeit der haarbildenden Zellen gegenüber Dihydrotestosteron. Als Ausnahme gilt die genetisch bedingte, exzessiv erhöhte Empfindlichkeit der Androgenrezeptoren im Follikel, die selbst bei normalen Androgenspiegeln zu Hirsutismus führt.

Bei 95% der Frauen mit Hirsutismus als Folge erhöhter Androgenspiegel liegen kombinierte ovarielle und adrenale Ursachen vor. Rein ovarielle Störungen finden sich in etwa 2% der Fälle von Hirsutismus, rein adrenale in etwa 3%. In vielen Fällen ist auch die Hypophyse an der Verschiebung der hormonalen Gleichgewichte beteiligt. Testosteron, Androstendion, Dehydroepiandrosteron und Dehydroepiandrosteronsulfat sind die wichtigsten Androgene bei der Frau. Die beiden letztgenannten Hormone werden nur in der Nebennierenrinde produziert, die beiden erstgenannten in der Nebenniere **und** im Ovar. Aus Dehydroepiandrosteron entsteht etwa die Hälfte des Testosterons.

Androgene sind im Serum an Transportproteine, zu fast 70% an das Sex-hormone-binding-Globulin (SHBG) gebunden. Sie liegen also nicht in freier, biologisch aktiver Form vor. Eine Abnahme der Androgen-Transportproteine kann zu einer Erhöhung der Spiegel an freien Androgenen führen. Eine Hyperandrogenämie bremst die Synthese der Transportproteine in der Leber und führt so zu einer weiteren Zunahme des biologisch verfügbaren Testosterons, was einen Circulus vitiosus ergibt. Dadurch werden die Follikel der Vellushaare stimuliert und zur Bildung von Terminalhaaren angeregt. ◘ Tab. 11.1 gibt eine Übersicht über die möglicherweise zu Hirsutismus führenden hormonellen Störungen.

Adrenale Ursachen

Adrenale Ursachen von Hirsutismus

- Kongenitale adrenale Hyperplasie
- Adrenale Hyperplasie
- Adrenogenitales Syndrom (kongenital oder erworben)
- Inkretorisch wirksame Tumore der Nebennierenrinde

Kongenitale adrenale Hyperplasie

Als kongenitale adrenale Hyperplasie (CAH) wird die genetisch bedingte Störung der Biosynthese von Kortisol bezeichnet. Der Kortisolmangel bedingt eine Steigerung der Ausschüttung von ACTH (adrenokortikotropes Hormon)

Tab. 11.1 Mögliche hormonale Ursachen von Hirsutismus

Ursache	Syndrom
Adrenal	Kongenitale adrenale Hyperplasie
	Erworbene adrenale Hyperplasie
	Kongenitales adrenogenitales Syndrom
	Erworbenes adrenogenitales Syndrom
	Nebennierenrindentumore
Ovariell	Polyzystisches Ovarialsyndrom
	HAIR-AN-Syndrom
	Östrogendefizit plus Androgenvermehrung
	Luteome
	Gonadendysgenesie
Hypophysär	Hypophysärer Morbus Cushing
	Eosinophiles Hypophysenvorderlappenadenom
	Achard-Thiers-Syndrom
	Morgagni-Steward-Morel-Syndrom

durch die Hypophyse und damit eine Proliferation der Zellen im Nebennierenmark mit vermehrter Bildung von Androgenen. Bei jungen Frauen, die an Hirsutismus und unregelmäßigen Zyklen leiden, besteht manchmal eine leichte CAH. Die Behandlung ist in solchen Fällen meist mit geringen Dosen von oralen Kortikosteroiden erfolgreich, die Zeichen der Hyperandrogenämie verschwinden.

Adrenale Hyperplasie im Erwachsenenalter

Eine im späteren Lebensalter auftretende adrenale Hyperplasie führt ebenfalls zu Hirsutismus, dessen Zeichen aber bei dieser Erkrankung plötzlich und massiv auftreten. In einem großen Kollektiv war die »klassische« adrenale Hyperplasie (AH) in 0,6% und die »nichtklassische« adrenale Hyperplasie (NAH) in 1,6% der Fälle Ursache für den vorliegenden Hirsutismus. Bei einer plötzlichen Verschlechterung der klinischen Symptome des Hirsutismus sollte eine sofortige Untersuchung des Hormonstatus erfolgen.

Adrenogenitales Syndrom

Das adrenogenitale Syndrom (AGS) entsteht als Folge eines schon in der Kindheit manifesten genetischen Enzymdefekts mit verminderter Kortisolproduktion, kompensatorisch gesteigerter ACTH-Ausschüttung und damit verbundener vermehrter Androgenbildung. Ein erst im späteren Lebensalter auftretendes »**erworbenes**« adrenogenitales Syndrom bleibt wegen seiner geringen und oft unklaren Symptomatik in der Regel lange unerkannt.

Nebennierenrindentumore

Hirsutismus wird häufig verursacht durch

- Neoplasien in den Nebennieren,
- ein androgenausschüttendes Adenom (adrenaler Morbus Cushing),
- ein hormonproduzierendes aktives Nebennierenrindenkarzinom.

In einer großen Studie lag bei 0,2% der Patientinnen ein androgenproduzierender Tumor der Nebennieren vor.

Ovarielle Ursachen

Störungen der Eierstöcke sind die häufigsten Ursachen für hormonal bedingten Hirsutismus.

Ovarielle Ursachen von Hirsutismus

- Polyzystisches Ovarialyndrom
- HAIR-AN-Syndrom
- Östrogendefizit plus Androgenvermehrung
- Luteome
- Gonadendysgenesie

Polyzystisches Ovarialsyndrom (PCOS)

Das PCOS oder Stein-Leventhal-Syndrom, eine Funktionsstörung des Ovars mit vermehrter Produktion von Androgenen, gehört zu den mit Abstand häufigsten Ursachen von ovariell bedingtem Hirsutismus. Die klassischen Symptome sind menstruelle Dysfunktion und Hyperandrogenämie, die zu Hypertrichose, Akne und androgenetischer Alopezie führt. Die Diagnose der polyzystischen Ovarien erfolgt durch eine Untersuchung mittels Ultraschall. Die Prävalenz liegt zwischen 6% und 8%. Nach den neuen Rotterdam-Kriterien liegt bei 91% der anovulatorischen Frauen mit normalen Östrogen- und Gonadotropinspiegeln ein PCOS vor. Das PCOS ist ein heterogenes Syndrom mit hyperandrogener Anovulation, oft kombiniert mit insulinresistenter Hyperinsulinämie.

Die beim PCOS vorliegenden genetischen Störungen betreffen

1. die Sekretion und Wirkung der Gonadotropine,
2. die Sekretion und Wirkung von Insulin,
3. den Energiehaushalt und das Körpergewicht,
4. die Biosynthese sowie die Wirkung der Androgene.

Insulin stimuliert die Androgensekretion des Ovars und hemmt die Sekretion von SHBG in der Leber. Dadurch ergibt sich ein hoher Spiegel von freien Androgenen. In einer Studie mit über 1000 Patientinnen war in über 80% der Fälle ein PCOS Ursache des vorliegenden Hirsutismus.

Es besteht folgendes Spektrum an Therapiemöglichkeiten:

- Gabe eines Östrogen-Gestagen-haltigen Kontrazeptivums,
- Verkauterung der Oberfläche des Ovars (*ovarian drilling*),
- bei Kinderwunsch Ovulationsinduktion durch Gonadotropine oder Clomifen,
- letztlich auch In-vitro-Fertilisation.

Die Auswahl der geeigneten Therapie obliegt dem Gynäkologen nach Absprache mit der Patientin.

HAIR-AN-Syndrom

Das HAIR-AN-Syndrom setzt sich zusammen aus

- Hyperandrogenämie,
- Insulinresistenz (verminderte Anzahl oder reduzierte Sensibilität der Insulinrezeptoren) und
- Acanthosis nigricans.

Nach den Ergebnissen der o. g. Studie war dieses Syndrom in 3,1% der Fälle Ursache für den Hirsutismus. Die aus der Insulinresistenz resultierende Hyperinsulinämie führt über biochemische Interaktionen zu einer ovariell bedingten Hyperandrogenämie.

11

Östrogendefizit und relative Androgenvermehrung in der Menopause

Diese verursachen androgen bedingte Symptome, so auch Hirsutismus. Neben den beiden oben beschriebenen definierten Syndromen PCOS und HAIR-AN kann sowohl eine Verschiebung des Östrogen-Androgen-Gleichgewichts als auch eine Verminderung der Androgen-Transportproteine bei Frauen in der Menopause zu Hyperandrogenämie und Hirsutismus führen. Bei entsprechender genetischer Disposition verursacht die Hyperandrogenämie auch eine Übersteigerung des Haarzyklus in genetisch fehlprogrammierten Follikeln und damit eine androgenetische Alopezie.

Luteome

In der Schwangerschaft entstehende Luteome führen zu Schwangerschaftshirsutismus und -virilisierung.

Gonadendysgenesie

An letzter Stelle der Ursachen für ovariell bedingten Hirsutismus ist die angeborene Gonadendysgenesie mit Pseudohermaphroditismus femininus zu nennen.

Hypophysäre Ursachen

In ihrer Häufigkeit treten die hypophysären Ursachen eines Hirsutismus gegenüber den adrenalen und ovariellen Ursachen weit in den Hintergrund.

Hypophysäre Ursachen von Hirsutismus

- Hypophysärer Morbus Cushing, auch als Folge einer Glukokortikoidbehandlung
- Eosinophiles Hypophysenvorderlappenadenom, klinisch durch das Auftreten einer Akromegalie charakterisiert
- Achard-Thiers-Syndrom (»Diabetes bärtiger Frauen«), verursacht durch ein basophiles Hypophysenadenom, seltener entwickelt sich ein Achard-Thiers-Syndrom bei Nebennierenrindentumoren; neben Hirsutismus, manchmal auch Virilismus, bestehen die Zeichen des Morbus Cushing – Stammfettsucht und Überfunktion der Nebennierenrinde sowie Diabetes mellitus
- Morgagni-Steward-Morel-Syndrom (Morgagni-Syndrom), charakterisiert durch die Symptome des Achard-Thiers-Syndroms mit zusätzlicher Hyperostosis frontalis interna, einer Knochenwucherung an den Innenseiten der Stirnbeine

Verringerte SHBG-Synthese

Eine verminderte Bildung von SHBG in der Leber mit einem sich daraus ergebenden Anstieg der freien, bioaktiven Androgene erfolgt bei

- Fettsucht,
- Akromegalie,
- Unterfunktion der Schilddrüse,
- therapeutischer Verabreichung von Androgenen (Androgene bremsen die Synthese von SHBG) oder von Glukokortikoiden.

Die genannten Störungen führen als Folge der Vermehrung freier Androgene zu Hirsutismus. Auf die Verringerung der SHBG-Produktion in der Leber bei (endogener) Hyperandrogenämie wurde bereits weiter oben hingewiesen. Über diesen Mechanismus kann sich ein Circulus vitiosus entwickeln: Vermehrung der freien Androgene – Verminderung der SHBG-Bildung – weitere Vermehrung der freien Androgene und so weiter.

Bei Schilddrüsenüberfunktion, in der Schwangerschaft, bei Leberzirrhose und unter Östrogenmedikation steigt die Synthese von SHBG. Damit erfährt ein eventuell bestehender Hirsutismus Besserung.

11.4.5 Idiopathischer Hirsutismus

Sind keine Hormon- oder Stoffwechselstörungen nachweisbar, handelt es sich um idiopathischen (genuinen, essentiellen) Hirsutismus (▣ Abb. 11.14). Diese Form des Hirsutismus tritt häufig familiär auf. Als Ursache wird

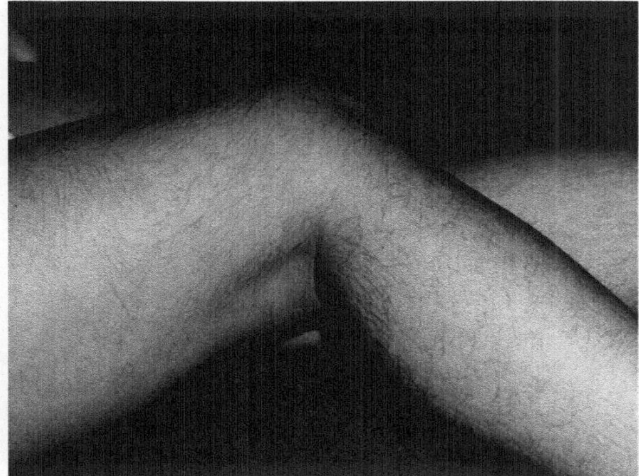

▣ **Abb. 11.14** Idiopathischer Hirsutismus (Mit freundlicher Genehmigung von Galderma/DermQuest.com)

eine vererbte erhöhte Androgenempfindlichkeit des Endorgans, d. h. der Zielzellen in den Haarwurzeln, angenommen. Die Ursache hierfür dürfte in einer gesteigerten Aktivität der Steroid-5α-Reduktase bestehen, des Enzyms, das Testosteron in das an den Haarwurzeln wirksame Dihydrotestosteron umwandelt. Zusätzlich liegt auch noch eine erhöhte Empfindlichkeit der Androgenrezeptoren in den Follikeln vor – ein weiterer Faktor, der das Haarwachstum steigert; bis zur Übersteigerung des Haarzyklus wie bei der androgenetischen Alopezie kommt es jedoch nicht, selbst bei fehlprogrammierten Follikeln. Die Menstruationszyklen der Patientinnen mit idiopathischem Hirsutismus sind unauffällig, ebenso die Androgenspiegel.

Durch die Tatsache, dass eine genetische Veranlagung die häufigste Ursache von Hirsutismus ist, erübrigt sich keineswegs die genaue Untersuchung der Patientinnen. Wichtig sind

- Anamnese,
- Bestimmung von Testosteron und Dehydroepiandrosteronsulfat im Plasma und
- eine genaue gynäkologische Untersuchung.

> **Erst wenn alle Befunde normal sind, darf das Vorliegen eines idiopathischen Hirsutismus angenommen werden.**

11.4.6 Empfohlene Untersuchungen

Nach Erhebung einer genauen Anamnese und nach gynäkologischer Untersuchung sollten zuerst die Spiegel von freiem Testosteron und von Dehydroepiandrosteronsulfat im Plasma untersucht werden (s. oben). Bei erhöhten Testosteron- und/oder Dehydroepiandrosteronwerten erfolgt die Bestimmung weiterer Parameter.

Bestimmungen bei erhöhtem Testosteron und/oder Dehydroepiandrosteron

- Gonadotropine
- 17α-Hydroxyprogesteron vor und 60 Minuten nach Gabe von ACTH
- Kortisol im 24-Stunden-Harn
- Dexamethason-Suppressionstest
- LH-FSH-Ratio
- Östradiolspiegel im Serum als Maß für die ovarielle Aktivität
- 3α-Diol-Glukuronid zu Beurteilung der Aktivität der 5α-Reduktase
- SHBG zur Feststellung der gebundenen Androgene im Serum
- TSH (Thyreotropin) zum Ausschluss von Schilddrüsenstörungen
- Somatotropin zum Ausschluss einer Akromegalie
- Leptinspiegel als Marker für androgensezernierende Tumore (Leptin ist ein von den Fettzellen gebildetes Peptidhormon)
- Prolaktinspiegel; ein erhöhter Prolaktinspiegel kann entweder zu Hirsutismus oder zu einem Effluvium führen (► Abschn. 8.4.2).

Aufgrund der Untersuchungsergebnisse kann eine Zuordnung des vorliegenden Hirsutismus zu anderen Störungen erfolgen:

- Ein idiopathischer Hirsutismus liegt vor, wenn der Menstruationszyklus normal ist und Zeichen einer Virilisierung fehlen.
- Ein polyzystisches Ovarialsyndrom liegt vor, wenn eine leichte Erhöhung der Androgene und der Gonadotropine im Serum besteht.
- Ein adrenogenitales Syndrom ist durch eine leichte Erhöhung der Androgene und durch eine Vermehrung von 17-OH-Progesteron im Serum charakterisiert.
- Finden sich Menstruationsstörungen und eine starke Erhöhung der Androgene bei normalem Progesteron im Serum, muss an einen inkretorisch wirksamen Tumor der Nebennierenrinden bzw. der Ovarien oder bei erhöhten Kortisolwerten an Morbus Cushing gedacht werden.

11.4.7 Behandlung

An erster Stelle steht bei Hirsutismus die Behebung eventuell vorliegender endokriner oder metabolischer Veränderungen. In manchen Fällen ist chirurgisches Eingreifen indiziert, ansonsten genügt meist die medikamentöse Behandlung der nachgewiesenen Störung.

Jede Patientin ist aber auch darauf hinzuweisen, dass sie kaum ohne Epilation zu einem für sich selbst und für ihre Umwelt befriedigenden Aussehen kommen wird.

Ovariell bedingter Hirsutismus

Zur Normalisierung des endokrinen Gleichgewichts bei ovariell bedingtem Hirsutismus eignen sich orale Kontrazeptiva oder Antiandrogene. Orale Kontrazeptiva mit antiandrogener Komponente sind meist die Mittel der 1. Wahl bei jenen Patientinnen mit Hirsutismus, bei denen kein Kinderwunsch besteht. Die im Folgenden angeführten Pharmaka werden je nach Bedarf auch kombiniert verabreicht.

Orale Kontrazeptiva Die Gabe oraler Kontrazeptiva ist die Behandlungsform der 1. Wahl bei ovarieller Hyperandrogenämie. Östrogene führen zu einem Anstieg der SHBG-Produktion und vermindern damit die Menge an freien Androgenen; Gestagene fördern den Testosteronabbau. Vorzugsweise werden heute bei Frauen im gebärfähigen Alter Ovulationshemmer mit einer antiandrogen wirksamen Gestagenkomponente eingesetzt, wobei eine mindestens einjährige Behandlung vorzusehen ist. Bei starkem Hirsutismus sollte an den ersten 10 Zyklustagen **zusätzlich** ein Antiandrogen, z. B. 50 mg Cyproteronacetat verordnet werden.

Antiandrogene Antiandrogene, Cyproteronacetat, Spirinolakton, Flutamid, Finasterid und Medroxprogesteronacetat eignen sich zur Behebung einer Hyperandrogenämie jedweder Ursache und empfehlen sich auch bei idiopathischem Hirsutismus.

Cyproteronacetat Gehemmt wird die Bindung des eigentlichen Effektors Dihydrotestosteron an die Rezeptoren im Follikel. Cyproteronacetat steht hier in Wirkung und Verträglichkeit an erster Stelle. Frauen im gebärfähigen Alter erhalten zyklusgerecht 50 mg Cyproteronacetat, Frauen in der Menopause sollten täglich 25–100 mg über 6–9 Monate einnehmen. Um Rezidive zu vermeiden, wird nach diesem Zeitraum die Cyproteronacetat-Behandlung mit einem Viertel der angegebenen Dosis fortgesetzt. Eine einmal monatlich verabreichte Depotspritze von 300 mg Cyproteronacetat ist genauso wirksam wie orale Gaben, verursacht aber deutlich weniger unerwünschte Effekte wie Nausea und Heißhunger.

Spironolakton Es handelt sich um ein synthetisches Steroid, das zwar ein schwächeres Antiandrogen als Cyproteronacetat ist, jedoch die Steroid-5α-Reduktase hemmt und die Gonadotropinproduktion vermindert, woraus eine Abnahme der im Ovar gebildeten Androgene resultiert. Spironolakton wird an den ersten 10 Zyklustagen in einer Dosis von 100 mg verabreicht (Serum-Kalium-Kontrolle!). Aufgrund der häufigen Nebenwirkungen (Adynamie, Polydipsie/Polyurie, Zyklusstörungen) ist Spironolakton nur bei starkem, gegen andere Pharmaka resistentem Hirsutismus indiziert. Bei oraler Gabe wird Spironolakton in Canrenoat überführt, welches selbst nach i.v.-Gabe als Aldosteronantagonist wirksam ist. Versuche mit der lokalen Anwendung von Canrenoat zur Behandlung von Hypertrichosen bei der Frau wurden wegen mangelnder Erfolge abgebrochen.

Flutamid Das nichtsteroidale Antiandrogen wird bei Hirsutismus in Tagesdosen von 250–300 mg verabreicht. Die Minimaldosis beträgt 125 mg/Tag. In der Regel ist schon nach 3 Monaten eine deutliche Besserung des Hirsutismus zu bemerken. Mit Cyproteronacetat oder Spironolakton muss für einen vergleichbaren Effekt 9 Monate lang behandelt werden.

Finasterid Gehemmt wird die Umwandlung von Testosteron zu Dihydrotestosteron. Finasterid wurde weltweit in Tagesdosen von 5 mg zur Behandlung der Prostatahypertrophie eingesetzt (▶ Abschn. 7.5.3). Bei Hirsutismus lässt sich mit 5 mg Finasterid täglich ein etwa gleich guter Erfolg erzielen wie mit 250 mg Flutamid. Wegen der Gefährdung männlicher Feten ist Finasterid ebenso wie Flutamid **bei Frauen im gebärfähigen Alter strengstens kontraindiziert.** Dies gilt auch für lokale Anwendungen.

Medroxprogesteronacetat Es handelt sich um ein Gestagen, das ebenso wie Finasterid die Steroid-5α-Reduktase hemmt. Verabreicht werden 150 mg pro Monat – eine Behandlung, die Frauen zu Beginn der Menopause wegen der Besserung ihrer klimakterischen Beschwerden besonders schätzen.

Weitere Behandlungsmöglichkeiten

Metformin Insulin-Sensitizer bei Übergangsformen zum HAIR-AN-Syndrom.

Glitazone (Thiazolidindione) Sie werden sonst bei Typ-II-Diabetes eingesetzt und wirken als Antagonisten von Tumornekrosefaktor-α und anderer wichtiger Zytokine.

Hemmstoffe der Steroidsynthese Eine Hemmung der Steroidsynthese, auch der Androgensynthese, und eine damit verbundene Besserung des Hirsutismus lassen sich durch Ketoconazol erzielen. Ketoconazol wurde früher als systemisches Antimyzetikum eingesetzt, da es die Steroidsynthese von humanpathogenen Pilzen blockiert. In der Folge zeigte sich, dass diese Substanz auch die Bildung von Steroidhormonen, insbesondere von Androgenen, im menschlichen Organismus hemmt. Bei Hirsutismus konnten mit Gaben von Ketoconazol gute Resultate erzielt werden. Breit angewendet wird diese Behandlungsform jedoch nicht, da einerseits bessere Möglichkeiten zur Verfügung stehen und andererseits die Hemmung der Steroidsynthese im menschlichen Körper nicht unproblematisch ist. Außerdem zeigt Ketoconazol hepatotoxische Wirkungen.

Bei Hirsutismus durch adrenal bedingte Hyperandrogenämie bremsen Glukokortikoide die ACTH-Ausschüttung und damit auch die Bildung von Androgenen in der Nebennierenrinde.

Myo-Inositol Myo-Inositol (»Muskelzucker«, Inositoltriphosphat) beeinflusst als Second Messenger die Signalübertragung in den Zellen und erhöht den Kalziumgehalt. Beim polyzystischen Ovarialsyndrom bringt die Gabe dieser Substanz eine Besserung der Symptome und ermöglicht bei vielen Frauen wieder einen natürlichen Eisprung. Nach den Ergebnissen einer vor kurzem publizierten Studie verringert Myo-Inositol den Androgenspiegel und bessert die meisten Formen von Hirsutismus. Weitere Ergebnisse sind abzuwarten.

Idiopathischer Hirsutismus

Beim idiopathischen Hirsutismus steht – wenn überhaupt eine Behandlung indiziert ist – in gleicher Weise wie beim ovariellen Hirsutismus die Verabreichung von Antiandrogenen an erster Stelle. Hemmstoffe der Steroid-5α-Reduktase wie Spironolakton, Finasterid oder Medroxyprogesteronacetat.

Lokale Wirkstoffanwendungen

Neben oder nach Durchführung epilierender Maßnahmen (► Kap. 12) wird von manchen Autoren eine Lokalbehandlung mit Finasterid (0,15%) oder Cyproteronacetat (0,3%) empfohlen, um das Nachwachsen der unerwünschten Haare zu verlangsamen.

> **Bei Frauen im gebärfähigen Alter sind sowohl Finasterid als auch Cyproteronacetat selbst für lokale Darreichungen kontraindiziert, sofern nicht ein exakter Konzeptionsschutz vorgenommen wird.**

11.5 Fazit für die Praxis

Generell werden von Ärzten und Patientinnen zu hohe Erwartungen an die komplizierten, teilweise in den Hormonstoffwechsel eingreifenden und nicht immer erfolgreichen Behandlungsmaßnahmen bei Hirsutismus gestellt.

Zwei Behandlungswege sind bei Hirsutismus einzuschlagen:

1. Beseitigung der Ursache (wenn bekannt und möglich) und
2. Epilation.

Die Gabe von Antiandrogenen ist in nicht einmal 50% der Fälle von Hirsutismus erfolgreich. Liegt eine definierte hormonale Störung vor, ist zwar eine kausale Behandlung möglich, aber die Besserung des Erscheinungsbildes lässt oft zu wünschen übrig. Bleiben die Zeichen der Hypertrichose nach kausaler Behandlung des Hirsutismus weiter bestehen, so sollte jeder Patientin klar gemacht werden, dass eine Besserung der optischen Erscheinung in erster Linie durch eine Veränderung der Haardicke und Pigmentierung erreicht werden kann. Dünnere, nur gering pigmentierte Haare stören viel weniger als dicke, dunkle Borsten- und Terminalhaare. Dünne dunkle Haare lassen sich gut durch Wasserstoffperoxid bleichen und fallen dann kaum auf, aber um ein optimales Erscheinungsbild zu erreichen, kommt kaum keine Frau um epilierende Maßnahmen herum, auch nicht bei ursächlich behandelbarem und behandeltem Hirsutismus.

> **Generell ist vor zu großem Optimismus hinsichtlich des Dauererfolgs auch der modernsten epilierenden Maßnahmen zu warnen. Eine dauerhafte Entfernung unerwünschter Behaarung bei Hirsutismus ist mit heutigen Mitteln praktisch nicht realisierbar.**

Zur Erzielung eines zufriedenstellenden Zustands bedarf es ständig wiederholter Epilationen. Auch während der Behandlung der Ursache durch Hormone oder Antiandrogene sollte bereits mit epilierenden Maßnahmen begonnen werden. Nach den neuesten Ergebnissen eignet sich am besten die Kombination einer Laser-Epilation mit lokalen Anwendungen von Eflornithin.

Epilation

12.1 Einführung

12.1.1 Haarentfernung und Schönheitsideal

In heutiger Zeit kommt das Ideal der reinen Nacktheit wieder zu Ehren. Wie 25.000 Jahre alte Höhlenmalereien belegen, wurden schon in der Steinzeit Körperhaare mit geschärften Steinen und Muscheln entfernt. Im Alten Ägypten rückte man unerwünschtem Haar – je nach Sozialstatus – mit Messern aus Gold, Bronze oder Kupfer »auf den Pelz«. Vor 3000 Jahren war in Ägypten auch schon das Enthaaren mithilfe von Wachs bekannt. Im Alten Rom galt Haarlosigkeit bei Männern und Frauen als Schönheitsideal. Besonders tapfer waren die Indianer Südamerikas, die sich ihre Körperhaare einzeln auszupften, wobei die Angehörigen dieser Gruppe weit geringer behaart sind als z. B. der durchschnittliche Europäer. Die Malerei des Mittelalters stellte Männer und Frauen stets haarlos dar, man denke nur an Adam und Eva von Albrecht Dürer (▣ Abb. 12.1).

Zu Beginn des 21. Jahrhunderts wird Haarlosigkeit am Körper in den meisten Kulturkreisen von allen Frauen und auch von vielen Männern erstrebt. Besonders Frauen leider unter stärkerer Behaarung, selbst wenn keine Erkrankung vorliegt. Als selbstverständlich angesehen wird bei Frauen und zunehmend auch bei Männern die Entfernung der Achselhaare. Die überwiegende Mehrzahl der Frauen enthaart ebenfalls die Beine. Nach einer vor kurzem publizierten Marketing-Umfrage entfernen 44% aller Frauen auch ihre Genitalbehaarung, bei Frauen zwischen 15 und 30 Jahren liegt dieser Prozentsatz angeblich noch höher.

Beim Intimstyling unter dem Slip lässt die Frau entweder die Haare ganz entfernen (*Brazilian Cut* durch Wachsepilation, ▶ Abschn. 12.2.2) oder nur teilweise. Das Ankleben von Schablonen schützt bestimmte Zonen vor der Epilation und ermöglicht dort das Bestehenbleiben der Behaarung in Form eines Herzens, eines Kreises, eines Blitzes, eines Dreiecks oder eines schmalen vertikalen Streifens (*landing strip* oder Irokese). Eine komplett epilierte Intimzone kann geschmückt werden, entweder durch *vazazzling* (Wortbildung aus Vagina und *bedazzling*), die Befestigung von selbstklebenden, 5 Tage haltenden bunten Strasssteinchen auf dem Genitalhügel, oder durch *vattooing*, das Anbringen eines kurz haltbaren Tattoos. Das Prefix »va« weist bei diesen Neologismen auf die Nähe zur Vaginalöffnung hin. Dieses Prefix ist jedoch ganz falsch, da weder Vagina noch Vorhof derartigen »Schmückungen« unterzogen werden können. In den USA kennt man auch schon das *vajacial*, Wellness für den Intimbereich durch mildes Peeling und Kräuterdampfbäder, gewissermaßen als Nachbehandlung nach dem Waxing.

Auch Männer lassen sich immer häufiger epilieren. Zwei Drittel aller Frauen finden unbehaarte Männer attraktiver als solche mit Achselhaaren und behaartem Rücken. Immer häufiger verlangen Männer Ganzkörperepilationen, auch wenn die Presse über den »nackten Affen« witzelt und diese »Verschönerung« mit nicht unbeträchtlichen Kosten und auch mit Schmerzen verbunden ist. Für eine Ganzkörperenthaarung muss mit etwa 900 € gerechnet werden, der Zeitaufwand beträgt 6 Sitzungen à 15–60 Minuten, je nach Laser-Apparatur. Bei 20% der Kunden mit dem Wunsch zur Epilation der Genitalbehaarung handelt es sich nach Angabe der Depilationsstudios um Männer.

Bei hormonal bedingtem Hirsutismus und den meisten Formen erworbener Hypertrichose ist die Möglichkeit einer kausalen Behandlung gegeben, zumindest versuchsweise. Zusätzlich wird die betroffene Frau aber auch symptomatische Maßnahmen zur Entfernung unerwünschter Haare ergreifen müssen.

Auch »gesunde« Frauen leiden wie Frauen mit Hirsutismus häufig an einer unerwünschten Behaarung des Gesichts oder der Beine und versuchen begreiflicherweise, diese erscheinungsmedizinische Störung zu beseitigen.

12.1.2 Methoden der Haarentfernung

Für die Entfernung von unerwünschter Behaarung gibt es verschiedene Möglichkeiten (▣ Abb. 12.2):

Haarentfernungsmethoden

- Rasieren oder Auszupfen der Haare mit der Pinzette
- Harzen oder Ausreißen der Haare mithilfe rotierender Spiralen
- Chemische Depilation (Cremes, Lotionen)
- Elektroepilation, Laser-Epilation
- Blitzlampen-Epilation
- Eflornithin-Creme

Die Vor- und Nachteile der verschiedenen Methoden sind in ▣ Tab. 12.1 zusammengestellt. Generell führt jede Form einer Epilation nach einiger Zeit zum Nachwachsen dickerer, pigmentierter Haare.

> **Rasieren und mechanische Depilation verursachen eine Umwandlung von Lanugohaaren in Borstenhaare. Dies ist bei Beginn der Epilation bzw. bei der Wahl der Mittel zu bedenken und mit den Patienten bzw. Kunden zu besprechen.**

Bei nur geringem Haarwuchs muss vor Beginn einer Epilation überlegt werden, ob nicht auch auf einfache Wei-

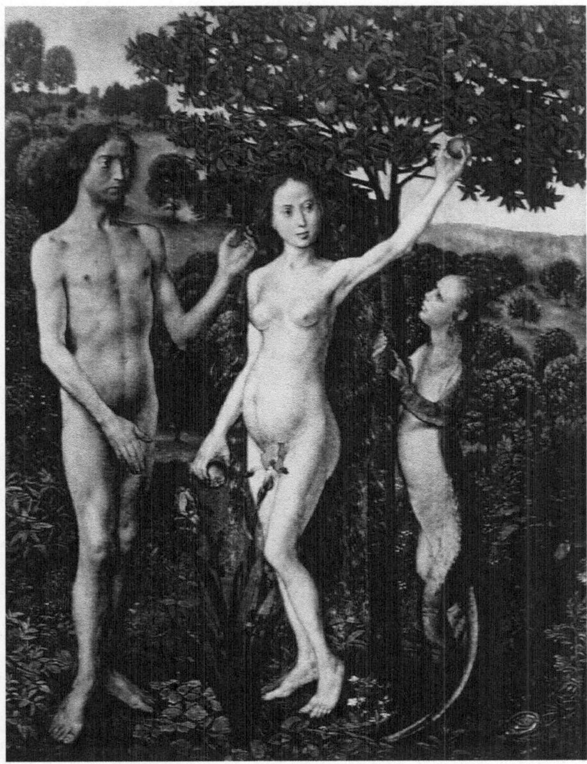

Abb. 12.1 Adam und Eva (Hugo van der Goes), Wiener Diptychon, ca. 1477

se durch Bleichung ein zufriedenstellender kosmetischer Effekt erzielt werden kann. Oft führt eine Bleichung unerwünschter dünner, nur gering pigmentierter Haare zu einem gleich guten kosmetischen Resultat wie die beiden angeführten Epilationsmethoden, mit weit geringerem Aufwand und ohne nennenswerte Beschwerden.

12.2 Mechanische Entfernung unerwünschter Haare

12.2.1 Rasieren

Das übliche Rasieren ist eine einfache und wenig zeitaufwändige Methode der Haarentfernung. Wiederholungen sind allerdings in kurzen Zeitabständen notwendig, da nur der aus dem Follikel herausragende Anteil des Haars entfernt wird. Rasiert wird mit der Klinge (nach Erweichen der Haare durch Seifen oder Rasiercremes) oder durch Elektrorasur. Bei schräg gestellten Haarfollikeln kann das Rasieren von Borstenhaaren im Gesicht zum Einwachsen der zugespitzten Haare führen, zu einer Pseudofolliculitis barbae. Von vielen Frauen wird das Rasieren mit Klinge oder Elektrorasierer abgelehnt, da es praktisch mehrmals

Tab. 12.1 Vor- und Nachteile der verschiedenen Epilationsmethoden

Methode	Vorteile	Nachteile
Alle Methoden	Besserung des Erscheinungsbildes	Wiederholungen notwendig Zeit- und kostenaufwändig Entwicklung dickerer und dunklerer Borstenhaare
Rasieren, Auszupfen, Wachsen	Einfache Heimbehandlung Keine Kosten Geringe Schmerzen	Selten Irritationen Wiederholungen in kurzen Abständen nötig
Chemische Depilation	Einfache Heimbehandlung Geringe Kosten Großflächige Anwendung möglich	Häufig Hautirritationen Wiederholungen alle 4 Wochen nötig
Harzen, Epiliergeräte	Heimbehandlung Großflächige Anwendung möglich	Schmerzhaft Wiederholungen alle 4 Wochen nötig
Elektrolyse, Thermolyse, Laser-Anwendungen	Über Monate anhaltender Effekt	Hoher Aufwand Hohe Kosten **Blend-Methode** für kleine Areale, **Laser** für größere Flächen Beide Methoden schmerzhaft
Blitzlampen	Über Monate anhaltender Effekt	Nur für kleine Areale Schmerzhaft Vergleichsweise geringe Kosten
Eflornithin-Creme	Einfache Heimbehandlung Problemlose Verträglichkeit	Nur bei 70% der Frauen erfolgreich Teuer Dauerbehandlung nur im Gesicht

pro Woche wiederholt werden muss. (Auch hat das übliche »Rasieren« einen männlichen Nimbus.)

Für Kinder mit allen Formen kausal unbehandelbarer Hypertrichosen eignet sich am besten die Elektrorasur, an zweiter Stelle steht hier die Anwendung von Depilationscremes.

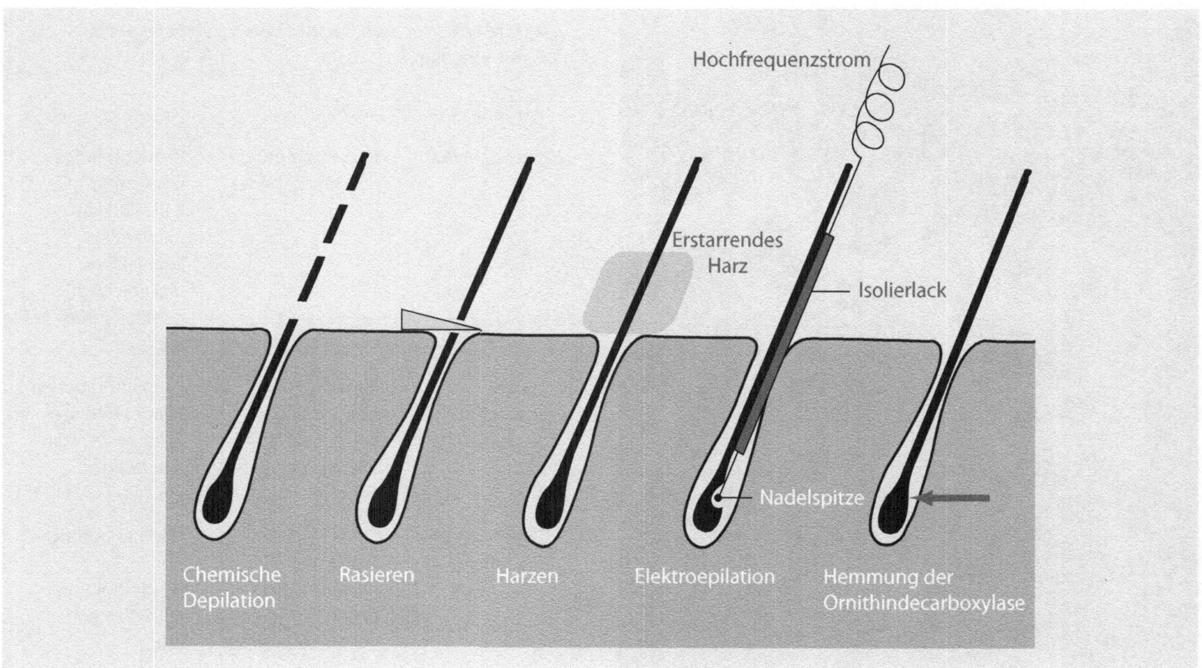

Abb. 12.2 Die verschiedenen Möglichkeiten der Haarentfernung

12

12.2.2 Auszupfen

Das Auszupfen der Haare mit einer Pinzette ist die älteste und auch heute noch am meisten geübte Methode der Haarentfernung. Sie muss jedoch spätestens alle 4 Wochen wiederholt werden. Zur Entfernung unerwünschter Haare an den Beinen gibt es elektrische Geräte, die mittels zweier sich gegeneinander drehender Spiralen die Haare packen und ausreißen. Diese Methode der Epilation ist zwar schmerzhaft und auch mühsam, sie muss aber – im Gegensatz zur Rasur – genauso wie das Auszupfen mit der Pinzette nur alle 4 Wochen wiederholt werden, da der gesamte, im Follikel steckende Teil des Haars entfernt wird. Das Auszupfen unerwünschter Haare eignet sich nur für kleine Hautstellen. An unerwünschten Folgen sind Follikelentzündungen, Hyperpigmentierungen und im schlimmsten Fall sogar Narbenbildungen möglich.

12.2.3 Wachsepilation (Harzen, Waxing)

Die Wachsepilation in ihren verschiedenen Modalitäten zur Entfernung von Körperhaaren bei Frauen und Männern (!) war schon im Alten Ägypten bekannt, ist also über 3000 Jahre alt.

Heute wird zwischen Kalt-, Warm- und Heißwachsepilation unterschieden:

- Mittels **Kaltwachsepilation** können nur dicke Haare entfernt werden, Flaumhaare bleiben bestehen.
- Bei der **Warmwachsepilation** wird auf 37°C erwärmtes, halbflüssiges Wachs auf die Haut aufgetragen und nach Erstarren zusammen mit den festklebenden Haaren ruckartig entfernt. Das Wachs wird in Wuchsrichtung auf die Haare gegeben, mit Baumwollstreifen bedeckt und nach Abkühlung gegen die Wuchsrichtung abgerissen.
- Bei der **Heißwachsepilation** wird geschmolzenes Wachs auf die zu enthaarenden Stellen gegen die Wuchsrichtung aufgetragen und nach Abkühlung gewaltsam abgerissen. Damit werden gleichzeitig Terminalhaare und Flaumhaare entfernt.

Harzen ist schmerzhaft und nicht ganz einfach durchzuführen, sodass diese Maßnahme vorwiegend in Kosmetiksalons vorgenommen wird. Diese Form der Epilation muss nur alle 3–6 Wochen wiederholt werden.

Als *Brazilian Waxing* wird die zumindest bei der ersten Sitzung außerordentlich schmerzhafte Entfernung der Haare in der Bikinizone bezeichnet. Im Gegensatz zur Laser-Epilation werden durch Waxing auch pigmentlose Haare und Flaumhaare entfernt. An unerwünschten Folgen sind Follikelentzündungen, postinflammatorische Hyperpigmentierungen und Erosionen zu nennen.

12.3 Chemische Haarentfernung

Die **chemische Depilation** besteht in der Anwendung keratinlösender Substanzen in Form von Cremes, Pasten, Gelees, Sprays oder Lotionen und wird meist in Heimbehandlung vorgenommen. Angewendet werden hier Alkalimetallsulfide und Thioglykolate. Beide Substanzgruppen bewirken eine Spaltung der Disulfidbrücken des Haars. Alkalimetallsulfide wirken rascher, riechen aber unangenehm. Als häufigstes Depilationsmittel dient 5- bis 10%ige Thioglykolsäure in stark alkalischem Milieu. In schwach alkalischem Milieu wird Thioglykolsäure für Kaltdauerwellen verwendet; hier werden die Haare nur erweicht und nicht aufgelöst (▶ Abschn. 8.11). Vor der großflächigen Anwendung einer chemischen Depilation sollte erst an einer kleinen Hautstelle die Verträglichkeit des Produkts geprüft werden. 10 Minuten nach dem Auftragen des Depilationsmittels beginnen sich die Haare deutlich zu kräuseln. Zu diesem Zeitpunkt wird die Präparation samt Haaren mit einem Holzspatel abgeschabt oder abgewaschen. Danach muss die Haut mit Wasser und einem Detergens mehrmals gut gereinigt werden. Trotzdem treten immer wieder Entzündungen auf, besonders bei hautempfindlichen Personen oder bei unsachgemäßer Anwendung (zu lange Einwirkungszeit des Enthaarungsmittels, schlechte Reinigung nach der Depilation). Kontaktallergien gegen die keratinlösenden Substanzen treten nur selten auf. Chemische Depilationen müssen alle 7–14 Tage wiederholt werden.

12.4 Elektroepilation

Bei der Elektroepilation bestehen zwei Möglichkeiten:

1. **Elektrolyse:** Zerstörung der dermalen Haarpapille durch Hydroxidionen, die unter direkter Einwirkung von **Gleichstrom** entstehen. Diese Methode wurde 1875 vom einem Ophthalmologen eingeführt.
2. **Thermolyse:** Schädigung des Haarfollikels durch **Wechselstrom**. Auch diese Methode ist schon alt und wird seit fast 100 Jahren praktiziert.

Elektrolyse, Thermolyse und Blend-Methode sind die einzigen Epilationsmethoden, mit denen auch pigmentlose (weiße) und helle Haare entfernt werden können, da im Gegensatz zum Laser und zur Intensive-pulse-light-Methode kein Chromophor (Melanin) für die erwünschte Wirkung notwendig ist.

Mittels Rasur 4–5 Tage vor der geplanten Epilation können Haare im Anagenstadium identifiziert werden, die binnen 5 Tagen nachwachsen. Nur Haare im Anagen, d. h. in der aktiven Wachstumsphase, eignen sich für eine Elektroepilation. Die Wurzeln der Haare im Telogen befinden sich in Ruhe und reagieren kaum auf den Stromstoß, das Haar fällt nicht sofort aus, sondern erst nach Beendigung seines Telogenstadiums. Der Übertritt in ein neues Anagenstadium wird nicht verhindert. Ziel von Elektrolyse und Thermolyse ist die Zerstörung der Haare im Anagen. Der Prozentsatz der Haare in aktiver Wachstumsphase variiert je nach Körperregion; an der Oberlippe liegt er bei 65%, an den Augenbrauen nur bei 10%. Dies erklärt auch die unterschiedliche Ausprägung des Haarverlusts bei Chemotherapie (▶ Abschn. 6.4).

Elektrolyse Es wird eine dünne, nur an der Spitze nicht durch Lacküberzug isolierte Nadel in den Haarfollikel bis zur Wurzel vorgeschoben. Sehr wichtig ist die Schonung der oberen Follikelanteile, da sonst Narben entstehen. Für das Einführen der elektrischen Nadel in die Tiefe des Follikels bedarf es hoher Geschicklichkeit und langer Übung. Eine *fausse route* ist nicht nur wirkungslos im Hinblick auf die Epilation, sondern verursacht Schmerzen und oft auch Narben. Nur bei richtiger Lage der Nadelspitze zerstört das Einschalten des elektrischen Stroms die Haarwurzel. Allerdings dauert es **bis zu 60 Sekunden**, bis der gewünschte Effekt eintritt. Somit besteht ein hoher Zeitaufwand für eine Haarentfernung auf größeren Arealen. Ein Nachwachsen des behandelten Haars ist bei korrekter Durchführung der Elektroepilation – kenntlich am widerstandslosen Herausziehen des behandelten Haars – nicht mehr möglich. Die Elektroepilation ist eine schmerzhafte und für Patienten und Behandler anstrengende Methode. Eine Vorbehandlung der zu epilierenden Areale mit einer anästhetisch wirkenden Creme verringert die Schmerzen. Der Versuch einer Elektroepilation unter Verwendung des Haars selbst als Stromleiter zur Haarpapille anstatt der Nadel hat sich nicht bewährt, es kam zu keinem bleibenden Erfolg.

Thermolyse Es wirkt hochfrequenter Strom bis zu **20 Sekunden** lang auf die Haarwurzel ein. Der Zeitaufwand beträgt also nur ein Drittel des Zeitaufwands bei der Elektroepilation.

Elektrolyse und Thermolyse (Blend-Methode) Beide Methoden lassen sich gut miteinander kombinieren, wodurch ein optimaler Effekt erzielt wird. Da sich im Rahmen des Haarzyklus Haare im Telogenstadium (Ruhestadium) binnen Wochen oder Monaten in Anagenhaare umwandeln, müssen Elektrolyse und Thermolyse in regelmäßigen Abständen wiederholt werden. Darauf ist die Patientin/Kundin hinzuweisen. Als **permanente Enthaarung** definiert die FDA einen Depilationseffekt, der mindestens 3 Monate anhält. Dieser ist hier **nicht** gegeben.

12.5 Haarentfernung mittels Laser

Laser-Anwendungen sind eine der jüngsten Entwicklungen zur Beseitigung unerwünschter Haare. Diese Technologie beruht auf dem Prinzip der Thermolyse; es erfolgt die selektive Erhitzung der pigmentierten Haarstrukturen und eine thermische Zerstörung der umgebenden haarbildenden Zellen. Zwar kommt es sicherlich zu einer Störung der Haarbildung, aber aus der Hitzeentwicklung resultiert nicht unbedingt ein dauerhafter Depilationseffekt. Je größer die Wellenlänge ist, umso tiefer dringt die Strahlung ein und umso besser ist die Verträglichkeit. Bei kürzerer Wellenlänge steigt die Absorption durch Melanin, und es drohen Verbrennungen und Narben, besonders bei gut gebräunter Haut. Menschen mit sonnengebräunter Haut müssen das Abklingen der Bräune abwarten, bis eine Laser-Depilation möglich ist. Sonst würde die thermische Schädigung nicht nur das Melanin der Haare betreffen, sondern die gesamte gebräunte Haut. Umgekehrt sind blonde und pigmentlose Haare für eine Laser-Epilation ungeeignet, da das energieabsorbierende Chromophor, Melanin, fehlt.

Laser-Depilationen sind schmerzhaft. Eine Vorbehandlung der Hautstellen 1–2 Stunden vor dem Einsatz des Lasers mit einem Lokalanästhetikum ist zu empfehlen. Bei der neuen Vakuum-Dioden-Laser-Technologie wird die Haut durch ein Vakuum vom Handstück angesaugt, was die Schmerzhaftigkeit des Eingriffs, aber auch die Zerstörung der Haarwurzeln vermindert. Auch wird mit Turbo-Laser-Geräten die für eine Depilation notwendige Zeitspanne auf ein Viertel reduziert, ein ganzer Rücken kann dann also in 6 × 15 Minuten – zumindest kurzfristig – von allen Haaren befreit werden.

Methoden der Laser-Depilation

- Dioden-Laser
- Alexandrit-Laser
- Rubin-Laser
- Neodym:Yag-Laser

Dioden-Laser Der Dioden-Laser (Wellenlänge um 800 nm) ist der Goldstandard der Laser-Depilation. Die Strahlen dringen etwa 3 mm tief ein, sie werden in der Epidermis nur zu einem geringen Teil absorbiert, wodurch die Hautoberfläche vor einer stärkeren Hitzeeinwirkung verschont bleibt.

Alexandrit-Laser Beim Alexandrit-Laser (Wellenlänge 755 nm) ist der Strahlenbereich so gewählt, dass die Melanosomen der Haarzwiebel die Energie absorbieren. Die entstehende Hitze schädigt das umgebende Gewebe und zerstört die Haarwurzeln. Als Chromophor dient das Melanin selbst, das Strahlen im Wellenlängenbereich von 694–1064 nm absorbiert. Verständlicherweise ist diese Methode der Laser-Depilation nur bei dunklen, dicken Haaren erfolgreich, bei dünneren, wenig pigmentierten Haaren fehlt das Chromophor.

Rubin-Laser Die Strahlen des gepulsten Rubin-Lasers (Wellenbereich 694 nm) werden zu einem Großteil in der Epidermis absorbiert und sind deshalb zur Depilation nicht gut geeignet.

Neodym:Yag-Laser Die Strahlen des Neodym:Yag-Lasers (Wellenbereich 1064 nm) wirken bei dunklen Haaren direkt und bei hellen Haaren über Kohlepartikel, die in Form einer Suspension in die Follikel eingerieben werden und die Laserenergie absorbieren. Das Prinzip ist das gleiche wie bei den o. g. Laser-Geräten: Entstehung von Hitze und gezielte Schädigung der Zielstruktur Haarwurzel. Bei dunklen Hauttypen eignet sich der gepulste Neodym:Yag-Laser zur Epilation besonders gut.

Die Laser-Anwendung dient zur großflächigen Depilation, einzelne Haare oder kleine Gruppen von Haaren können nicht entfernt werden wie bei der Elektrolyse und der Thermolyse. Dafür erfolgt die Entfernung der Haare rascher und hängt nicht so stark von der Geschicklichkeit des Anwenders ab. Bei Menschen mit dunkler Haut, z. B. bei Eurasiern vom Pigmentierungstyp IV und bei mediterranem Hauttyp (Pigmentierungstyp IV) sollte wegen des hohen Gehalts der Epidermis an Melanin nur mit niedriger Energie gearbeitet werden; besser wäre es hier, auf Laser-Depilationen generell zu verzichten.

Zu beachten ist, dass keine Laser-Depilation völlig schmerzfrei ist und dass auch keine dauerhafte Enthaarung nach der Definition der FDA (► Abschn. 12.4**) erbracht wird, wie vielfach von den Anwendern behauptet.**

Die Laser-Strahlung verursacht zwar im Moment eine Schädigung der Haarwurzel, die aber nur selten von Dauer ist. Wiederholungen der Epilations-Sitzungen sind unvermeidlich, allerdings in immer größeren Abständen. Unter optimalen Bedingungen kann pro Sitzung mit einer Haarreduktion um mindestens 20% gerechnet werden. Auffallend ist, dass übergewichtige Patientinnen mehr Sitzungen benötigen als schlanke, wahrscheinlich als Folge der längeren Follikelkanäle und des tieferen Sitzes der Haarwurzeln.

»Schmerzlos« und »dauerhaft« wie in der Werbung versprochen ist die Epilation mittels Laser sicherlich nicht. Nach den vorliegenden Erfahrungen ist bei Anwendung der professionellen Geräte eine Reduktion der unerwünschten Haare um 20–80% für 3–6 Monate zu erreichen, was den Erfolgen der Elektroepilation gleichzusetzen ist.

Auch für die Heimepilation werden Laser-Geräte angeboten. Diese Geräte sind zwar energetisch schwach, eine Behandlung einzelner Haare oder kleiner Haargruppen ist aber durchaus möglich.

Die unerwünschten Wirkungen der Laser-Depilation werden in ▶ Abschn. 12.8 besprochen.

12.6 Epilation mittels Blitzlampen

IPL (*intense pulsed light*) bedeutet »intensiv gepulstes Licht«. Bei dieser Blitzlampen-Epilation werden Einzelimpulse hochenergetischen Lichts einer Xenon-Lampe vom Pigment des Haarschafts und des Haarfollikels absorbiert und in Wärme umgewandelt. Der geeignete Wellenbereich liegt zwischen 500 nm und 1200 nm, die Auswahl erfolgt je nach Hautzustand und Pigmentierungsgrad. Die Erwärmung der Haarwurzel auf 70°C führt zur ihrer irreversiblen Zerstörung. Das umliegende, pigmentfreie Gewebe wird nicht geschädigt. Der große Vorteil der Blitzlampentechnik liegt in den 15 ms langen Intervallen zwischen den einzelnen Energiestößen. In diesem Zeitintervall kann die Epidermis die aufgenommene Energie wieder abgeben und erfährt deshalb keine Schädigung. Zusätzlich lässt sich die Oberhaut durch Kälteapplikation (Eis, Kühlgebläse, Umschläge) schützen. Der Haarfollikel kann sich – im Gegensatz zur Epidermis – in den Intervallen zwischen den Lichtimpulsen nicht erholen, hier gelangt die gesamte Energie zur Wirkung. Daraus resultiert eine Zerstörung der Haarwurzel und damit der gewünschte Depilationseffekt.

Ein Epilationsgerät auf Lichtbasis wird auch zur Heimbehandlung angeboten. Die möglichen unerwünschten Effekte der Blitzlampen-Epilation sind in ▶ Abschn. 12.8 zusammengestellt.

12.7 ELOS-Depilation

ELOS (*electro-optical synergy*) ist die Bezeichnung für die gemeinsame Anwendung von Lichtenergie (Dioden-Laser oder Blitzlampe) und Radiofrequenzstrom (Reizstrom). Als 1. Schritt wird das in der Dermis steckende Haar mittels Laser oder Blitzlampe erwärmt; der im 2. Schritt angewendete Reizstrom fließt nun bevorzugt in erwärmtes Gewebe und führt dort zum Absterben von Zellen. Die Hautoberfläche wird gekühlt, unterliegt also nicht dem schädigenden Einfluss des Reizstroms. Die ELOS-Depilation eignet sich im Gegensatz zu Thermolyse und Elektrolyse gut für helle Haare, da die Haarzerstörung unabhängig vom Vorhandensein von Melanin erfolgt.

12.8 Unerwünschte Wirkungen von Laser- und Blitzlampen-Epilation

Laser- und Blitzlampen-Depilationen: unerwünschte Wirkungen

- Hyperpigmentierung
- Hypopigmentierung
- Brennen
- Erytheme
- Ödeme
- Blasen
- Erosionen
- Follikulitis
- Krustenbildung
- Vernarbungen
- Wachstum feiner dunkler Haare in der Umgebung des behandelten Areals (»paradoxe Hypertrichose«) oder Leukotrichie (Wachstum pigmentloser Haare)

Auch an den epilierten Stellen selbst wurden paradoxe Hypertrichosen beobachtet. Dieser Befund veranlasste »paradoxe« Untersuchungen zu der Frage, ob nicht mit Laser-Anwendungen ein Behandlungserfolg bei Haarausfall erzielt werden könnte. Erfolge waren jedoch nicht zu verzeichnen, zumindest nicht bei der androgenetischen Alopezie des Mannes.

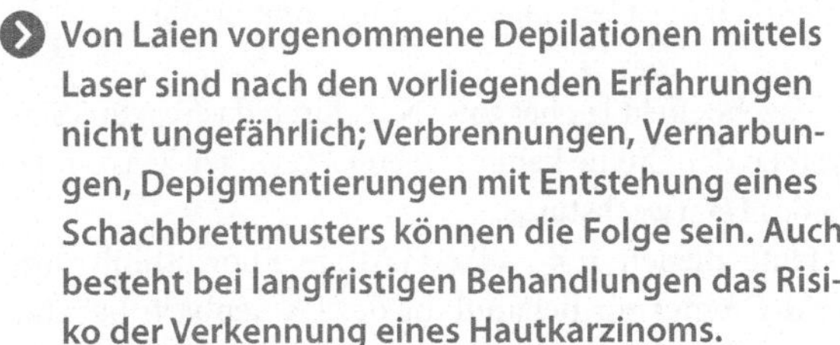

Von Laien vorgenommene Depilationen mittels Laser sind nach den vorliegenden Erfahrungen nicht ungefährlich; Verbrennungen, Vernarbungen, Depigmentierungen mit Entstehung eines Schachbrettmusters können die Folge sein. Auch besteht bei langfristigen Behandlungen das Risiko der Verkennung eines Hautkarzinoms.

Aufgrund der möglichen unerwünschten Wirkungen wurde z. B. in Dänemark die Laser-Depilation durch Laien gesetzlich verboten.

12.9 Eflornithin

Eflornithin (chemisch Difluormethylornithin, Strukturformel in ◼ Abb. 12.3), bewirkt eine irreversible Hemmung der Ornithindekarboxylase, eines wichtigen Enzyms bei vielen Stoffwechselprozessen, die die Umwandlung von Ornithin in Putreszin und andere Polyamine katalysiert. Ursprünglich wurde dieser Wirkstoff wegen seiner trypanoziden Wirkung mit großem Erfolg zur systemischen Behandlung der Schlafkrankheit eingesetzt (*resurrection drug*, »Auferstehungsdroge«). Die Tatsache, dass Patienten

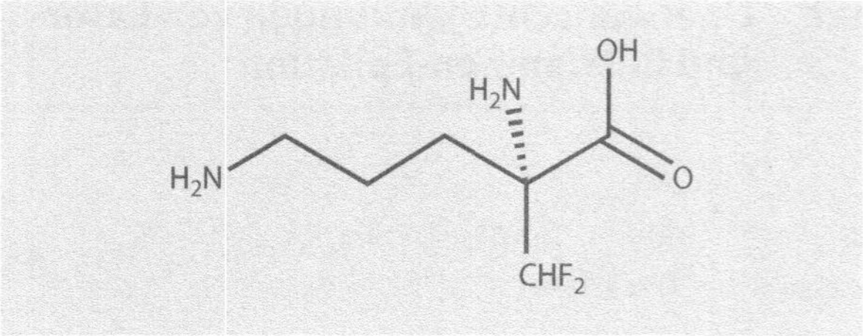

Abb. 12.3 Chemische Struktur von Eflornithin

unter Eflornithin verringertes oder sogar fehlendes Haarwachstum aufwiesen, wurde zunächst als unwesentliche Nebenwirkung der Behandlung einer potenziell tödlichen Infektion zur Kenntnis genommen. Doch führte diese Beobachtung nach einiger Zeit zu Versuchen, durch lokale Anwendungen von Eflornithin eine unerwünschte Behaarung zu beseitigen. Dabei konnte festgestellt werden, dass die Hemmung der Ornithindekarboxylase auch das Haarwachstum beim Menschen und nicht nur den Stoffwechsel bestimmter Trypanosomen blockiert.

In 2 Studien an knapp 600 Frauen mit starkem Haarwuchs im Gesicht, die über 6 Monate 2 × täglich Eflornithin-Creme aufgetragen hatten, ergaben sich folgende Resultate:

- bei 6% der Versuchsteilnehmerinnen: völliges Sistieren des Haarwachstums,
- bei 29%: deutliche Verringerung der Behaarung,
- bei 35%: merkbare Besserung des Damenbarts,
- bei 30%: die Eflornithin-Anwendungen blieben hinsichtlich der Gesichtsbehaarung ohne Erfolg.

Der Plazeboeffekt lag bei 30%. Nur durch das regelmäßige Einreiben der Creme kam es zu einer geringen Verminderung des Haarwachstums.

Heute dienen 11,5- oder 13,9%ige Eflornithinhydrochlorid-Cremes zur Behandlung des Damenbarts bei Hirsutismus. Das Produkt soll 2 × täglich aufgetragen und in die Haut einmassiert werden. Die Wirkung stellt sich nach etwa 2–4, manchmal aber auch erst nach 8 Wochen ein. Die Behandlung muss kontinuierlich fortgeführt werden; nur solange Eflornithin regelmäßig auf die Haut aufgebracht wird, hält die Blockade des zur Haarbildung notwendigen Stoffwechselweges an. Wie oben gezeigt, erreicht die Erfolgsrate der Eflornithin-Behandlung maximal 70%. Diese Form der Behandlung unerwünschten Haarwachstums ist völlig schmerzfrei und lässt sich ohne professionelle Hilfe als Heimbehandlung durchführen. Wird die Behandlung abgebrochen, kommt es innerhalb von 8 Wochen wieder zum Nachwachsen der unerwünschten Behaarung; deshalb ist die bereits erwähnte kontinuierliche Weiteranwendung notwendig.

Da die Eflornithin-Behandlung keinerlei unerwünschte Wirkungen verursacht, bestehen keine medizinischen Einwände gegen eine Dauerbehandlung.

Eflornithin ist kein Enthaarungsmittel im üblichen Sinn, deshalb müssen die herkömmlichen Epilationen weiter vorgenommen werden, allerdings in immer größeren Abständen.

Bei über 10% der Anwenderinnen tritt eine leichte Akne auf, wahrscheinlich bedingt durch die beim fettfeuchten Hautzustand nur schlecht vertragene Grundlage der Eflornithin-Creme. Andere lokale Reizungen wie Follikulitis, Erytheme, Brennen, Pruritus und trockene Haut entwickelten sich nur selten.

Aus Kostengründen eignet sich die Anwendung von Eflornithin-Creme nur zur Behandlung des Damenbarts, für die Reduktion einer unerwünschten Körperbehaarung wäre diese Maßnahme definitiv zu teuer. Je nach Hersteller und Anbieter kosten 30 g Creme zwischen 46 € und 56 €.

Die Kombination von Eflornithin-Creme und Laser-Depilationen kann bei allen Formen von Hypertrichose eingesetzt werden und gilt derzeit als Epilationsmethode der 1. Wahl.

12.10 Hypertrichosen und Hirsutismus – Ratschläge für die Praxis

Hypertrichosen treten zweifellos viel seltener auf als Haarausfall und Glatzenbildung. Auch ist der für die Umgebung erkennbare erscheinungsmedizinisch störende Effekt einer unerwünschten Behaarung im Gesicht weitaus geringer und leichter korrigierbar als eine Verminderung der Behaarung am Kopf. Die Ursachen einer Hypertrichose sind zahlreich. Hier ist der Arzt gefordert, entsprechende Untersuchungen zu veranlassen, um die Ursache des vorliegenden störenden Haarwuchses abzuklären.

Eine dem weiblichen Geschlecht eigene Art der Hypertrichose ist der Hirsutismus, der in erster Linie in der Form des Damenbarts eine erscheinungsmedizinische Störung verursacht. Die in vielen, aber nicht allen Fällen zusätzlich auftretende dunkle Brust-, Körper- und Beinbehaarung wirkt nach Ansicht der Betroffenen und ihrer Umgebung unästhetisch, nach Abhilfe wird gesucht. Das vermehrte Haarwachstum stört aber in erster Linie an Körperstellen, die den Blicken der Umgebung ausgesetzt sind. Die Behaarung der Beine kann durch konsequentes Tragen von Hosen, wie es heute Mode ist, verdeckt werden. Ein Damenbart lässt sich dagegen nur schwer kaschieren, hier muss für eine Entfernung aktiv Sorge getragen werden. Zwei Punkte sind hier von Bedeutung:

1. Wenn möglich, Behandlung der Ursache, was aber zu nicht zu einer raschen Verbesserung des Erscheinungsbildes führt,
2. Epilation, Auswahl der Methode nach den Vorstellungen der Betroffenen; wenn depilatorische Maßnahmen abgelehnt werden, mögliche Verhinderung des Wachsens weiterer Haare durch Anwendung von Eflornithin.

Insgesamt gibt es noch keine sicheren Beweise dafür, dass die Gabe von Östrogenen, Gestagenen oder Antiandrogenen Androgenisierungserscheinungen in Präklimakterium und Klimakterium positiv beeinflussen kann, außer es liegt eine pathologische Ursache für den Hirsutismus vor. Die Feststellung der generellen Unwirksamkeit trifft auf lokale ebenso wie auf systemische Anwendungen zu. (Dies gilt im Übrigen auch für die androgenetische Alopezie, ► Abschn. 8.2) Orale Kontrazeptiva können nur zu einer Besserung des Hirsutismus führen, nie aber zum Verschwinden der unerwünschten Behaarung.

Antiandrogene sind mit unerwünschten Wirkungen behaftet, auf die teratogene Wirkung muss speziell hingewiesen werden.

In den meisten Fällen wird das Problem vermehrter Körperbehaarung von den betroffenen Frauen zuerst mit einer Kosmetikerin besprochen und leider nicht mit einem Arzt. Hirsutismus ist in manchen Fällen das erste und auffälligste Symptom einer Störung von Ovar, Nebenniere oder Hypophyse. Nur der Arzt hat die verschiedenen Ursachen von Hirsutismus im Auge und kann bei seiner Patientin entsprechende Untersuchungen veranlassen.

Besteht ein idiopathischer Hirsutismus ohne behandlungsbedürftige hormonale Störung, erfolgt vonseiten des Arztes, vorzugsweise des Dermatologen, eine sachgerechte Beratung über die verschiedenen Möglichkeiten der Epilation. Mit seinem kritischen Urteil muss der Arzt hier die Spreu vom Weizen trennen und falsche Erwartungen verhindern. Auch Eflornithin wirkt nicht bei allen Frauen, Misserfolge dieser Behandlung sind aber nicht vorherzusehen.

Auf die unerwünschten Folgen der verschiedenen Epilationstechniken – selbst bei technisch einwandfreier Durchführung – ist die Patientin hinzuweisen.

Haarpflege

13.1 Reinigung des Haarbodens und der Haare

Zur Reinigung der Haare und des Haarbodens werden eigene Produkte (Shampoos) angeboten. Diese Haarshampoos enthalten meist synthetische Waschstoffe mit besonderen Zusätzen, denen pflegerische Eigenschaften zugeschrieben werden wie »Verhinderung der Schuppenbildung« oder »Erzielung von leicht frisierbarem Haar«. Die überwiegende Mehrzahl der angebotenen Haarshampoos reicht bei gesundem Haarboden und gesundem Haar zur Reinigung aus und verursacht keinerlei Probleme.

Haarwäschen sollten je nach äußerer Belastung in 5- bis 10-tägigen Intervallen stattfinden. Kürzere Intervalle erweisen sich meist als ungünstig im Hinblick auf eine zu starke Entfettung. Nach sportlichen Aktivitäten genügt das Waschen der Haare zuerst mit warmem und dann mit kaltem Wasser, Detergenzien sind nicht immer nötig.

Von der Anwendung von Seife zur Reinigung des Haarbodens und der Haare ist abzuraten, da oft eine zu starke Entfettung mit Begünstigung von Schuppenbildung eintritt. Auch bilden sich je nach Härte des Wassers störende Niederschläge von Kalkseifen auf den Haaren. Darüber hinaus werden die Talgdrüsen zu verstärkter Sekretproduktion angeregt, was unter Umständen einen Teufelskreis ergibt.

Bei Unverträglichkeit von Haarshampoos oder bei Erkrankungen des Haarbodens, z. B. bei Seborrhö, werden am besten medizinische Haarwaschmittel verwendet. Gute Shampoos entfernen wasser- und fettlöslichen »Schmutz« (inklusive Talg und Reste von Styling-Produkten), verbessern die Kämmbarkeit, hinterlassen glänzendes Haar und reduzieren den Fly-away-Zustand nach der Wäsche. Wichtig ist es, die Härte des verwendeten Wassers zu kennen: weiches Wasser (Regenwasser) führt zu geschmeidigen und elastischen Haaren, hartes Wasser hinterlässt spröde, glanzlose Haare. Steht nur hartes Wasser für die Haarwäsche zur Verfügung, sollten Shampoos mit wasserenthärtenden Zusätzen verwendet werden. Das Trinkwasser in Wien weist je nach Bezirk und Menge von beigegebenem Grundwasser einen Härtegrad zwischen 8,4 und 14 Grad deutscher Härte (dH) auf und ist damit als mittelhart zu bezeichnen. Bei Grundwasserzusatz, wie er in manchen Bezirken üblich ist, steigt der Härtegrad. Das Trinkwasser in Berlin ist hart (> 14 Grad dH), in Bern liegt die Wasserhärte bei 12–17 Grad dH. Nach der neuen Einteilung enthält **weiches** Wasser unter 1,5 mMol Kalziumkarbonat pro Liter, **mittelhartes** 1,5–2,5 mMol und **hartes** über 2,5 mMol. Das entspricht den alten Stufen I (weich), II (ziemlich hart) und III (hart).

Die Anwendung von Shampoos gehört zu den für den Anwender angenehmsten Methoden der Wirkstoffaufbringung auf die Kopfhaut; als Beispiel sei auf die Behandlung von Kopfschuppen und Seborrhö mit Zinkpyrithion verwiesen (► Kap. 10).

Zur Erzielung eines therapeutischen Effekts von Shampoos ist es wichtig, dass die Wirkstoffe an der Kopfhaut verbleiben und nicht sofort abgespült werden.

Die Rückkehr zu Großmutters Haarwäsche ist nicht mehr notwendig, obwohl bei diesem Hausmittel sowohl eine gute Verträglichkeit als auch ein guter Reinigungseffekt gegeben sind: je nach Haarfülle wurden 2–4 Eidotter – eine exakte Trennung vom Eiklar ist unbedingt nötig! – mit einem Achtel- oder einem Viertelliter Rum gut gemischt. Dieses Gemisch diente als Haarshampoo. Die Nachbehandlung der Haare erfolgte mit Zitronensaft zur Wiederherstellung des Glanzes, Bier diente als Haarfestiger.

Bei **trockener** Kopfhaut ist starke Entfettung zu vermeiden. Hier muss besonders schonend vorgegangen werden, um die Komponenten des natürlichen Feuchthaltefaktors (NMF) nicht völlig zu entfernen, was aber bei reichlicher Wasseranwendung höchstens durch Verlängerung der Waschintervalle zu verhindern ist. Zur Reinigung der trockenen Kopfhaut empfehlen sich in erster Linie Eiweiß-Fettsäure-Kondensate, die neben einer schonenden Reinigung eine Rückfettung und eine Kompensation des Verlusts an natürlichen Feuchthaltefaktoren bewirken. Solche Präparate werden in modernen Haarpflegeserien angeboten.

Bei **fetter** Kopfhaut und fetten Haaren sollte zwar in erster Linie eine gute Entfernung des überschüssigen Talgs erfolgen, aber ohne dass die wasserlöslichen Faktoren in zu starkem Maß ausgewaschen werden. Die für diesen Zustand der Kopfhaut angebotenen Reinigungsprodukte enthalten notwendigerweise Detergenzien. Die Anwendung sollte jedoch nicht in zu kurzen Intervallen oder sogar mehrmals hintereinander erfolgen. Manche Patienten mit fetten Kopfhaaren waschen ihre Haare täglich, wobei die Talgdrüsen zu maximaler Leistung angespornt werden. Langsame Verlängerung der Waschintervalle wird zu einer Beruhigung und zu einem kosmetisch ansprechenden Ergebnis führen. Auch ist bei fetter Kopfhaut die Bekämpfung der reichlichen Keimbesiedelung nötig. Auf das Erhaltenbleiben bzw. die Wiederherstellung des Säuremantels ist im Hinblick auf die normalen Hautkeime besonders zu achten.

Die 3 wichtigsten Inhaltsstoffe eines Haarshampoos

1. Tenside zur Reinigung

2. Pflegestoffe zur Kompensation von Abnutzungserscheinungen (Beispiele: Proteinhydrolysate, kationenaktive Substanzen, Silikone)
3. Wirkstoffe (Beispiele: Zinkpyrithion, Seleniumdisulfid, Ketoconazol, Clobetasol)

Des Weiteren enthalten Shampoos verschiedene Hilfsstoffe wie Substanzen zur Förderung der Hautverträglichkeit, Konservierungsmittel, Antioxidanzien, UV-Absorber, Farbstoffe und Parfums. Auf der einen Seite reinigt und entfettet die Anwendung von Shampoos die Haare, auf der anderen Seite soll der normale, schützende Lipidüberzug der Cuticula erhalten oder ersetzt werden. Zur Erfüllung dieser beiden gegensätzlichen Forderungen kann nur ein Kompromiss geschlossen werden. Eine Verbesserung des Haarzustands nach der Wäsche bringt die Anwendung eines Conditioners.

13.2 Haarpflege

Beim **Mann** genügt für die Pflege des Haars neben der oben beschriebenen Reinigung im Allgemeinen regelmäßiges Kämmen und Bürsten. Haarwässer und Haargele werden vorwiegend für die Erzielung einer »coolen« Frisur angewendet, nur selten aus pflegerischen Gründen. **Haarwässer** gegen Schuppen enthalten zellteilungshemmende Substanzen und Antimikrobika, in Haarwässern gegen trockenes Haar sind flüssige Fettstoffe eingearbeitet. In vielen Haarwässern finden sich durchblutungsanregende Mittel und Duftkomponenten. **Haaröle** sollen dem durch zu häufige Waschungen und alkoholische Wässer entfetteten Haarboden Lipide zuführen; zu beachten ist, dass Haaröle auf den Haarboden aufgetragen werden sollen und nicht auf die Haare. Selbst bei richtiger Anwendung ist aber eine Fettung des Haars nicht völlig zu vermeiden, weshalb Haaröle besser nur knapp vor einer geplanten Haarwäsche eingesetzt werden sollten.

Bei der **Frau** sollte nach der Haarwäsche eine spezielle Pflege erfolgen, um die Kämmbarkeit des Haars im nassen sowie im trockenen Zustand zu verbessern und die elektrostatische Aufladung, das Auftreten eines »Fly-away-Zustands« zu verhindern. Außerdem vermittelt gepflegtes Haar den Eindruck von mehr Fülle. Hierfür werden kationenaktive Tenside als Haarkonditionierungsmittel (**Conditioner**) eingesetzt, entweder als Spülung, als Packung oder als Haarkur. Conditioner werden im handtuchtrockenen Haar verteilt und verbleiben je nach Herstellerangabe einige Zeit im durchgekämmten Haar. Das Aufbringen eines warmen Handtuchs nach Einarbeitung des Conditioners begünstigt die Wirkung. Als Folge der am Haar vorhandenen negativen Ladungen haften die Tenside an Schadstellen der Schuppenschicht; zu häufige Anwendung von Conditioner kann jedoch durch Additionseffekte zu schwerem, strähnigem Haar führen.

Üblicherweise werden vor der endgültigen Frisurgestaltung auf den Haaren **Haarfestiger** verteilt. Fönlotionen haften besser als die üblichen Haarfestiger; das Haar kann bereits während des Trocknungsvorgangs gebürstet werden. Die Frisur erfährt dadurch einen besseren Halt, das Haar wird besser kämmbar, der Fly-away-Zustand verhindert. Durch Kämmen und Bürsten wird dieser Film in den folgenden Tagen allmählich abgetragen, die nächste Haarwäsche entfernt dann die letzten Reste. Werden den Haarfestigern leicht auswaschbare Farbstoffe zugesetzt (»Tönungsfestiger«), ergibt dies eine vorübergehende Haartönung. **Haargele**, wie sie auch von Männern angewendet werden, bestehen aus natürlichen oder künstlichen Schleimbildnern und geben der Frisur Halt sowie den gewünschten Nasseffekt. **Haarsprays** (Synonym: Haarlacke) werden von vielen Frauen zum Abschluss der täglichen Haarpflege verwendet. Sie festigen die Frisur und können durch entsprechende Zusätze den Zustand von fettem ebenso wie von trockenem Haar verbessern. Die Anwendung von Haarsprays sollte mit einem Handtuch über Hals und Schultern erfolgen, da auf die Haut gelangende Spraypartikel zu Reizungen mit Quaddelbildung führen können.

> **Überreichliche Anwendung von Haarfestigern und Haarlacken ist wegen der Versteifung der Haarschäfte und der Bildung von Lackperlen mit dadurch nicht selten verursachtem Haarbruch zu vermeiden.**

Trockenshampoos dienen in erster Linie zur Haarreinigung bei bettlägerigen Kranken. Die Pulvermischungen werden locker im trockenen Haar verteilt und nehmen Lipide auf. Kräftiges Bürsten entfernt das Pulver wieder vom Haar; da die Entfernung nicht zur Gänze möglich ist, bleibt nach der Anwendung eines Trockenshampoos immer ein Grauschleier zurück.

> **Langjährige falsche Anwendung kosmetischer Pflegeprodukte führt über Summationseffekte zu brüchigem Haar und zu Haarverlust.**

Vor Sonnenexpositionen sollten insbesondere beim empfindlichen blonden Haar Pflegeprodukte mit UV-Filtern angewendet werden. Die Nachpflege nach eingetretener Sonnenschädigung besteht in erster Linie im Ersatz der verlorengegangenen Feuchtigkeit durch Anwendung von Regerationsmasken mit Glyzerol und leichten Ölen und in einer Erneuerung der stumpf wirkenden Farbe durch Colorshampoos und Colorspülungen (► Abschn. 6.4.9).

13.3 Lokalbehandlung des Haarbodens bei Haarausfall

Aus verschiedenen Gründen können Wirkstoffe auf den Haarboden nur in Form von wässrigen bzw. ethanolischen Lösungen oder Schäumen aufgetragen werden. Cremes und Salben verursachen ein unangenehmes Hautgefühl und stören das gepflegte Aussehen der Haare. Selbst Lotionen sind hier problematisch. Bei Hautkrankheiten kommt der Arzt nicht ohne die Verordnung von dickeren Emulsionen für die Erzielung eines therapeutischen Effekts aus. Die Anwendung sollte abends erfolgen; am nächsten Morgen wird eine Haarwäsche vorgenommen. Zur Verhinderung einer Verschmutzung der Bettwäsche kann über Nacht eine Duschhaube getragen werden; dies steigert außerdem die therapeutische Wirkung durch Besserung der Absorption des eingesetzten Wirkstoffs.

Haarausfall bei Tieren

14.1 Vorbemerkungen

Nicht nur beim Menschen, sondern auch bei verschiedenen felltragenden Tieren kann Haarausfall auftreten, oder es entstehen am Körper haarlose Stellen. Die Oberfläche dieser Areale kann unverändert sein, oder es liegen Schuppen und Zeichen einer Entzündung vor. Die Ursachen hierfür sind oft die gleichen wie beim Effluvium und bei der Alopezie des Menschen. Deshalb sei hier noch auf die verschiedenen Formen des Haarausfalls bei unseren vierbeinigen Freunden eingegangen, wobei sich die Ausführungen auf die wichtigsten Haustiere beschränken. Der Zusammenhang mit Erkrankungen des Menschen soll hier vorrangig behandelt werden.

14.2 Haarausfall durch Pilzerkrankungen

Viele Tiere – an erster Stelle seien wegen der möglichen Übertragung auf den Menschen Rinder, Meerschweinchen, Katzen und Hunde angeführt – leiden unter Pilzerkrankungen ihres Fells. Nach dem klinischen Bild und nach den Erregern der Mykose (▶ Abschn. 4.2.3) werden ähnlich wie beim Menschen 3 Arten unterschieden:

- Saprophytäre Infektionen wie Piedra,
- Mikrosporien,
- Trichophytien.

Piedra In feucht-warmen Gegenden leiden auch manche Tierarten an Trichomykose, entweder an Trichomycosis nodosa alba (weiße Piedra) oder an Trichomycosis nodosa nigra (schwarze Piedra). An den Fellhaaren der Tiere sind weiße oder schwarze Knötchen erkennbar, das Bild gleicht also der Piedra des Menschen (▶ Abschn. 4.2.3). An der schwarzen Piedra leiden nur Tiere in den Tropen.

Mikrosporien Am häufigsten finden sich Mikrosporien bei Katzen, bei frei lebenden Katzen verständlicherweise häufiger als bei Zimmerkatzen. In 90% der Fälle von Mykosen liegt bei Katzen eine Mikrosporie vor, bei Hunden nur in 50% der Fälle. Erreger ist in beiden Fällen das *Microsporum canis*. Klinisch ist ein haarloser, kreisrunder, meist nur gering entzündeter Herd zu sehen; das Tier kratzt, beißt oder leckt diese Stelle in auffallender Weise. Auf der Oberfläche der ausgehenden Haare liegt ein dichter Pilzrasen, was die hohe Infektiosität dieser Mykose erklärt. Die Erkrankung ist für Menschen, insbesondere für Kinder, hochinfektiös. Meist erfolgt eine Ansteckung nur bei manifesten Krankheitszeichen; bei Katzen findet sich aber oft auch eine latente, also ohne klinische Zeichen verlaufende Infektion, die durchaus zu einer Ansteckung des Menschen, meist des mit der Katze spielenden Kindes, führen kann. In der Regel heilen Mikrosporien bei Haustieren nach einigen Wochen spontan ab. Außer Katzen und Hunden leiden auch Meerschweinchen, Kaninchen, Hamster, Ratten, Chinchillas, Pferde, Ziegen, Schafe, Schweine und Affen an Fellmykosen durch *Microsporum*-Arten.

Trichophyten Befallen werden können Meerschweinchen, Goldhamster, Chinchillas, Hunde, Katzen, Mäuse und Ratten. Im landwirtschaftlichen Bereich ist an die Kälberflechte zu denken. Der Mensch wird am häufigsten von Rindern, Meerschweinchen, Katzen und Hunden infiziert. Oft sind Kinder betroffen, die mit ihren vierbeinigen Freunden spielen oder auf dem Bauernhof Kälber streicheln. Klinisch ist ein gering entzündeter, scharf begrenzter scheibenförmiger, haarloser Herd im Fell des Tieres zu erkennen. Die Erreger finden sich bei einer Trichophytie hauptsächlich innerhalb der Haare, weshalb die Ansteckungsgefahr geringer ist als bei einer Mikrosporie, bei der die Haaroberflächen von einem dichten Pilzrasen bedeckt sind. Zumeist heilen die Trichophytien bei Tieren spontan ab, in seltenen Fällen kann sich auch bei Tieren eine tiefe Trichophytie entwickeln. Die entstehenden Narben bedingen einen bleibenden Haarverlust.

14.3 Haarausfall bei Hunden

Im Frühjahr und im Herbst tritt bei den meisten Hunderassen ein Fellwechsel ein, was an den Tierhalter oft erhebliche Belastungen hinsichtlich der Reinigung seiner Wohnung stellt. Dieser Fellwechsel ist völlig normal, der Hundehalter braucht sich keine Sorgen zu machen.

Entwickelt sich beim Hund zusätzlich zu einem starken Haarverlust ein struppiges, glanzloses Fell und treten Entzündungen mit Schuppen und Alopezien auf, muss an einen Befall mit Pilzen, Parasiten (Milben) oder Flöhen gedacht werden; Fellmykosen ▶ Abschn. 14.2.

Hormonstörungen (Schilddrüsenerkrankungen, Kastration von Rüden, Geburten) oder Stoffwechselerkrankungen (Nierenerkrankungen) können bei Hunden zu Haarausfall führen. Magen-Darm-Erkrankungen führen nicht selten zur verminderten Resorption von Mineralstoffen und Vitaminen. Im handelsüblichen Alleinfutter sind alle für das Haarwachstum wichtigen Stoffe in ausreichenden Mengen enthalten. Stellt aber der Hundehalter das Futter seines Schützlings selbst zusammen, besteht die Möglichkeit eines Mangels an wichtigen Aufbaustoffen. Schwierig wird die Beurteilung eines Haarausfalls bei Futtermittelunverträglichkeiten oder Allergien. Hier ist unbedingt der Tierarzt zu Rate zu ziehen.

Wie beim Menschen ist auch bei Hunden an psychosomatische Ursachen für einen lokalisierten Haarausfall zu denken. Gestresste Hunde (Besitzerwechsel, Ortswechsel) und umgekehrt auch nicht ausgelastete Hunde beginnen, bestimmte Hautstellen kontinuierlich zu belecken. Die entstehende Leckdermatitis ist meist mit Haarausfall verknüpft. Haarausfall als Folge einer Haut- oder Haarkrankheit liegt hier nicht vor.

Eine für Hunde spezifische Erkrankung sind Fellverfärbungen zusammen mit Haarausfall (»Dalmatiner Bronze-Syndrom«, engl. *Dal crud*, Dalmatiner Schmutzflechte). Als Folge von Stress (Produktion von Glukokortikoiden), von Allergien gegen Futtermittel, gegen inhalatorische Allergene wie Pollen, Schimmelpilze oder Hausstaubkomponenten oder gegen Flohspeichel entstehen Entzündungen des Haarbalgs. Damit verbunden ist eine Wachstumsanregung von normalen Hautbakterien (*Staphylococcus intermedius*). Die Haare stellen unter diesen Bedingungen ihr Wachstum ein, und es entstehen kahle Flecken. Das bei der Entzündung auf die Hautoberfläche austretende Serum enthält Porphyrine, die bei Einwirkung von Sonnenlicht zu fleckförmigen, bronzeartigen Verfärbungen führen; der Hund sieht »schmutzig« aus (engl. *crud*, Schmutz). Die Behandlung dieser Erkrankung erfolgt mit Antibiotika, die Entzündung klingt nach 1–2 Wochen ab, die Verfärbungen verschwinden aber erst in Rahmen der normalen Fellerneuerung nach 3–4 Wochen.

14.4 Haarausfall bei Katzen

Auch bei Katzen ist zwischen generalisiertem diffusem und lokalisiertem Haarausfall zu unterscheiden. Der angeborene Haarausfall wird als Autoimmunkrankheit aufgefasst und heilt üblicherweise nach spätestens 2 Jahren spontan ab. Fellmykosen als Ursache von Haarausfall ► Abschn. 14.2.

Der erworbene lokalisierte Haarausfall ähnelt der Alopecia areata des Menschen. Am Kopf oder am Rumpf der Tiere treten haarlose, runde Herde auf. Die Ursache ist unbekannt.

Eine hormonal bedingte Alopezie findet sich in erster Linie bei Katern nach einer Kastration; bei weiblichen Tieren tritt hormonal bedingter Haarausfall nur selten auf. Klinisch ist ein symmetrischer Haarausfall in der Geschlechtsgegend und im Bereich der Hinterbeine zu sehen. Zur Behandlung eignet sich jeweils eine Hormonersatztherapie.

Eine psychogene Alopezie entwickelt sich bei Katzen nach Stresssituationen wie Umzug, Trauma, Eifersucht auf einen neuen Mitbewohner oder Konkurrenz gegen ein weiteres Tier – auch gegen eine weitere Katze! – im Haushalt. Allergische Alopezien werden durch die gleichen Allergene ausgelöst wie beim Hund (► Abschn. 14.3). Die Leckalopezie der Katze beruht auf psychogenen Ursachen, ebenso wie beim Hund, und ist nur schwer zu behandeln. Meist müssen zentral dämpfende Medikamente verabreicht werden.

Haarausfall durch Befall mit Parasiten ist bei Katzen schwer nachzuweisen, da diese Tiere die Erreger und ihre Eier durch intensives Lecken entfernen. Die Haut ist gerötet und feucht, oft liegen auch kleine Geschwüre vor.

14.5 Haarausfall bei Meerschweinchen

Ebenso wie Katzen und Hunde leiden auch Meerschweinchen an Fellmykosen mit Haarverlust. Eine Ansteckung für den Menschen besteht hier bereits in einem frühen Stadium bevor noch klinische Zeichen erkennbar sind.

14.6 »Alopecia areata« beim Tier

Herdförmiger Haarausfall bei unveränderter Hautoberfläche kommt bei Hunden, Katzen, Meerschweinchen und Kaninchen zur Beobachtung. Als Ursache werden Stresssituationen angenommen, auch wird eine Autoimmungenese diskutiert. Fast immer erfolgt eine spontane Heilung. Am Rande sei hier darauf hingewiesen, dass der bereits den Alten Griechen bekannte fleckförmige Haarausfall bei Füchsen zur Namensgebung Alopezie (»Fuchsräude« von griech. *alopex*, der Fuchs) geführt hat.

14.7 Fazit für die Praxis

Berichtet ein Patient mit Haar- oder Hautveränderungen, dass sein Haustier an Haarausfall leidet, muss sofort an eine Mykose gedacht werden. Diese Infektion kann auf den Katzen-, Hunde- oder Meerschweinchenhalter und noch leichter auf seine Kinder übertragen werden. Da sich die Kinder ihren Liebling häufig an die Wange drücken, findet auch meist dort die Infektion statt. Von der Wange kann die Infektion auf den Kopf direkt übergreifen, sie wird aber meistens mit den Händen auf das Capillitium übertragen. Auch weitere Tiere im Haushalt können angesteckt werden.

Dem Halter des infizierten Tieres ist mit eindringlichen Worten nahezulegen, dieses von einem Veterinärarzt untersuchen und behandeln zu lassen.

Schlussbetrachtungen

Das Haupthaar des Menschen ist Schutz und Zierde zugleich. Nach allgemeiner Ansicht steht die Funktion der Zierde im Vordergrund. Ein Zuviel an Haupthaar gibt es nicht, ein Zuwenig schafft ernsthafte Probleme.

Für einen **umschriebenen Haarverlust** am Capillitium gibt es viele Ursachen. Der Umwelt eine fleckige Kopfbehaarung präsentieren zu müssen, stellt ein fast unlösbares Problem für Frauen dar, Männer finden sich leichter damit ab. Das Selbstwertgefühl sinkt, und allein schon die Möglichkeit einer Ablehnung durch die Umgebung verursacht Unsicherheit im Auftreten. Es ist eine sich immer wieder bestätigende Tatsache, dass eine vermeintliche erscheinungsmedizinische Störung für den Betroffenen psychologisch oft genau so stark belastend ist wie eine tatsächliche. Glücklicherweise ist umschriebener Haarverlust in der Mehrzahl der Fälle behandelbar und heilbar. Ansonsten bleibt nur die Verdeckung der haarlosen Stelle.

Diffuser Haarverlust am Capillitium stört das äußere Erscheinungsbild des Menschen in massiver Weise. Besonders schlimm trifft es Frauen, die mit allen Mitteln nach Abhilfe suchen. Unsere Gesellschaft akzeptiert diffusen Haarverlust durchaus beim Mann, bei der Frau löst eine Rarefizierung des Haupthaarbestands oder sogar totale Haarlosigkeit Ablehnung und oft sogar Ekel aus. Bedauerlicherweise fungieren Apotheker und Kosmetiker viel häufiger als erste Anlaufstelle für derartige Probleme als die Ärzteschaft. Dabei kann in vielen Fällen durch Auffinden und Behandlung der dem diffusen Effluvium zugrunde liegenden Störung ein Sistieren des Haarausfalls erreicht werden. Verloren gegangene Haare wachsen allerdings nicht in jedem Fall nach. Als Ausnahme dieses positiven Aspekts ist die androgenetische Alopezie anzuführen. Diese Form des Haarverlusts ist bei Frauen leider genauso häufig wie alle anderen Formen von Haarausfall zusammen. Hier ist die Behandlung schwierig, besonders im Hinblick auf das Alter dieser Patientinnen (Präklimakterium und Klimakterium) mit physiologischerweise bereits beginnender Verminderung des Haarbestands. Lokale Anwendungen von Minoxidil sind weniger erfolgreich als beim Mann, orale Finasterid-Gaben bleiben ohne Wirkung.

15

Eine für Frauen spezifische Form der Haarschädigung und eines damit verbundenen Effluviums ist schlechte **Haarkosmetik**, das Färben und Wellen der Haare. Die im Handel für die Heimbehandlung erhältlichen Produkte erreichen nur selten die Qualität der im Friseursalon verwendeten Präparate. Außerdem ist es immer leicht möglich, unter den Bedingungen der Heimbehandlung Fehler zu machen, die dann zu Haarschäden führen. Schon die Haarwäsche sollte mit guten Produkten erfolgen, Gleiches gilt für die Haarpflege und die Haarkosmetik.

Von **Männern** wird diffuser Haarverlust meist besser akzeptiert als von Frauen, zumindest erwecken die meisten Männer diesen Anschein. Für zwei Drittel aller Männer sind die Haare wichtig oder sehr wichtig. Nach den Ergebnissen einer vor kurzem durchgeführten Umfrage würde aber nur jeder 3. Mann mit Shampoos, Lotionen oder Lösungen Maßnahmen gegen seinen Haarausfall ergreifen; und nur jeder 10. Mann wäre bereit, topische Heilmittel anzuwenden. Die androgenetische Alopezie betrifft jeden 2. Mann und setzt zu Beginn des 3. Lebensjahrzehnts ein. Die Allgemeinheit akzeptiert die männliche Glatze, der Betroffene findet sich nach einer Weile damit ab, zumindest in seiner offiziellen Reaktion der Umwelt gegenüber. Dabei befällt die androgenetische Alopezie junge Männer in einem wichtigen Alter für Berufskarriere und Partnerfindung. Männer wenden sich mit dem in jungen Jahren einsetzenden diffusen Haarausfall nur selten an ihren Arzt, meist aus einem gewissen Schamgefühl heraus, sich wegen einer erscheinungsmedizinischen »kosmetischen« Störung in ärztliche Behandlung zu begeben. Dabei stehen mit topisch appliziertem Minoxidil und mit oral verabreichtem Finasterid nachweislich gut wirksame Heilmittel zur Verfügung.

Ein Zuviel an Haaren im Gesicht und am Körper, eine **Hypertrichose**, stört in erster Linie Frauen. Männer mit überstarker Körperbehaarung sind einerseits nicht gezwungen, dieses Bild der Umgebung darzubieten und andererseits oft auf dieses Zeichen starker Männlichkeit stolz. Frauen können eine behaarte Oberlippe kaum verstecken. Die Ursachen für Hypertrichosen bei der Frau sind zahlreich, einige davon bedürfen – sogar dringend – einer medizinischen Behandlung. Diese Frage kann aber nur durch einen Arztbesuch und entsprechende Untersuchungen geklärt werden. Scham ist hier fehl am Platz. Das Auftreten von Hirsutismus, d. h. die Entwicklung einer Behaarung vom männlichen Typ bei der Frau, beruht nur selten auf einer hauttypbedingten oder genetischen Ursache. In vielen Fällen liegt eine meist behandelbare hormonale Störung vor. Zusätzlich zur Behebung der hormonalen Störung sollte aber bereits mit der Epilation, also der Entfernung unerwünschter Haare begonnen werden. Die verschiedenen hierfür angebotenen Methoden mit allen ihren Vor- und Nachteilen bespricht der Arzt mit seiner Patientin.

Für die Umgebung machen **Kinder** mit Haarausfall einen deprimierenden Eindruck. Ein Kind mit einer Glatze als Folge einer Chemotherapie, ein kindliches Gesicht ohne Wimpern und Augenbrauen bei Trichotillomanie oder ein haarloses Kind als Folge einer genetischen Störung wirken verstörend. Mit Haarproblemen behaftete Kinder werden von ihren Eltern immer dem Arzt vorgestellt, der in vielen Fällen helfen kann, und sei es auch nur in der Beratung hinsichtlich der Verdeckung der Alopezie. Kinder mit starken Hypertrichosen leiden durch den Spott ihrer Umgebung. In solchen Fällen müssen die

Eltern über geeignete Maßnahmen einer Depilation informiert werden.

Bei Betrachtung der bei Effluvium und Hypertrichosen wirksamen Pharmaka fällt auf, dass deren Effekte auf das haarbildende System nur zufällige Beobachtungen waren und als unvermeidliche Nebenwirkungen klassifiziert wurden:

- **Minoxil**, das einzige bei androgenetischer Alopezie lokal wirksame Mittel, war lange Zeit nur als systemisches Hypotonikum in Verwendung.
- **Finasterid**, das einzige bei androgenetischer Alopezie systemisch wirksame Mittel, diente durch Jahre nur zur Behandlung der Prostatahypertrophie.
- **Eflornithin**, das einzige zwar nicht überragend, aber immerhin in vielen Fällen wirksame Mittel bei Damenbart, wurde primär nur bei der Schlafkrankheit eingesetzt.

Daraus ist zu entnehmen, dass erst in den letzten 3 Jahrzehnten einer Behandlung von Haarausfall und Hypertrichose entsprechende Aufmerksamkeit geschenkt wurde. Bei fast allen Produkten, die vorher für die oben angeführten Indikationen angeboten und in großen Mengen verkauft worden waren, handelte es sich um Plazebos.

Der **Körperbehaarung** wird weit weniger Interesse entgegengebracht als der Kopfbehaarung. Ein Zuwenig, z. B. erblich bedingt, stört weder Mann noch Frau. Ein Zuviel wird von den meisten Männern durchaus akzeptiert, meistens sogar mit Stolz auf dieses Zeichen besonderer Virilität. Aber es gibt auch Männer, die ihre Körperbehaarung aus den verschiedensten Gründen entfernen lassen. Für Frauen ist starke Körperbehaarung störend, besonders wenn das Bild eines Hirsutismus vorliegt. Viele betroffene Frauen – aber leider nicht alle – beraten sich mit ihrem Arzt, der durch entsprechende Untersuchungen vielfach die Gründe für die Hypertrichose diagnostizieren kann, was eine entsprechende kausale Behandlung ermöglicht. Zusätzlich muss aber immer auf epilierende Maßnahmen zurückgegriffen werden.

Haare sind als Anhangsgebilde der Haut wichtige Vermittler des ersten Eindrucks, eine Feststellung, die besonders die Haupthaare betrifft. Störungen sind schwer zu verbergen. Das Wissen um die heute bereits zur Verfügung stehenden Methoden zur Abklärung der Ursache und einer in vielen Fällen wirkungsvollen Behandlung ist noch immer nicht Allgemeingut. Nach wie vor gilt, dass gesundes, gepflegtes Haar für die äußere Erscheinung eines Menschen von großer Bedeutung ist. Alle Bestrebungen der Betroffenen, diesen Zustand bei Störungen wieder herzustellen, sind unbedingt zu akzeptieren und dürfen nicht als Belästigung des Arztes mit einem kosmetischen Problem aufgefasst werden. Jeder informierte Arzt wird seinen Patienten mit Haarausfall oder Hypertrichose ernst nehmen und ihn optimal beraten.

Bildquellen

- II. Universitäts-Hautklinik Wien
- Cassella-Riedel
- Galderma
- Pfizer

- fotolia.com
- interfoto
- photos.com PLUS
- shutterstock.com

- Albert MR (2000) Nineteenth-century patent medicines for the skin and hair. J Am Acad Dermatol 43:519-526
- Braun-Falco O, Plewig G, Wolff HH (1984) Dermatologie und Venerologie, 3. Aufl. Springer, Berlin Heidelberg New York
- Braun-Falco O, Plewig G, Wolff HH (1996) Dermatologie und Venerologie, 4. Aufl. Springer, Berlin Heidelberg New York
- Braun-Falco O, Plewig G, Wolff HH (2005) Dermatologie und Venerologie, 5. Aufl. Springer, Berlin Heidelberg New York
- Burgdorf WHC, Plewig G, Wolff HH, Landthaler M (2009) Braun-Falco's Dermatology, 3rd ed. Springer, Berlin Heidelberg New York
- Fritsch P (2009) Dermatologie und Venerologie für das Studium. Springer, Berlin Heidelberg New York
- Kaufmann KD, Olsen EA, Whiting D et al, Group FMPHLS (1998) Finasteride in the treatment of men with androgenetic alopecia (male pattern hair loss). J Am Acad Dermatol 39:578–589
- Raab W, Kindl U (2004) Pflegekosmetik, 4. Aufl. Wissenschaftliche Verlagsgesellschaft, Stuttgart
- Schedel H (1440-1514) Nürnberger Chronik
- Trüeb RM (2003) Haare – Praxis der Trichologie. Steinkopff, Darmstadt
- Worret WI, Gehring W (2008) Kosmetische Dermatologie, 2. Aufl. Springer, Berlin Heidelberg New York

Stichwortverzeichnis

A

B

C

D

E

F

G

H

I

J

K

L

M

N

O

U

V

W

Z